麻醉危机处理

Crisis Management in Anesthesiology

（第 2 版）

原著主编 David M. Gaba
Kevin J. Fish
Steven K. Howard
Amanda R. Burden
主 译 高志峰 张鸿飞 张 欢
主 审 王天龙 黄建宏

北京大学医学出版社

MAZUI WEIJI CHULI（DI 2 BAN）

图书在版编目（CIP）数据

麻醉危机处理（第 2 版）/（美）大卫·加巴（David Gaba）原著；高志峰，张鸿飞，张欢主译 .—北京：北京大学医学出版社，2020.9（2023.7 重印）

书名原文：Crisis Management in Anesthesiology

ISBN 978-7-5659-2236-7

Ⅰ.①麻…　Ⅱ.①大… ②高… ③张… ④张…　Ⅲ.①麻醉学　Ⅳ.① R614

中国版本图书馆 CIP 数据核字（2020）第 126218 号

北京市版权局著作权合同登记号：图字：01-2020-3662

ELSEVIER

Elsevier（Singapore）Pte Ltd.
3 Killiney Road，#08-01 Winsland House I，Singapore 239519
Tel:（65）6349-0200；Fax:（65）6733-1817

麻醉危机处理（第 2 版）

主　　译：高志峰　张鸿飞　张 欢
出版发行：北京大学医学出版社
地　　址：（100191）北京市海淀区学院路 38 号　北京大学医学部院内
电　　话：发行部 010-82802230；图书邮购 010-82802495
网　　址：http://www.pumpress.com.cn
E-mail：booksale@bjmu.edu.cn
印　　刷：中煤（北京）印务有限公司
经　　销：新华书店
责任编辑：王智敏　　**责任校对：**靳新强　　**责任印制：**李　啸
开　　本：880 mm×1230 mm　1/32　　**印张：**18.75　　**字数：**574 千字
版　　次：2020 年 9 月第 1 版　2023 年 7 月第 4 次印刷
书　　号：ISBN 978-7-5659-2236-7
定　　价：98.00 元

译者名单

主　译

高志峰　清华大学附属北京清华长庚医院麻醉科
张鸿飞　南方医科大学珠江医院麻醉科
张　欢　清华大学附属北京清华长庚医院麻醉科

审　校

王天龙　首都医科大学宣武医院麻醉科
黄建宏　HCA Healthcare/USF Morsani College of Medicine/Oak HillHospital/Anesthesiology Residency Program，Florida，USA 美国南佛罗里达州大学医学院 / 橡树山医院 / 麻醉住院医师培训部

译　者（按姓氏汉语拼音排序）

敖京生　中日友好医院手术麻醉科
曹妍婷　中日友好医院手术麻醉科
杜春彦　清华大学附属北京清华长庚医院麻醉科
段　怡　清华大学附属北京清华长庚医院麻醉科
高元朝　清华大学附属北京清华长庚医院麻醉科
郭梦倬　清华大学附属北京清华长庚医院麻醉科
胡　健　清华大学附属北京清华长庚医院麻醉科
吉晓琳　清华大学附属北京清华长庚医院麻醉科
李丽婷　中日友好医院手术麻醉科
李雨萧　中日友好医院手术麻醉科
刘　娴　清华大学附属北京清华长庚医院麻醉科
刘　真　中日友好医院手术麻醉科
刘敏于　南方医科大学珠江医院麻醉科
马　晔　中日友好医院手术麻醉科
孟园园　清华大学附属北京清华长庚医院麻醉科

王琳琳　清华大学附属北京清华长庚医院麻醉科
王世玉　中日友好医院手术麻醉科
王晓宇　清华大学附属北京清华长庚医院麻醉科
温　馨　清华大学附属北京清华长庚医院麻醉科
武昊天　清华大学附属北京清华长庚医院麻醉科
严思益　清华大学附属北京清华长庚医院麻醉科
杨雪梅　重庆大学附属肿瘤医院麻醉科
曾小莉　西部战区总医院第二派驻门诊部
张　朔　四川大学华西公共卫生学院预防医学五年制本科
张海静　清华大学附属北京清华长庚医院麻醉科
周　萍　南方医科大学珠江医院麻醉科
邹　毅　中日友好医院手术麻醉科

原著者

Gregory H. Botz, MD, FCCM
Distinguished Teaching Professor
Professor of Anesthesiology and Critical Care
The University of Texas MD Anderson Cancer Center
Houston, Texas
Adjunct Clinical Associate Professor
Department of Anesthesiology, Perioperative and Pain Medicine
Stanford University School of Medicine
Stanford, California

Amanda R. Burden, MD
Associate Professor of Anesthesiology
Director, Simulation Program
Cooper Medical School of Rowan University
Cooper University Hospital
Camden, New Jersey

Johannes Dorfling, MB ChB
Assistant Professor
Department of Anesthesiology
University of Kentucky College of Medicine
Lexington, Kentucky

Jeremy S. Dority, MD
Assistant Professor
Department of Anesthesiology
University of Kentucky College of Medicine
Lexington, Kentucky

Jan Ehrenwerth, MD
Professor of Anesthesiology
Yale University School of Medicine
Attending Anesthesiologist
Yale–New Haven Hospital
New Haven, Connecticut

James B. Eisenkraft, MD
Professor of Anesthesiology
Icahn School of Medicine at Mount Sinai
New York, New York

Ruth M. Fanning, MB, MRCPI, FFARCSI
Clinical Assistant Professor
Co-Director, Evolve Simulation Program
Department of Anesthesiology, Perioperative and Pain Medicine
Stanford University School of Medicine
Stanford, California

Kevin J. Fish, MSc, MB ChB
Professor Emeritus
Department of Anesthesiology, Perioperative and Pain Medicine
Stanford University School of Medicine
Stanford, California
Per Diem Staff Anesthesiologist
Anesthesiology and Perioperative Care Service
Veterans Affairs Palo Alto Health Care System
Palo Alto, California

David M. Gaba, MD
Associate Dean for Immersive and Simulation-based Learning
Professor
Department of Anesthesiology, Perioperative and Pain Medicine
Stanford University School of Medicine
Stanford, California
Staff Anesthesiologist
Veterans Affairs Palo Alto Health Care System
Palo Alto, California

Sara Goldhaber-Fiebert, MD
Clinical Assistant Professor
Co-Director, Evolve Simulation Program
Department of Anesthesiology, Perioperative and Pain Medicine
Stanford University School of Medicine
Stanford, California

T. Kyle Harrison, MD
Staff Physician
Anesthesiology and Perioperative Care Service
Veterans Affairs Palo Alto Health Care System
Palo Alto, California
Clinical Associate Professor
Department of Anesthesiology, Perioperative and Pain Medicine
Stanford University School of Medicine
Stanford, California

Gillian Hilton, MB ChB, FRCA
Clinical Assistant Professor
Department of Anesthesiology, Perioperative and Pain Medicine
Stanford University School of Medicine
Stanford, California

Steven K. Howard, MD
Associate Professor
Department of Anesthesiology, Perioperative and Pain Medicine
Stanford University School of Medicine
Stanford, California
Staff Anesthesiologist
Anesthesiology and Perioperative Care Service
Veterans Affairs Palo Alto Health Care System
Palo Alto, California

Calvin Kuan, MD, FAAP
Clinical Associate Professor
Pediatric Cardiac Anesthesia
Lucile Packard Children's Hospital
Department of Anesthesiology, Perioperative and Pain Medicine
Stanford University School of Medicine
Stanford, California
Attending Physician
Pediatric Intensive Care Unit
Children's Hospital and Research Center Oakland
Oakland, California

Geoffrey K. Lighthall, MD, PhD
Associate Professor
Department of Anesthesiology, Perioperative and Pain Medicine
Stanford University School of Medicine
Stanford, California
Staff Anesthesiologist and Intensivist
Anesthesiology and Perioperative Care Service
Veterans Affairs Palo Alto Health Care System
Palo Alto, California

Erin White Pukenas, MD, FAAP
Assistant Professor of Anesthesiology
Associate Director
Division of Pediatric Anesthesiology
Director, Elizabeth Blackwell Advisory College
Cooper Medical School of Rowan University
Cooper University Hospital
Camden, New Jersey

Johannes Steyn, MD
Department of Anesthesiology
University of Kentucky College of Medicine
Lexington, Kentucky

Ankeet Udani, MD
Clinical Instructor
Department of Anesthesiology, Perioperative and Pain Medicine
Stanford University School of Medicine
Stanford, California
Assistant Professor of Anesthesiology
Duke University School of Medicine
Durham, North Carolina

中文版序

在外科学的发展历史中，麻醉学理论与技术的完善及其对患者围术期的安全保障无疑是浓墨重彩的一笔。作为奠定外科学发展的三大要素之一，麻醉学科的进步与现代外科的每一次突破都密不可分：从手术患者疼痛的消除到围术期器官功能的支持、从微创技术的开展到加速康复外科（ERAS）理念的推广，从高危患者麻醉处理到挑战生命禁区的高难手术的成功，都离不开麻醉学科的协同支持！新中国见证了我国麻醉事业从无到有，从弱到强，从医技后台到临床平台，从保障支撑到主导引领的各个发展阶段。随着我国医疗技术水平的不断进步，医疗结构与模式的不断进化，高龄、多合并症、危重症、复杂手术的比例日益增加，麻醉医师也面临着前所未有的挑战。

作为重要的医疗平台，麻醉学科的实力在一定程度上影响着外科的发展水平，麻醉学科建设对于医院的综合实力的提升也至关重要。2018 年首个中国医师节前夕，由国家七部委联合发布的《关于印发加强和完善麻醉医疗服务意见的通知》（简称“21 号文件”）中也进一步强调了麻醉学科的水平是衡量医院医疗水平的重要指标。加强麻醉学科的建设，除了增加人员配比和补充硬件设施以外，还应该总结临床经验，优化诊疗流程，尤其是通过教学手段，提升麻醉医师应对围术期突发事件的危机处理能力以及针对危重患者的临床救治能力，更好地保证手术患者围术期的医疗安全。

《麻醉危机处理》这本书，对于年轻医师相关能力的培养，具有很好的启迪作用，同时也是一条有效的学习路径。它不仅归纳总结了术中危机事件处理过程中必备的理论知识，也强调了临床经验的积累和临床思维的培养，同时还就医疗团队的合作意识和沟通技巧进行了生动阐述。更可贵的是，本书在传统医学教育的基础上，大量借助模拟病例教学形式，对麻醉危机事件的处理进行了深入分析，这无疑将对探索未来的医学教育模式和促进年轻麻醉医师的成长大有裨益。

本书列举了近百例麻醉危机事件，相信对参与医疗抢救的外科医师以及重症医学科医师而言，在阅读后也必能有所收获。

衷心希望我们的年轻医师，能够通过学习、思考和实践，提升应对临床危机的驾驭能力，真正做到“临危不乱”，使患者“转危为安”。

清华大学教授
中国工程院院士
中国医师协会常务副会长
清华大学临床医学院院长
清华大学附属北京清华长庚医院院长

原著第 2 版序

在为第 1 版写序时，我没想到该书会成为一本至今在麻醉学界和模拟教学界都广受欢迎的经典著作。我也没想到竟然时隔 20 多年才迎来第 2 版的更新。由于第 1 版的内容足够新颖、出色，以至于在随后的很多年里该书一直保持较好的先进性，因此第 1 版序中的内容仍然可以沿用至今。不幸的是，这篇序的作者只剩下了我一人。我们的朋友，以患者安全为己任的 Ellison（Jeep）C. Pierce 博士已于 2011 年去世。是 Jeep 引导我们走上了这条伟大的道路。麻醉学界在减少不良事件和风险方面取得了长足的进步，这一点已为世人公认。

但是革命尚未成功，事实上，这场革命永远不会结束。因此，第 2 版与第 1 版同样重要。周围的环境时刻在提醒我们，麻醉安全性的提高任重道远，且患者的安全可能会以各种方式受到威胁。为了实现麻醉患者安全基金会（Anesthesia Patient Safety Foundation，APSF）的愿景："没有患者受到麻醉伤害"，我们需要做什么？希望通过这本书，新读者包括初学者可以获得这些知识，老读者也得以温故而知新。

在过去的 20 年中，许多理念发生了变化，因此，有必要对这本书进行新版本的编写。一些在本书第 1 版中首次提出的概念目前已被广泛接受，但仍不能很好地付诸实践（例如：良好交接的重要性）。还有一些观点尚未得到充分的理解或实施（例如：在模拟情景下进行总结汇报），这个观点在下文中我还会提到，因为我认为这是发挥模拟教学有效性的最根本的方法。此外，原来的 80 多种麻醉危机的信息汇编需要在 20 年后的今天进行一些更新。新的版本收录了 99 种麻醉危机事件，包括所有上一版本已收录的，其中有些用新名字进行了重命名，还有一些是针对 20 年前没有被认知或意识到的情况（围术期视力丧失），以及当时无法处理的情况（局麻药全身毒性反应的治疗）。有关此版本更新部分的详细信息，请参见前言部分。

在麻醉以及其他所有医疗工作中关于患者安全的观点在近 20 年中发生了巨大变化，我无法将所有内容都记录下来。本书介绍了一些最重要的概念和干预措施，包括危机资源处理（crisis resource management，CRM），这一概念最初由斯坦福大学麻醉小组改编自航空业，而后迅速被其他医疗专业效仿。目前，在讨论患者的安全性时 CRM 这个缩略词已经成为高频词汇，但其实它不仅是危机处理的一种方法，也是一种新的思维方式。CRM 更注重团队合作和患者获益。尽管我们现在尽力推广 CRM 和团队合作原则，但实际上他们仍然没有得到充分实践。我有信心，这一天很快就会到来。

我的信心源自，在麻醉 CRM 培训中，本书第 1 版中首次引入的模拟培训已逐渐流行。整个医疗行业都开始采用像 CRM 一样的情景模拟。作为一种教学工具，它可以有效地提高患者的安全性。所有在 2000 年之后获得资格认证的麻醉医师都必须参加麻醉学认证维护（maintenance of certification in anesthesiology，MOCA）。最革新，最具挑战性，也可能是最有效的要素之一是，要求所有于 2007 年之后首次获得资格认证的麻醉医师必须参加为期 1 天的基于模拟的 CRM 培训。我认为，随着麻醉医师逐渐了解模拟体验的价值，无论是否必须，他们都会乐于接受更频繁的培训。鉴于我在模拟方面 20 多年的经验，我希望他们会如此。目前，针对整个手术室团队的模拟培训也开始流行。

我也确信 CRM 和模拟原则有助于患者安全的持续改进。现在有一个强有力的保障患者安全运动，人们总会本能地谈到安全，麻醉学被认为是一个安全意识极强的专业，事实也的确如此。大家都积极地从不同方面去寻找保障安全的方法。完善的培训和人员的选拔，技术和药物的进步，以及最重要的——更好的态度都在使麻醉更加安全。

还应指出的是，所有这些患者安全要素现在都被理解为高可靠性团体（high reliability organizations，HRO）这一更大的概念的一部分。HRO 是 David M. Gaba 及其同事在 20 世纪 80 年代后期引入麻醉和医疗系统的另一个概念。在本书的第 1 版发行时，HRO 的概念尚不成熟。现在，它已得到了更充分的理解和应用。同样，“工作压力”一词在 20 年前并未得到广泛使用，但如今在有关麻醉实践和不良事件的讨论中经常被提到。这些是本书作者基于麻醉和医疗行业所提出的概念。在此版本中，我们还会了解到更多有关疲劳和其他塑造行为的因素对安全的影响，所有这些因素都在第 1 版后得到了更加深入的研究。在过去的 20 年中，还有一个新引入的概念叫做认知辅助（cognitive aids），它源自航空领域，能使危机事件的处理更为有效。认知辅助很快会以应急手册的形式常规应用于麻醉紧急事件的处理，一如它在航空领域中的应用。

从我的角度（也许存在偏倚）来看，模拟（及其表现形式）是本版扩展的唯一的、最重要的新概念。尽管有些人可能仍在等待随机对照试验和详细的成本效益分析，但大家对于应急训练的需求已然很迫切。航空公司并没有花费时间和精力去实现不可能的验证，它直接把培训措施作为整体安全措施的一个基础，这对于乘客来说，是明智而幸运的抉择。这项决定无疑为商业航空卓越的安全记录做出了贡献。

1994 年，麻醉领域率先引入了模拟这一新生概念。如今，模拟已经普遍应用于麻醉培训。作为 CRM 培训的重要组成部分，模拟在麻醉领域各方面的应用都将继续扩展。为了更好地完成这项工作，也为了模拟在围术期医疗中促成更根本的文化变革（这种变革尚未体现出来），切实有效的总结汇报方法必须被广泛采用。本书中最关键的新增章节介绍了许多形式的总结汇报方法。尚未被完全理解或接受的是，模拟配合有效的总结汇报，尤其是再联合一个完整的围术期团队，这个组合的作用不仅能改善 CRM，还有可能改善那些团队之间经常失调的关系，而这种关系往往是导致重大事故的“潜在错误环节”。通过更好地了解跨学科需求，公开地讨论每个人对不良事件的作用，以及最重要的，对个人行为和团队互动更深刻、更透明的自我反思，可以极大地改善这些关系和互动。这只能通过在教师和学生之间，或者在协助者和参与者之间创造一个安全的对话环境，并在相互尊重的前提下进行总结汇报来实现。

创造一个心理上安全的环境，进行切实有效的总结汇报，可谓知易行难，然而其重要性超出大家的想象。尽管学习通常被认为是一项认知活动，但它也涉及身份认同（我会成为一名好医师吗？我是一名好护士吗？）和情感认同（我感受到威胁吗？我被团队接受吗？）。

总结汇报章节中介绍的概念有助于解释这种情况的发生。这些概念并非每一条都是建立在已确定的教育学基础上的。这是一个通过借鉴社会科学的理论和相关研究以改善模拟和所有患者安全的领域。目前，总结汇报科学做得最多的研究是行动科学的应用，也就是 Argyris 等的工作，其引导了“基于正确判断力的总结汇报”观点的产生。（不可否认，由于演绎工作是由我们在麻省总医院的模拟小组开发的，我会存在一些偏见。）该原则相对简单但非常有效——可以在教师和学习者中培养真正的好奇心和探究精神，然后对自己行为的原因进行反思。最重要的是，总结汇报有助于培养我们对每一位同事的尊重，去相信对方已经尽了最大努力。当他们犯错或不够完美时，我们会先假定他们是无辜的，并努力去理解他们行为的原因。通过培养这种尊重和询问的精神，模拟可以对患者安全产生最大的影响。

每一位麻醉实施人员，都需要学习而不仅仅只是阅读这一新版本，即使之前阅读过第 1 版。同样，本书所涵盖案例关键要素的精炼说明也应收录在应急手册中（尽管也需要进一步研究如何更好地使用它们）。如果我是您的患者，我会问您是否学习过这些原则；如若没有学习过，我可能会要求另请一个我认为值得托付生命的医务人员。

Jeffrey B. Cooper，PhD
Professor of Anaesthesia
Harvard Medical School
Executive Director，Center for Medical Simulation
Department of Anesthesia，Critical Care and Pain Medicine
Massachusetts General Hospital
Boston，Massachusetts

（王晓宇　段　怡　译　高志峰　张　欢　校）

原著第1版序

危机事件的处理是麻醉医师最具挑战性和最重要的任务之一。那么，为什么到现在为止还没有出版过一本关于其基本原则的书呢？不可否认，有很多书籍、文章、进阶课程以及录音带和录像带的内容，都涉及了如何安全地执行所有的麻醉工作，以及针对危机事件什么是正确的医学决策。这里的关键词是医学。很多建议都是关于什么是医学上合理或者不合理的，但是几乎没有基于理论的教学资料讨论危机干预时的人为因素。管理危机事件的一般原则是什么？有没有一种思考和应对那些所有麻醉医师都不希望发生在自己身上的罕见情况的"心智模型"，即所谓的通用方法？这些事件可能都很罕见，但这也是麻醉医师必须经过长时间训练才能独当一面的原因。本书正是抓住了人们希望通过训练将这些原则转化为本能的本质。我们建议所有从事麻醉专业的人员都应该阅读本书。

为什么这本书如此重要？麻醉依然是独特的专业，要求从业者臻于完美。培训本质上是学徒制，在此期间，我们期望在严密监督下可以有足够的机会来实践意外事件的管理。当然，在这期间不可能看到所有问题，而且实际上能经历的意外事件少之又少。此外，练习危机处理技能的真正机会可能不会太多。当危机事件确实发生时，一定会产生学习的过程，但是这一过程没有从理论基础上受益，而正是这些理论基础，可以教会我们下次处理这些事件的基本技能。一个事件不可能与上一个事件具有完全相同的属性，也不可能是某个人先前经历的任何事件。这就是为什么学习危机处理的一般方法应该成为麻醉培训中新的重要的组成部分，我们可以从中掌握处理多种事件的通用技能。

《麻醉危机处理》这本书来源于麻醉学以外的学科，这些学科属于研究领域的"软"科学。对于研究者而言，这种跨学科的工作是最难尝试的一种研究，因为它有可能在与之相关的学科中都不被认可。审稿人会感到困惑，因为这不是他们所熟悉的，似乎与他们通常认为的“科学”不同。本书作者敢于冒此风险，是非常值得并且应该得到赞扬的。

仅仅阅读关于危机处理的内容是远远不够的。阅读只是基础，实践才是教师。这是使用各种模拟器的课程所扮演的角色之一。《麻醉危机处理》正是应用于此类课程的教材。时间会证明模拟和其他类似技术的使用是否可以在医学教育中占据一席之地。即使医学经济限制了此技术的使用，这本书本身仍然可以作为麻醉医师教育和培训的资料。这些教育和培训的内容，可能只有最具冒险精神的麻醉医师才想去经历，但却是每位麻醉医师都将会经历的。这本书及其在医学上的理论基础，也使这些成功的实践成为可能。

Jeffrey B. Cooper，PhD
Associate Professor
Department of Anaesthesia
Harvard Medical School and Harvard-MIT Division of Health Sciences and Technology
Director
Biomedical Engineering and Anesthesia Technology
Massachusetts General Hospital
Boston，Massachusetts

Ellison C. Pierce，Jr.，MD
Associate Clinical Professor
Department of Anaesthesia
Harvard Medical School
Chairman
Department of Anaesthesia
New England Deaconess Hospital
Boston，Massachusetts

（王晓宇 段 怡 译 高志峰 张 欢 校）

原著前言

本书是写给谁的?

本书是为所有从事麻醉工作的人员编写的，但同样适用于其他医学专业人员。本书的中心原则之一是使麻醉期间在患者身边的任何人，无论作为个人还是与团队合作，都能高度熟练地应对危机事件。当然，需要强调的是，危机事件的最佳处理模式是团队所有成员的协调合作。在本书中，我们使用通用术语“麻醉专业人员”来指代麻醉医师、经认证的注册麻醉护士或麻醉助理。

《麻醉危机处理》的受众既包括经验丰富的从业者，也包括正在接受培训的学员。我们认为在这个版本中提出的概念是麻醉专业人员从业之前未经过充分培训的，且从业之后也不易通过日常临床工作来习得。我们希望新手们早日学习这些内容，让它们成为常规练习的一部分；专家们则需要不断地审查和完善现有的常规，就像飞行员无论有多少年的飞行经验，都必须不断地训练和实践其危机处理技能一样。

本书是关于什么的?

《麻醉危机处理》关注的问题与传统医学或麻醉学教材不同，其他麻醉学的书籍主要涉及患者正常或异常的生理状况，或药物和设备的技术和临床特征，而这本书则主要侧重于麻醉专业人员的思维。就像药理学家试图合成“理想”的麻醉药，工程师的目标是制造“自动防故障”（“fail-safe”）设备一样，我们努力帮助麻醉专业人员优化自身技能，因为这是患者医疗安全链中最关键的环节。

本书是麻醉危机处理的指南。第一部分介绍了麻醉危机资源处理（anesthesia crisis resource management，ACRM）的理论和实践——这些概念源自商用航空的驾驶舱资源处理培训范式。理想的麻醉专业人员能在“自我监督”的自适应控制下重复观察、决策和执行过程。除了管理自己的行为外，专家还必须从患者的利益出发管理团队中每个人的活动。第 1 章介绍了动态情况下的患者安全理论，而第 2 章则提供了 ACRM 特定技能和实践的指导。第 3 章和第 4 章是此版书的新增内容，概述了如何在 ACRM 中培训麻醉专业人员，以及如何针对模拟或真实病例进行总结汇报。本书的第一部分对于麻醉领域以外的医疗专业人员尤其有用，因为这些原理和技术广泛适用于医疗行业的所有领域和学科。

第二部分是麻醉危机事件目录，旨在帮助麻醉专业人员学会应用一种在航空中使用的危机事件处理策略。该目录是针对临床实践中遇到的各种危机事件所制作的应急程序系统汇编。我们认为医疗专业人员也应该像所有飞行员一样，必须学会识别各种紧急情况并做出相应的反应。该目录以统一、简洁的方式向麻醉专业人员介绍了其所关注的事件，旨在提高他们对危机事件的识别和反应能力。它可以作为学习指南，使麻醉专业人员能够提前准备好识别和处理危机情况；也可以作为总结汇报清单，在危机发生后的情况总结汇报中，提示要考虑的信息或可能采取的措施。最后，它还可以作为交互式培训工具，通过口头模拟、角色扮演或高保真模拟，应用于麻醉危机处理。

尽管目录中的事件发生于麻醉管理中，但很多相似的情况也会出现在其他环境中，比如在重症监护室、急诊或内外科病房。这些领域或其他领域的医疗专业人员也很可能从本目录中受到启发，只是其中的描述和指导需要针对非手术环境进行相应调整。

本书不涉及什么？

麻醉中的危机处理是建立在良好的知识储备和足够的技术技能基础上的，而本版《麻醉危机处理》将目标读者设定为已经熟悉或正在学习医学知识和麻醉技能的医学专业人士。本书既不是麻醉实践的参考书，也不是关于围术期患者的病理生理学或其特殊的术前术后评估和治疗的书籍。这些内容在其他许多教科书和参考著作中都有详尽介绍。

最重要的是，本书不是一本麻醉“烹饪书”，你从中找不到完美的麻醉“食谱”。麻醉危机事件目录仅是一本指导手册。目录中每个条目的“处理”部分故意地没有采用决策树或算法的格式。我们认为，麻醉环境下患者的处理过于复杂，无法使用具有不同分支点的简单决策树。由于它们的分支结构，这些算法也很难记忆。因此，我们的处理指导以层次结构列表的形式编写，大致按照有经验的从业人员可能会执行的顺序列举出应该检查或要做的事情。

特别要提出的是，我们不能保证只要遵循所列事件的处理指南就一定可以解决临床问题或预防患者的不良结局。本书仅用于医疗专业人员的教学。我们试图把内容做到全面，但是并不能详尽无遗。每个事件的表现板块列举了我们认为的最重要的项目，但不会涵盖所有项目。同样，任何处理指南都无法包含所有可能的患者状况和非典型情况的组合。

注意：我们强烈鼓励所有医疗专业人员在应对特定情况时，采取不限于目录处理板块所列举的措施，无论何时，也无论何种形式。我们还强烈建议医疗专业人员根据他们所用药物和技术的经验，将本目录与他们自己的实践相结合。

第 2 版有什么不同?

在过去的 20 年里，ACRM 的许多内容并没有改变，但我们拓宽了 ACRM 的概念，并推广了新概念在教学和现实生活中的应用。我们更新和完善了关于动态决策和 CRM 的第 1 章和第 2 章，添加了有关认知辅助的新内容（如清单和应急手册）。动态决策和 CRM 经第 1 版引入到医疗环境中后，最近几年再次得到了重视。这归因于第 1 版“危机事件目录”的成功，和将此概念转换成更适用于实际患者照护的强烈需求。第 3 章和第 4 章是全新的内容。之所以添加这部分内容，是因为第 1 版的许多读者对危机事件原理和技能的教学具有浓厚的兴趣，哪怕在不使用模拟的情况下也一样，并且他们认为这方面的内容将很有价值。在本书第 1 版发行时，ACRM 的模拟课程还非常少，而现在，它在世界范围内都已经非常普及了。

已有数千名麻醉专业人员接受了此类培训。所有从这些课程的教学过程中积累的经验，以及从世界各地的同道那里获得的知识，都被整合在了这一更新版本中。

麻醉危机事件目录得到了全面的修订和更新，我们添加了一些事件，删除或合并了第1版中的部分事件。临床信息根据2014年的文献进行了更新。有些事件，1994年以来的临床管理几乎没有发生变化，如恶性高热，我们对其基础研究有了更多了解，但基本治疗方法却没有改变。而对于另外一些事件，相关领域的发展明显改变了患者的诊疗方法，比如，脓毒症患者的处理在这20年中就发生了重大变化。对此，我们则尝试用一个新的事件来描述这种复杂情况的处理方法。

1994年，将驾驶舱或机组资源处理应用于医疗行业的概念还非常新颖，模拟在医疗卫生领域中的使用也还处于初级阶段。20年后的今天，这两个概念即便还没有完全渗透到医疗卫生领域各个方面，也都已经深入人心。在第1版，我们没有说明前两章内容以及“危机事件目录”，其很大程度上是作者们基于文献的个人观点和实践的总结。现在，我们需要明确指出，这是一本教科书，以作者和编者对近期大量文献的品鉴为基础，侧重于阐述主编和编者的工作、观点和实践经验。作为一本有实用价值的教科书，不能也不应该声称自己是对相关主题所有领域（已出版或未出版）的研究综述。我们已经努力引用和（或）呈现一些我们认为有关的内容，但我们也意识到还有很多有用的内容在本文中尚未涉及。在此版本中的危机事件目录中引用了许多综述，这些综述均发表于2013年夏季之前的5年内。

谁是本书的主编?

在将近20年的时间里，有关主编的一些情况发生了变化。首先也是最重要的，我们增加了一位主编——Amanda Burden博士。Amanda Burden博士是罗恩大学库珀医学院和库珀大学医院麻醉学副教授兼模拟程序科主任。她是一名活跃的临床医师兼教育家，并在美国麻醉医师学会模拟编辑委员会任职。她和许多为“麻醉危机事件目录”做出了突出贡献的其他同事一样，代表了从事患者安全、危机资源处理和模拟的新一代麻醉医师。Burden 博士和许多新加入“目录”的编者还代表了第三种临床实践模式，它是不同于斯坦福大学医学院和退伍军人事务学院帕洛阿尔托卫生保健系统（veterans affairs Palo Alto health care system，VAPAHCS）的临床模式。在第 1 版中，本书的大部分内容仅由来自这两个机构的作者撰写。综合来自不同机构的作者的思想以及其研究，使本书得以代表不同的观点，并为本书广泛应用于但不局限于斯坦福大学和 VAPAHCS 创造了条件。

David Gaba 博士现任斯坦福大学医学院副院长、终身教授，主攻基于模拟技术的沉浸式学习，他是美国少数几个专门从事模拟教学的院长级人物之一。David Gaba 博士领导着位于斯坦福的 28 000 平方英尺（约 2600 m^2）的沉浸式学习中心，他还是 VAPAHCS 模拟中心的创始主任。现在他已不再从事临床麻醉工作——至少不在真正的患者身上。他曾经做过私人飞行员（单引擎陆地飞机）、攀岩者和水肺潜水员，这些经历都锻炼了他的危机处理能力。Howard 博士和 Gaba 博士都参与了大量 CRM 导向模拟活动的讲师培训。他们为 VA 的国家模拟计划 SimLEARN 以及非 VA 的教练组开设了许多训练课程。Gaba 博士还是《医疗模拟》期刊的创办人和现任主编，该期刊是目前唯一可索引的、经同行评议的关于医疗模拟的期刊，在 2014 年出版了第 9 卷。

Kevin Fish（MSc，MB ChB），在 VAPAHCS 麻醉和围术期医学中心工作了 30 年以上，担任了 12 年主任，现已退休，但仍在该机构从事麻醉工作。Kevin Fish 现在是斯坦福大学麻醉学、围术期和疼痛医学系名誉教授，是在培人员以及在加拿大和美国众多受培人员的榜样。他丰富的临床经验在危机事件目录的更新中发挥了巨大作用。

Steve Howard 博士现任斯坦福大学麻醉学、围术期和疼痛医学系副教授，目前依然活跃在临床工作中，从事普通麻醉和心脏麻醉。他是 VAPAHCS 模拟中心的联合主任，也是麻醉患者安全基金会科学评估委员会的主席。

本书的主编负责撰写第 1 章至第 4 章，以及“危机事件目录”。我们在目录和编者页上列出了为第 4 章或“目录”做出了贡献的同事。“目录”中的主要内容由各部分编者编写，然后由主编和编者进行反复审核及修改。

总致谢

第 1 版《麻醉危机处理》的出版离不开麻醉患者安全基金会（Anesthesia Patient Safety Foundation，APSF）的支持，对此，我们深表感谢。APSF 为模拟设备的开发和 ACRM 课程的创建提供了资金支持，并在前景渺茫的时候使这个项目得以维持下去。

还要感谢斯坦福大学医学院的众多住院医师，作为培训的一部分，他们完成了第 1 版“目录”中某些条目的早期手稿。他们的付出让我们有了一个开始汇编“目录”的契机，而他们的成果也使我们的编辑工作轻松了许多。

本书两个版本的出版还得益于 VAPAHCS 麻醉学和围术期医学科（隶属于斯坦福大学麻醉学、围术期医学及疼痛医学系）致力于研究和教育的同事的紧密合作。特别要指出的是，虽然没有参与第 2 版的撰写，但我们还是要感谢 Frank Sarnquist 博士在开发“危机事件目录”和 ACRM 模拟课程的早期阶段所提供的帮助，Frank Sarnquist 博士现任斯坦福大学名誉教授。

我们还要感谢退伍军人事务部提供了撰写本书的环境和时间。同时感谢罗恩大学库珀医学院和库珀大学医院麻醉学教授兼主席 Michael E. Goldberg 博士在完成第 2 版工作中所做的贡献和给予的支持。

David M. Gaba

Kevin J. Fish

Steven K. Howard

Amanda R. Burden

（王晓宇　段　怡　译　高志峰　张　欢　校）

致 谢

我要感谢我的妻子 Deanna Mann。在本书中提到的想法和经验还只是我的灵光一现时，她就已经在陪伴和支持我了。在 ACRM 成立之初，我们没有从事模拟工作的同事，Deanna 帮助我们做了很多的工作。她经常工作很长的时间，不断地鼓励和肯定我们。她对我和团队的支持在 30 年里从未有过减退。感谢我们的临床导师 Kevin Fish 和 Frank Sarnquist，他们是麻醉危机处理人员的原型，本课程也正是以他们为基础设立的。感谢我最亲密的朋友和同事 Steve Howard 给我灌的“迷魂汤”，这真是一段漫长、奇怪而又美妙的旅程。感谢 VAPAHCS 的前麻醉科主任、现任参谋长 Richard Mazze。Dick 在 VAPAHCS 创造了良好的学术环境，让患者安全、ACRM 和模拟这些疯狂的想法得以蓬勃发展。他还为模拟中心的建立提供了空间，这三位作者至今也仍居住在该中心。感谢我的导师 Jeff Cooper，他一直在科学、学术和伦理方面给予我们启发，他还是使我们能够将本书中描述的概念和基于模拟的教学方法传播到斯坦福之外的第一人。

David Gaba

我要感谢许多为我的麻醉事业做出贡献的人。首先，感谢陪伴了我 40 多年的妻子 Pamela，当我们结婚时她大概并不知道，为了实现我的理想，她需要搬到加拿大，然后再搬到美国。在那些非常艰难的时期，她一直是我力量和灵魂的伴侣。我也要感谢我的家人，他们一直是我灵感的源泉并在很多方面给予了我支持。我从英格兰和加拿大的老师那里学到了很多的东西：我的导师 Richard Mazze，以及我在斯坦福大学和 VAPAHCS 的同事们，他们使我的工作得以如此有趣。感谢 David Gaba 和 Steve Howard，让我有机会参与到他们的工作中。我还要感谢两个团体：（1）斯坦福大学麻醉学、围术期医学和疼痛医学系的住院医师们，他们富有才干和热情，并且乐于教学；（2）那些曾为自己国家做出突出贡献的退伍军人，现在他们是最支持我们的患者。能够用我职业生涯中大部分的时间来照顾他们是我的荣幸。

Kevin Fish

我要感谢我的老师 David Gaba 和 Kevin Fish，感谢他们将我带入到实践中，并教了我很多专业和专业外的知识。David，我的良师益友，你的友谊对我无比重要。Kevin，在写本书第 2 版的时候，我们常一起探讨如何解决问题，这是这段时间最美好的经历。感谢一向支持我的父母和信任我的姐姐。最重要的，我要感谢我的妻子 Jenifer 和女儿 Rachel，感谢她们一直以来的爱与支持，生活因为有你们而美好。我知道，我很幸运！

Steven Howard

我非常感谢 David、Kevin 和 Steve 邀请我加入团队，以及对我的欢迎、教导和启迪。David，非常感谢能有机会向你学习并与你合作，这份友谊弥足珍贵。我还要感谢我的家人、朋友和导师，我一直都在追寻他们的脚步。他们中有些人已经不在了，但他们的贡献和支持极大地帮助了我和我的事业。我要特别感谢我的丈夫 Guy，感谢他的爱与支持，还有出色的建议，他让我的生活充满乐趣和可能性。

Amanda Burden

（王晓宇 段 怡 译 高志峰 张 欢 校）

目录

第一部分 麻醉危机处理的基本原则

第二部分 麻醉危机事件目录

第一部分

麻醉危机处理的基本原则

第一部分
麻醉危机处理的基本原则

刘悦　译　张鸿飞　黄建宏　校

“长期的无聊，瞬间的可怕”。对于麻醉专业以外的临床工作人员来说，这句话说出了麻醉专业人员工作经验的精髓。正是那些少见的可怕时刻，而不是日常的无聊时刻，显示出我们在手术室内的重要性和顺利完成工作所需的精神态度。从这一方面，将我们麻醉医学以及与麻醉相关的重症及急诊医学与其他大部分的医学学科区分开来，当然也与初级或慢性护理区分开来。另一方面，麻醉专业人员直接参与患者护理工作。这些工作包括：进行有创操作，给予速效同时也是潜在致死的药物，操作越来越复杂的机器。也很可能是这种直接的参与患者护理工作，危机潜伏于平静表面下的气氛吸引我们成为麻醉专业人员。

尽管美国麻醉医师协会把“警觉”奉为座右铭，但鲜有人在意麻醉专业人员，在这种恐怖时刻会发生的环境下，是如何处理，或者应该如何处理这些事件。麻醉是一项复杂的工作，需要大脑和身体的协调，而两者的协调在常规麻醉时比处理危及生命的危机时更有效。直到最近人们才开始关注到底是什么构成了麻醉的“专业性”，但还是不十分清楚麻醉新手是如何一步步成为经验丰富的老手的。传统的麻醉学教育和培训认为，只要挑选聪明上进的人，加上基本的麻醉理论学习和日常手术室轮转，被培训者就可以成功地将所学知识转化为完美的麻醉实践能力。他们假定，通过学习基本的麻醉、药理、生理学知识和反复接触临床经验（环境的渗透），再加上少数几个发病率和死亡率的会议和偶尔举办的医学教育讲座，预防与处理危机的能力就会自然而然地产生。

“一个人只要成功地完成了麻醉的培训就能成为一个有能力的危机处理者”这个假定在最近的25年中受到了挑战。我们发现，麻醉专业人员经过最初培训和继续教育后，在处理危机能力上通常存在较大差距。在手术室工作的人都会发现，当危机出现时（例如：

患者出现了意料之外的心脏停搏，或手术出现了巨大的问题），总有一些麻醉专业人员处理得比其他人好。这些人会采取更多的措施预防危机发生，在危机出现时准备更充分。他们可以从混乱中找到秩序。他们指挥得当，知道该做什么，也知道如何保证工作完成。他们也是我们大多数人需要麻醉时的首选专业人员。正是这些超出传统医学、科学和技术知识的技能，使这些麻醉专业人员成为了危机处理的专家。为什么有些麻醉专业人员似乎比其他人更适合管理“可怕瞬间”，尽管这些“可怕瞬间”是我们麻醉工作的一部分内容。这种危机处理能力是不是个人性格不可学习的一个方面？如果麻醉专业人员不适合处理危机，那么问题在哪里呢？

在这本书中我们主张，危机处理能力是可以被识别并学习的。尽管在过去的 20 年里这种观点的认识已经取得了很大的进展，但为什么麻醉界认识到这一事实的速度较慢？总的来说，医学一直被认为是一种基于对个人技能和过去 100 年的科学知识的审慎应用，而使医师成为一个深思熟虑的治疗艺术提供者。这个观点适用于医疗的大部分领域，因为深思熟虑和长期医患关系是他们工作的主要方面。我们认为，这种观点已经阻碍了麻醉专业人员培训过程需要关注麻醉工作的真正主要特点：动态性、紧迫性、高强度、复杂性、不确定性和高风险。为了更好地理解麻醉专业的特点，我们不能只沿用医学中如何学习和决策的方法，而是应该看看那些和麻醉具有类似特点的其他行业的经验。

动态性、紧迫性、高强度、复杂性、不确定性和高风险也是以下行业的特点：航空、航天、核能和化工厂的程序管控、航海、军事管理、消防。航空与麻醉有许多相似之处，飞行员和我们具有相似的工作特点：长期的无聊、瞬间的可怕。尤其在航空领域，认知心理学家和人因工程学家一直在努力，他们试图确定取得最佳绩效的要素，设计工作流程及培训策略，以提高新老员工的能力。近 25 年来，一些在航空领域成功提高飞行能力和安全的策略，已经开始应用于麻醉安全领域。这些策略包括：

1. 使用核查表预防危机的发生；

2. 使用确定的流程（无论是记忆的还是书面的）应对危机；
3. 对麻醉专业人员和围术期相关人员进行决策和合作的培训，包括系统地进行多种危机模拟演练。

尽管这些策略在围术期的使用尚未统一，但这些策略已经存在，在医疗保健系统中推广和实施似乎只是时间问题。

最后，我们想分享一些本书中涉及的我们对于麻醉工作的观念。我们每一个人都应该尽可能地给患者最佳的治疗。虽然表现完美是可望而不可即的，但我们应该为之奋斗。加强对医学、生理、麻醉技术的认识是基本的一步；提高诊断和操作能力是下一步。但我们必须意识到，在实际工作中这些能力转化为完善的治疗是有困难的。经验并不能保证我们工作表现完美，更不能让我们避免人类在复杂多变的领域中产生的各种错误。工作的压力、注意力的分散、高强度的手术都会给我们的美好意愿带来挑战。一个重要的开始就是要承认危机将会发生，即使我们做了最大的努力。我们应该假定每个病例的背后都危机四伏，并且做好准备应对。确认麻醉或手术计划中的失误的因素。不管危机如何发生，都做好准备识别并且处理。应该以个人经验和集体智慧为基础，利用当地医疗机构的质量管理组织形成适应自己需要的麻醉实践。通过总结经验我们发现，优化危机处理不能局限于关注危机处理的药物和技术，而应同时关注团队协作及医疗体制的影响；发现那些不利于危机处理的因素，并且进行改革。

仅仅阅读危机处理的书籍是不够的。就像飞行员、军事人员、运动员和音乐家一样，技能的实际应用才是最重要的。我们最早设立了麻醉危机资源处理（ACRM）课程[1]，此课程现在已经在世界范围内不同的医学领域里使用。此课程的核心是模拟和总结汇报，本书中展示的是此课程所教授的危机处理的相关概念和原则。在模拟教学后进行熟练而细致的总结汇报可以明显地提高学习效率，并且有助于将所学用于之后遇到的真实病例。

如果没有条件参与模拟教学活动，进行角色扮演和口头模拟也有助于学习危机处理。一些智能手机和平板电脑应用程序能够像生理监视器一样有声有色，增强模拟教学效果。即便只有一个人，通过系统地回顾、说出在各种情况下我们应该做什么的方式，为危机处理做好准备。很多飞行员和航天员都说他们在家也做过类似的自我培训，比如想象自己在驾驶舱中，在纸质模型上练习控制力道。这为他们的模拟演练和真正的飞行做好了准备。我们对患者的责任，需要具有同样的精神和动力。

本部分的第 1 章和第 2 章首先从整体上对麻醉危机处理和决策的基本理论做了介绍。第 1 章主要介绍了常规麻醉和危机处理时麻醉专业人员心理学相关理论知识。第 2 章为怎样预见及应对危机提供了具体的建议。第 3 章探讨了 ACRM 课程在有或无模拟时的学习和教学方法。第 4 章概述可以用于真实或模拟病例的总结汇报。这些章节为终身学习如何处理严峻的麻醉危机和成为最好的麻醉专业人员提供了基础。

参考文献

1. Howard SK, Gaba DM, Fish KJ, et al. Anesthesia crisis resource management training: teaching anesthesiologists to handle critical incidents. Aviat Space Environ Med 1992;63:763.

第 1 章
麻醉中动态性决策的基础

李丽婷　曹妍婷　敖京生　译　黄建宏　张鸿飞　校

这本书主要讲述了麻醉中的决策和危机处理。什么是危机？它是“一个充满极度危险或困难的时期，其结果决定是否会出现可能的不良后果”[1]。我们认为，危险时刻通常是一个短暂的、剧烈的事件或一系列事件，这些事件对患者有明显现实危险。大多数情况下，我们需要对危机事件进行积极的处理从而避免对患者的进一步损害；单纯依靠其自然缓解是不可能的。当然，我们最好在第一时间避免危机事件的发生。有句老话说得好——“防患于未然”。

熟练掌握麻醉危机处理并不是什么神秘的事情。它要求麻醉专业人员在心理及时间的双重压力下，能够对患者实施最佳的诊断及治疗手段。专业的医学知识和技能是麻醉专业人员处理危机事件时所需的必要条件，但是具备这些条件还不够。事实上，为了快速和安全地处理患者的危机情况，麻醉专业人员必须具备管理全局的能力，包括环境、设备以及护理团队。这些管理技能包括认知和社会心理学，甚至社会学和人类学等方面。在这一章中，我们讲述了患者安全的基本概念，在下一章中，我们阐述了危机处理的具体实践原则。第 3 章回顾了如何培养临床医师履行这些基本原则，第 4 章阐述了真实病例或模拟病例中危机处理有关的艺术和科学知识。其余部分（麻醉学危机事件目录）介绍了识别和处理各种各样危机事件的具体建议。

麻醉学本质上是危机四伏的

为什么这本有关医疗危机处理的书主要是针对于麻醉专业人员（包括麻醉医师、麻醉护士和麻醉医师助理）？是什么原因使得麻醉学和一些其他医学领域（如重症监护医学、急诊医学、产科、新生儿学和外科学等）与大多数其他医学领域不同？在很大程度上，麻醉学的临床环境是动态的，这种动态性与环境的复杂性密切相关[2]。复杂性与动态性的相互作用使得危机事件发生率更高，且更难以处理。因此，麻醉专业人员必须接受危机处理的培训，并熟练掌握有关技能。在 Woods[3-4] 及 Orasanu 和 Connolly[5] 的工作基础上，我们讨论一些使麻醉成为一个“复杂和动态的世界”的条件，也就是诱导因素和动态性、复杂性和关联性、不确定性，以及风险性（针对于患者）。

诱导因素和动态性

麻醉患者的状态是不断变化的。不可预测及动态变化的事件频繁发生。许多事件的发生超出了麻醉专业人员的可控范围，例如：当外科医师无意中切断了一条主要血管，或者过敏史不详的患者发生过敏反应。

复杂性和关联性

在技术系统中，复杂源于大量相互连接的组件。患者是麻醉专业人员感兴趣的主要“系统”。患者在本质上是非常复杂的，并且他们包含许多组件，这些组件的潜在功能并不是被完全了解的。不像工业或航空系统，患者不被人类设计、建造或测试，也不附带操作手册。

部分生理系统可以缓冲其他系统的变化，而某些核心部分，如氧气（O_2）运输和血流是紧密关联并相互作用的[6-7]。麻醉会减弱一些保护性和代偿性的生理机制，并且会促使患者的系统变得更加紧密关联。患者的生理机能与外部系统的联系也变得更加密切，如呼吸机或血管活性药物的输注。

虽然连接到患者的医疗设备没有飞机或航天器中的设备那么复杂，但它通常由多个非标准化互连的独立设备组成。麻醉设备通常是由工程师独立设计的，因此在设计阶段不能充分地考虑设备与设备之间的联系或者设备、患者以及操作者之间的联系。这些因素增加了该领域的复杂性。

不确定性

患者作为一个系统具有固有的不确定性。尽管一般所涉及的生理学原理是为人所知的，但是对于具体生理事件的潜在原因在医学界依然所知甚少。患者的真实状态通常无法直接监测，但必须通过临床所观察的模棱两可的情况以及来自电子监护仪的数据进行推断。这些数据并不完美，因为与工业系统不同（在关键区域设计和构建传感器以测量最重要的变量），其主要使用独立的、非侵入性的方法测量最容易监测的变量。大多数生理功能是通过身体表面的微弱信号间接观察到的，因此容易受到各种电气和机械干扰。即使是侵入性测量也容易受到伪影和解释不确定性的因素影响。

即使麻醉专业人员了解患者的确切状态，但是患者对干预措施的反应是各不相同的。即使是“正常”患者，由于反射敏感性、药代动力学或药效学方面存在先天性或获得性的差异，导致其对给定剂量的药物或常规操作（如喉镜检查）的反应差异较大。在患病或外伤患者中，或出现急性异常的情况下，这些反应可能明显异常，而且患者可能对其他正常的操作表现出“反应过度”或“反应不足”。

风险性

麻醉专业人员所做的决定和采取的行动会影响患者的预后。即使对于健康患者的择期手术，术中风险也是依然存在的。死亡、脑损伤或其他永久性损伤可能是许多事件的最终结果，这些事件可以从相当无害的触发事件开始。即使是恰当的术中干预都可能引起副作用，有些副作用本身就是灾难性的。而且许多风险是无法预料或避免的。航空飞行如果出现了问题，可以推迟或取消航班，与此不同，严重威胁患者生命的疾病则可能需要立即进行外科手术。平衡麻醉和手术的风险与患者潜在疾病的风险通常是极其困难的。

危机是如何发生的?

危机一般是突然发生且发展迅速，但是回顾过去，人们通常能够从潜在的触发事件中识别出危机的演变过程。图 1-1 展示了该

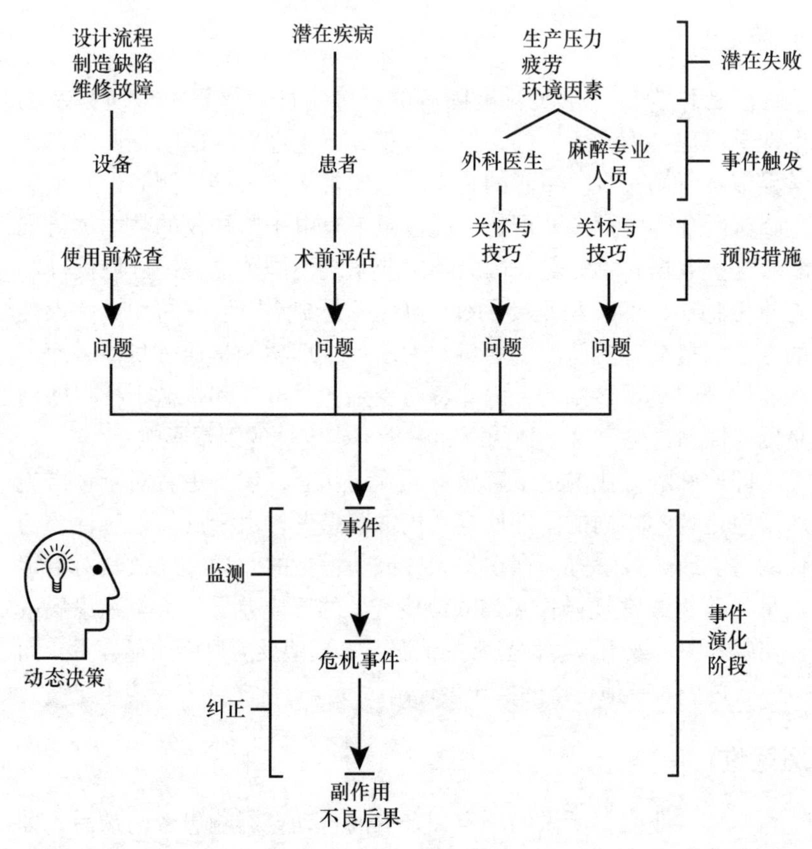

图 1-1　麻醉期间问题的触发及恶化的过程。中断这一过程可以通过预防措施或动态监测和纠正不断演变的事件来实现

过程。在该模型中，潜在的因素导致特定的触发事件，从而引发问题。问题被定义为需要麻醉专业人员注意，但本身不太可能伤害患者的异常情况。如果麻醉医师没有及时发现和纠正，问题会不断恶化，可能导致患者的不良后果。我们需要详细考虑这个过程。

问题一般由潜在的因素引起

触发问题的事件不是随机发生的。它们的发生一般基于三种基本条件：（1）潜在错误，（2）诱导因素，和（3）心理前兆。

潜在错误

Reason[8]认为潜在错误是“……该错误导致的不良后果可能来源于系统内长期潜伏的错误，只有当它们与其他因素相结合破坏了系统防御时才会变得明显。这些错误最有可能被那些可以在时间和空间直接控制界面上移除这些因素的人产生。这些人包括：设计师、高层决策者、建筑工人、经理和维护人员。”

这种潜在错误存在于所有复杂的系统中。Reason 称他们是“常驻病原体”，就像体内的微生物一样一直处于被控制的状态，直到这些常驻病原体与局部环境相互作用抑制机体的防御系统，导致机体产生严重的损害”[8]（图 1-2）。

在麻醉中，手术的安排、人员的分配以及手术间的快速周转等优先事项的管理决定都可以造成的潜在错误。而且麻醉设备的设计和其界面的使用情况，或者提供给麻醉医师的药瓶和安瓿的设计和

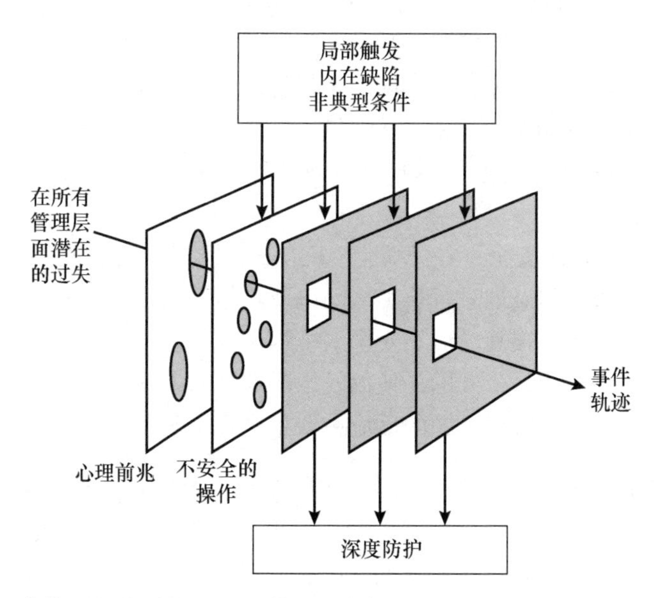

图 1-2　事件因果关系的 Reason 模型。事件（不良后果）常是潜在错误、心理前兆、触发事件以及系统“深度防护”的多个层次中的失败的组合的结果。这个模型在功能上等同于图 1-1（From Reason J. Human error. Cambridge：Cambridge University Press；1990.）

标识也可能导致潜在错误。麻醉机制造上的缺陷和日常维护中的故障也是潜在错误。

组织文化因素

其他具有高风险性行业的安全主要指的是系统安全而不是个人安全。在具有挑战性的情况下能够成功执行且失败率较低的组织被称为“高可靠性组织”（high reliability organizations，HRO）。[9-12] 第一个被研究的HRO是航空母舰的飞行甲板，其他的包括某些军事组织、商业航空、电网以及处理大规模电子金融交易的公司。根据对HRO的直接观察，调查人员已经确定高可靠性的一个关键因素是渗透到组织中的是“安全文化”或“安全氛围”[13-17]。安全文化或氛围的几个特征如下：

- 组织的最高层领导明确表达对安全的承诺，并在整个组织各层面转化为共同的价值观，信念和行为规范。
- 该组织提供必要的资源、激励和奖励以实现这一目标。
- 遵循标准操作程序和安全规则是行为规范的一部分。
- 安全被视为首要任务，即使以牺牲“生产”或“效率”为代价。员工在安全方面过于谨慎应该得到奖励，即使这些谨慎被证明是没有必要的。
- 组织主动管理安全，并仔细监控正在进行的安全流程和操作程序。
- 需要频繁和坦诚地进行员工之间以及跨组织级别的沟通。
- 尽管生产水平很高，但不安全的行为很少见。
- 错误和问题应是公开的，他们发生时应及时上报。
- 重视组织学习；对问题的反应主要集中在提高系统性能上。

思考一下，与这些安全理念相比您的组织如何，以及在哪些方面可以进一步提高。在某种程度上卫生保健组织或工作单位保持安全文化，可以减少潜在错误的发生，并增强对即将发生的事件的灵活预防。然而，安全文化方面存在许多挑战，特别是在不断追求手术量和收入过程中使安全不断受到影响。这种挑战会引起“生产压力”[6，18]——麻醉专业人员在内部或外部的压力下保持手术日程的迅速进展并缩短手术之间的间隔时间。当麻醉专业人员处于这些压力下，他们可能无法进行充分的术前评估和术前计划，或者忽视对设备进行使用前检查。即使进行了术前评估，尽管患者有严重或无法控制的生理问题，但是来自外科医师明显或隐匿的压力均可能会导致麻醉专业人员进行不安全的操作。

1994 年，我们对加州的麻醉医师进行了一项关于工作压力方面的调查[18]。我们发现，49% 的受访者目睹了由于麻醉医师的压力对患者安全造成损害。此外，32% 的受访者表示，麻醉医师在外科医师强烈的压力下进行了原本麻醉医师希望取消的手术；36% 的受访者表示内心强烈要求“与外科医师和睦相处”；以及 45% 的受访者表示对于避免推延手术有强烈的压力。值得注意的是，20% 麻醉医师认为:“如果我取消一个手术，可能会在以后危及我与该外科医师的合作。”经济压力显而易见。

工作压力也会导致麻醉专业人员操作匆忙，这是实施不安全行为的另一种心理前兆因素。在调查中，对于“为加快手术的开始我不得不改变自己常规的操作模式。”这个问题的回答，20% 的受访者回答“有时”，4% 的受访者回答“经常”。并且 20% 的受访者表示外科医师在加快麻醉准备或诱导过程中施加的压力是激烈（strong）或强烈（intense）的。

在麻醉住院医师的调查中同样发现类似的结果[19]。Johnson 在 2001 年进行类似的调查[20]，再次发现麻醉医师存在同样的压力和经历。尽管这项研究在近 20 年中未被重复过，但我们认为麻醉医师的工作压力在此期间只会增加。

我们也对多家医院的所有员工进行了调查，涉及数以万计的人员，并证明工作压力存在于整个医院，并非麻醉科独有[16，21-22]。而且，我们发现在相同的安全文化问题下，卫生保健人员（18%）对安全文化知识的匮乏高出海军飞行员（6%）三倍以上[15，17]。可见，卫生保健机构尚未达到其应有的安全文化水平。

局部诱导因素与心理前兆

最后一组基本特征是潜在的心理前兆，它诱使麻醉专业人员或外科医师进行可能会引发问题的不安全操作。基本的心理前兆在传统上又被称为行为形成因子，主要包括疲劳、无聊、疾病、药物（包括处方药和消遣性药物）和环境因素，如噪音和照明。一般来说，工作文化相关的因素，尤其是安全文化，也是需要重点考虑的。许多综述文章详细地讨论了心理因素的不同组合，并且第 2 章也将讨论处理行为形成因子和安全文化的一般策略。

触发事件

每个问题都是通过一个或多个触发事件引发的。长期以来，麻醉专业人员最关心的是他们自己引发的事件，比如食管插管或药物的交换，但与其他方式引发的事件相比，这些事件相对较少。触发事件可以来自（1）患者，（2）外科手术，（3）麻醉，或（4）设备。

患者

由于许多患者机体内存在潜在的病理学改变，因此会导致许多问题的产生，例如：围术期心肌缺血的研究[27-29]显示，心肌缺血的发生通常没有任何显著的血流动力学改变或存在麻醉已知因果效应。

外科手术

单纯的外科手术刺激是影响许多生理功能改变的主要诱导因素，包括高血压、心动过速、喉痉挛和支气管痉挛。与患者医学病理学相关的问题可能由外科医师的常规操作引起。此外，某些意外事件，如外科手术压迫器官或切除重要结构，可导致问题迅速恶化。

麻醉

麻醉诱导和维持可以在没有明显的潜在疾病的情况下使患者出现问题。麻醉专业人员的操作或失误可直接危及患者的生命，比如中心静脉置管引发气胸。手术可能需要标准但复杂的操作，这可能会诱发问题，比如将患者体位变为俯卧位。特别是患者处于全身麻醉和神经肌肉阻滞下，其机体自身的保护机制减弱或消失，导致患者更容易受到麻醉专业人员操作造成的损害。

设备

当患者处于全身麻醉时，其生命体征主要通过电子监护仪进行监测。如果监护仪无法正常工作，则会使患者受到不可逆的损害。然而，设备故障本身很少会立即对患者造成伤害。设备故障可能包括触电、火灾和气道压过高。更典型的情况是，设备故障会停止生命支持或监测功能，理论上，如果识别出故障并且必要的备用系统可用且正常工作，那么可以用另一种方式执行该功能。设备问题通常会导致处理其他问题困难，一方面是因为这些问题占用了麻醉专业人员的注意力，另一方面是因为主要问题的处理需要使用已经无法工作的设备。

预防问题

减少或消除使患者容易出现问题的潜在因素是提高安全性的最有效策略[8]。这可能包括组织结构、工作流程、安全文化或人员配备方面的变化，然而，这些因素大多是结合历史和政治因素的医学实践和经济学复杂演变的结果，识别和改变它们是一个困难、缓慢和令人沮丧的过程。此外，有些外部环境因素原则上也无法控制（例如：创伤、灾难、恐怖主义）。因此每个麻醉专业人员必须采取有效策略来预防针对每个病例的问题，对触发因素进行具体检查，并在必要时采取纠正措施。这些术前检查包括（1）患者，（2）外科医师和麻醉专业人员，（3）设备。

患者

麻醉专业人员首先使用传统的医疗决策形式对患者进行术前评估，并制订麻醉计划。在评估期间，麻醉专业人员评估患者的病情，手术的紧急性，及是否行进一步的治疗能够降低患者的风险。这是麻醉专业人员预防患者出现不良后果的重要时机。如果手术能够进行，可能仍需要采取额外的预防措施来应对特定的医疗情况［例如：对肠梗阻的患者实施快速续贯诱导（rapid sequence induction，RSI）］或对特定的手术进行准备（例如：在胸科手术中使用双腔气管导管）。在第 2 章中，我们将强调为患者制订一个合理的麻醉计划的必要性，其中要考虑到这些措施。然而，在许多情况下，目标之间相互矛盾，这会妨碍制定一个完美的计划。在这种情况下，最优方案必须是各种风险、收益和成本之间的折中。

外科医师和麻醉专业人员

外科医师和麻醉专业人员有责任以适当的医疗和技能完成他们的工作。他们必须诚实地确定自己的能力、健康和准备是否符合计划中的要求。第 2 章详细介绍了麻醉专业人员如何应对可能出现的情况恶化，以防止对患者造成伤害。

设备

在麻醉诱导前必须对关键的生命支持设备进行彻底的使用前检查。麻醉机包括氧气输送、通气和麻醉气体输送系统。监护仪包含许多需要正确设置并启动的警报。当静脉输液（intravenous，IV）是麻醉或血流动力学管理的主要组成部分时，它们不与麻醉机相连，也需要彻底检查。此外，麻醉专业人员应确保所有对生命至关重要的设备都有适当的备用设备（例如：用于通气的自动充气式气囊）。

尽管试图预防，但问题仍不可避免地出现

尽管在麻醉期间试图预防问题发生，但经验表明，不同严重程度的问题在很大程度上还是会发生。问题的确切发生率尚不清楚。现有的研究可能低估了问题的发生，因为它们依赖于麻醉专业人员的书面报告，而不是通过事件的实时、客观的记录。尽管有其局限性，但有两项研究提供了一些关于问题事件发生率的数据。

在一项全身麻醉的多中心研究中[30]，17 201 名患者在特定方案下接受全身麻醉，随机分组接受四种麻醉技术中的一种（三种常用挥发性麻醉药或镇痛药联合应用一氧化氮）。麻醉专业人员观察患者在围术期出现各种精心定义的“后果”，即从轻微的不良事件，如喉咙痛或低血压（即收缩压比基线降低 20% 以上），到严重的，

如心肌梗死（myocardial infarction，MI）或死亡。基于我们对“问题”的定义，在本研究中观察的大多数结果将构成围术期状况，这种状况可能演变成伤害患者的状况。研究者在 17 201 名患者中观察到了 34 926 种可定义的后果。显然，一些患者经历了不止一种后果，而其他患者没有，但 86% 的患者面临至少一种不良后果。尽管大多数事件是轻微的且并未对患者造成伤害，但超过 5% 的患者有一次或多次严重事件需要“重要的治疗，无论是否完全康复”。该发病率可能是严重事件的下限，因为该研究的纳入标准排除了重症患者和急诊病例，在这些病例中，更可能发生严重的问题。

在另一项研究中，Cooper 及其同事[31]发现在手术室或麻醉后恢复室（postanesthesia care unit，PACU），18% 的患者会发生“不良的、意想不到的，至少可能导致中等程度”的“影响事件”，3% 的患者发生了“严重”事件。而这种发生率也可能是下限，出于技术原因，该研究排除了术前计划转入重症监护治疗病房（intensive care unit，ICU）的患者。从这两项研究推断，至少 20% 的病例涉及需要麻醉专业人员干预的问题事件，大约 5% 的病例涉及潜在的灾难性事件。在复杂的临床环境中，问题事件的发生率可能更高。

与麻醉相关的患者确切死亡率尚不确定[32]。接受常规手术的相对健康患者，因施行麻醉而死亡是非常罕见的，但即使在这种限制条件下，死亡率约为 25 万分之一（每 10 万例死亡 0.4 例）。总的来说，与麻醉相关的围术期死亡可能高达每 1400 例死亡 1 例[33]。这使得仅由麻醉引起的手术致命事故发生率比美国任何航空致命事故的发生率高 45 倍。在美国，每天大约有 25 000 到 30 000 次航班，尽管确切数字尚不清楚，但很少发生严重的事件或事故。2002—2011 年，定期航班所有原因（不包括恐怖行为）造成的总事故率为每 10 万次航班 0.29 次。导致一人或多人死亡的航空事故发生率为每 10 万次航班 0.009 次。事实上，根据国家交通安全委员会的统计，2007—2011 年，只有一起致命的空难！（http://www.ntsb.gov/data/table6_2012.htm）。与航空相比，麻醉在优化患者安全方面还有很长的路要走。

问题是如何演变成不良后果的?

一旦出现问题，未来就可能发展出各种可能。这种问题可能是自限性的，也可能持续存在，但对患者没有任何威胁。它的严重程度可能会增加。它可能在患者体内或在麻醉 / 外科系统引发新的问题（交叉触发）；新的问题可能比原来的问题更具威胁性。几个不同子系统的多个小问题加在一起可能比它们中的任何一个单独（或组合）造成更严重的情况。由某一因素引发的问题可能会干扰对其他因素引发问题的处理（导致无法恢复），也可能分散麻醉专业人员对其他更严重问题的注意力。

虽然没有一个普遍接受的标准来分类围术期问题的演变状态，但我们称以下状态为事件——不能自行解决，而且可能会继续演变的问题。危机事件是指可能直接导致患者不良后果的事件。关于危机事件的更多信息来自于 Cooper 及其同事[34-36]在波士顿的麻省总医院的研究。这些研究开创了对事件经过的调查，并回顾性和前瞻性收集了危机事件的数据，并将其定义为

……人为错误或设备故障，可能导致（如果没有及时发现或纠正）或确实导致住院时间延长[37]到死亡等的不良后果。

每个事件按其主要原因分类：人为错误、设备故障、连接断开（一种特殊类型的设备故障）或其他。对于人为错误，分为执行恰当操作行为时的技术错误和操作按计划执行但出现判断错误。除这些分类之外，作者还收集了各种关于可能导致错误发生或未能及时发现错误情况的信息，这些被称为相关因素。

表 1-1 显示了这些研究中报告的最常见的 25 起危机事件的分布情况。请注意由于分母（即提取这些事件的总案例）未知，此类事件的真实发生率尚不明确。尽管在 20 世纪 70 年代末和 80 年代中期的最初研究以来，事件的分布可能有些变化，但在随后的 30 年，在不同环境和国家中进行重复的危机事件研究，其结果类似[38-40]。

表 1-2 显示了这些危机事件的各种相关因素。这些都是常见的情况，列出了潜在因素的具体示例，“检查失误”作为相关因素的

表 1-1　最常见的危机事件

事件描述	例数
机械通气期间呼吸环路断开	57
注射器掉换	50
气体流量设置错误	41
气体供应错误	32
静脉通路断开	24
挥发罐无意关闭	22
安瓿掉换	21
药物过量（注射器，判断错误）	20
药物过量（挥发罐，技术错误）	20
呼吸环路漏气	19
意外拔管	18
气管插管错位	18
呼吸环路连接错误	18
补液不足	15
过早拔管	15
呼吸机故障	15
误用血压计	15
呼吸环路控制技术错误	15
气道管理技术选择错误	13
喉镜故障	12
静脉通路应用错误	12
通气不足（人为错误）	11
药物过量（挥发罐，判断错误）	9
药物过量（注射器，技术错误）	8
药物选择错误	7
总数	507

Data from Cooper J，Newbower R，Kitz R. An analysis of major errors and equipment failures in anesthesia management：considerations for prevention and detection. Anesthesiology 1984；60：34-42

表 1-2　危机事件的相关因素

相关因素	例数
检查失误	223
第一次经历某种情况	208
经验不足	201
粗心大意	166
注意力不集中或粗心大意操作过急	131
不熟悉设备或装置	126
视野受限	83
麻醉技术不成熟	79
麻醉时注意力分散	71
正在进行教学	60
过度依赖其他人员	60
不熟悉外科手术流程	59
睡眠不足 / 疲劳	55
上级医师在手术室时间不足	52
未遵守个人惯例	41
上级医师监督不足	34
设备设计冲突	34
不熟悉药物	32
未遵守制度惯例	31

Data from Cooper J，Newbower R，Kitz R. An analysis of major errors and equipment failures in anesthesia management：considerations for prevention and detection. Anesthesiology 1984；60：34-42

发生率强化了本章之前关于避免设备故障的措施的讨论。

麻醉专业人员负责早期发现及纠正问题

危机处理的主要武器是发现并纠正不断发展的问题、事件、危机事件和不良后果。Reason[8]将不断演变的事件的多个中断点描述为“深度防护”。如图 1-3 所示，只有当事件如前所述被触发时，才

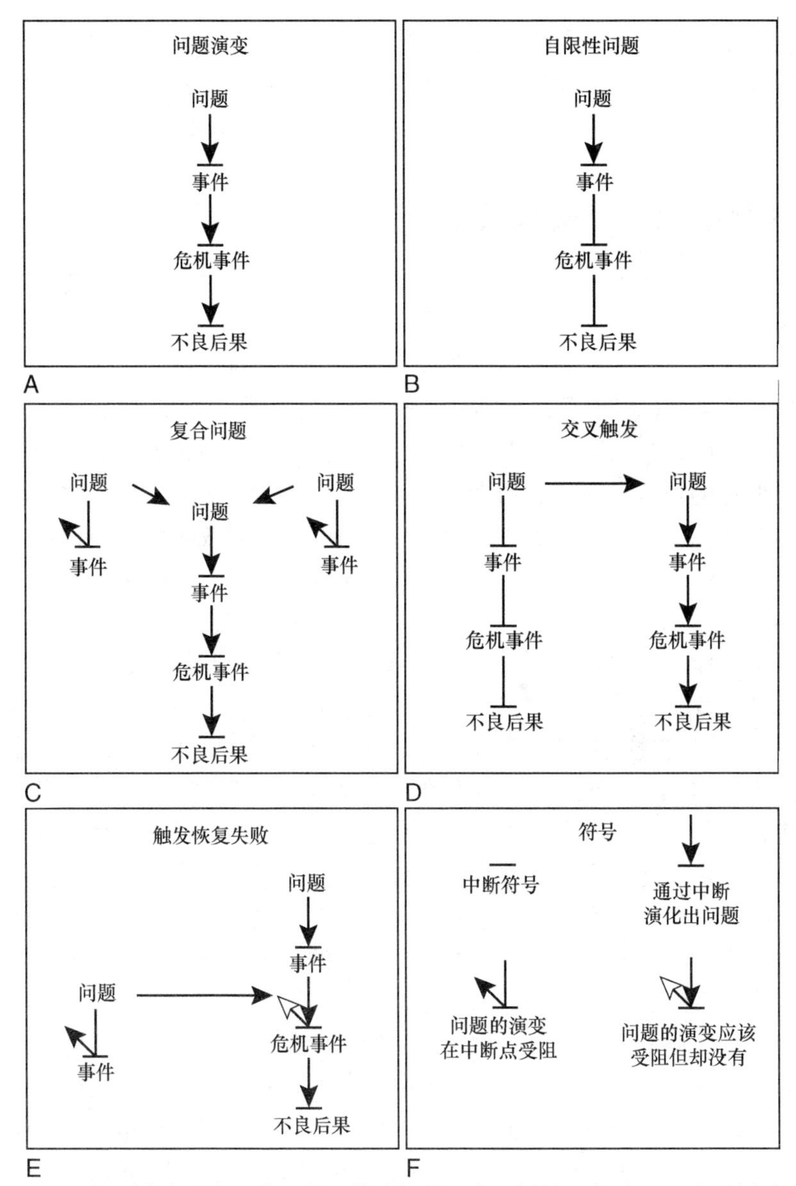

图 1-3　问题演变及相互作用的可能路径的五个示例的示意图。**A**，问题演变：单一问题演变成不良后果。**B**，自限性问题：一个问题演变成一个事件，但是在没有任何干预的情况下不能演变成一个危机事件。**C**，组合问题：两个典型的小问题组合起来触发一个更严重的问题。**D**，交叉触发：一个问题无法发展，但会触发一个新问题，从而演变成不良后果。**E**，触发恢复失败：一个通常很小的问题使另一问题的演变不可能被中断。**F**，符号意义

会出现不良后果，它会演变成危机事件，并且深度防护失败。理想情况是在不良后果发生之前，防御系统就成功阻止其发展，但即使患者已经受损，麻醉医师仍必须参与减轻损伤的严重程度。

麻醉学动态决策模型

我们创建了一个功能模型，详细描述了麻醉专业人员发现和纠正问题的动态决策过程。这个模型（图1-4）假设几个不同的认知水平同时运行：感觉运动水平首先获取信息并将信息反馈给快速评估和决策的程序水平，必要时由更复杂的抽象推理水平支持。

然后，这三级流程由执行“观察、决策、行动和重新评估”重复循环的监督控制层进行监视。整个过程被另一层面的知识覆盖，这些知识涉及何时以及如何应用某些策略来学习或解决问题，或者像在本例中一样，集中于动态决策和资源处理。这也被称为“元认知”[对自身思维过程的认知和理解（参见“元认知、监督控制和资源处理”）][41]。各种形式的元认知——调节自身思维过程——也出现在日常生活中，例如：当即将进入一条繁忙的高速公路时，好的司机可能决定将干扰最小化（例如：要求乘客停止说话），将注意力转移到高价值数据流（例如：驾驶室旁的后视镜），并采用预先计划的策略将汽车插入车流。有经验的司机通常很少在有意识的情况下执行此操作，但这些改变自身想法的行为是优秀司机与仅仅是称职司机的区别之一。这种思维的动态变化对于麻醉专业人员处理具有挑战性的情况是必要的。本章节的其余部分将详细讨论思维发生在不同层面的模型。

麻醉决策同时包含了常规治疗的典型决策和处理问题或危机时做出的非常规决策。对任何给定的情况下，麻醉专业人员执行各种任务，包含检查设备，建立适当的血管通路，麻醉诱导和维持，保护气道，摆放患者体位，按需给药，终止麻醉，以及唤醒患者或将麻醉状态下的患者转运至ICU或PACU。此外，麻醉专业人员还必须给予外科医师帮助，确保术野干净，并与手术室人员互动。

在一个复杂且动态变化的环境中，如何能同时做这么多事情

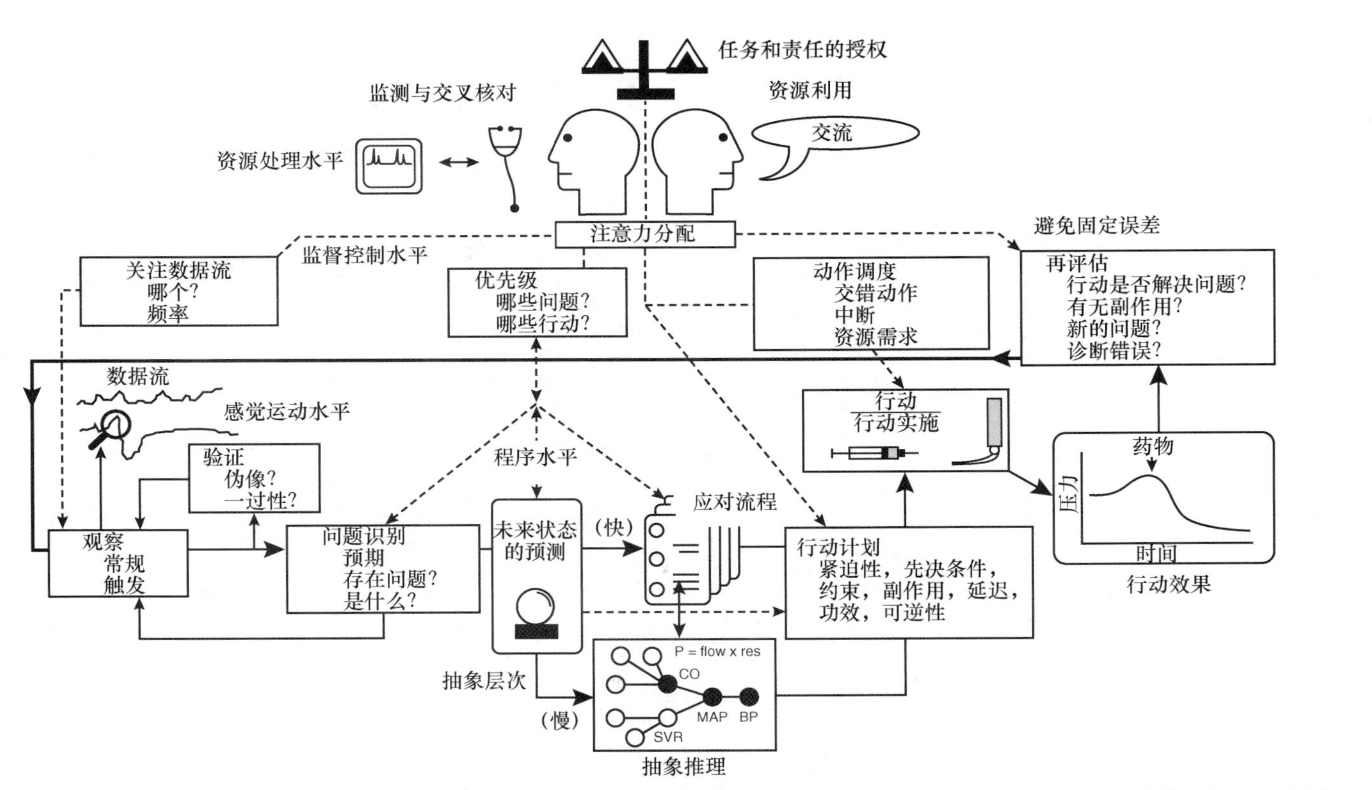

图 1-4　麻醉专业人员术中复杂决策过程模型。如本文所述，思维活动有五个层次。初级循环包括观察、决策、行动和重新评估（深黑箭头）。这个循环由更高级别的监督控制（注意力分配）和资源处理控制。BP，血压；CO，心输出量；MAP，平均动脉压；P，压力；res，阻力；SVR，全身血管阻力

呢？这个秘密涉及现在认知科学家和计算机科学家所熟知的信息处理方面。他们包括

并行处理

　　在不同的心理活动层面工作

　　同时执行多个任务

多个任务或多元路径

　　一次执行一个任务，但是能在不同任务间快速切换

重复

　　重复执行一系列操作

　　麻醉专业人员的工作是观察、决策、行动和重新评估的重复循环过程。这个过程的一个重要特征是诊断和治疗之间几乎没有差别。事实上麻醉专业人员的注意力是一种稀缺资源，其分配在动态决策的几乎每个方面都极为重要。

　　数据观察是决策的第一步，数据只有通过解释转换成“信息”然后再转换成“临床意义”，才能进行下一步处理。数据来源通常包括对患者的视诊、听诊、触诊、常规心电监测、特殊（有时是有创性的）监测（例如：经食管超声心动图）以及与其他人员的交流。即使在最常规的情况下，由于大量的数据流同时产生，能够整合数据并分析解释，对麻醉专业人员来说也是一项挑战。

　　警惕性，即保持注意力的能力，在观察和发现问题方面起着关键作用，也是诊疗患者的必要前提（这是美国麻醉医师协会的座右铭）。前面提到的行为形成因子保持警惕以及快速产生的大量信息都会降低人的警惕性。虽然保持警惕是必要的，但仅有警惕是不足以维护患者安全的，它是决策做出和危机处理的必要而非充分的组成部分。警惕的观察者可能会在进行观察时出错，或在成功做出决策和处理危机所需观察之外的许多步骤中出错。

验证

　　在手术室环境中，数据并不总是可靠的。大多数监测都是无创

的和间接的，容易出现假象（数据错误），也会产生短暂的一过性改变（短时间的真实数据）。假象和一过性改变都不应看做是需要紧急处理的问题。为了防止它们干扰决策过程，在采取行动之前，必须验证许多关键的观察结果。这要求使用所有可用的数据和信息，并交叉检查不同的相关数据流，而不是仅仅依赖于没有合理解释的任一数据。

发现问题后，麻醉专业人员如何处理？经典的决策流程包括对证据和各种可以解释问题的因果假设进行仔细的比较。然后对所有可能的行动和解决办法进行仔细分析[42]。这种方法虽然有效，但进程相对缓慢，在证据含糊不清或缺乏的情况下不能很好地实施。麻醉专业人员面临的许多围术期问题需要迅速采取行动，以防止级联反应导致灾难性的后果，而通过从基本原理进行形式演绎推理来解决问题太慢了。像所有动态决策者一样，麻醉专业人员使用近似策略来处理这些模棱两可的情况。心理学家把这些策略描述为探索式方法。探索式方法是将事件归类为几个常见问题中的一种，每个问题包含许多不同的基础条件。另一种方法是将赌注压在单一诊断上（概率赌博[31]），首先选择一个最常发生的候选事件。在准备病例时，麻醉专业人员对识别特定患者或外科手术所预期产生的某些特定问题怀疑心理指数可以随时调整。麻醉专业人员还必须判断数据是否能够通过单一诊断或多种原因来解释[32]。这个决定很重要，因为频繁试图改进诊断会耗费大量的注意力分配。

使用探索式方法是麻醉专业人员的典型行为，解决问题的同时，往往能节省相当多时间。像所有探索式方法一样，这些方法都是双刃剑。正如我们在数据的“重新评估”部分中看到的，概率赌博和仅仅针对预期问题的不恰当关注会严重破坏解决问题的能力，而这些付出无法获得回报。

未来状态预测

必须根据对患者未来状态的重要性来评估问题。而基于一些看似不重要的问题来预测未来的状态[33]是危机处理专家特有的预测性行为的主要部分。那些已经成为危机，或预计会演变为危机事件的问题应该得到最优先考虑。对未来状态的预测也决定了对后续行动的时间分配，从而影响行动规划。

应对流程

麻醉专业人员对大多数围术期事件的第一反应来自处理特定类型事件的预编规则应对流程[43-44]。一个模型将此过程称为“识别为主的决策”[45-47]。一个有经验的专业人员，可以快速回想并执行对常见问题的预编应对流程。尽管我们制定了一些急救指南［例如：高级心脏生命支持（advanced cardiac life support，ACLS）］，并做了系统培训，但传统上，这些反应仅通过个人经验获得。即使是在专业人员之间，选择的最优应对流程也是千差万别的。为此，我们制定了麻醉危机事件目录（第二部分），供麻醉专业人员学习实践处理各种事件的优化流程。当问题不是由常见的病因引起的，或者常用处理方法无效时，即使优化的流程也注定失败，因此不能仅使用应对流程进行麻醉。即使必须采取快速行动，也应当使用基本医学知识对问题进行仔细分析。这可能涉及高级类比搜索（例如：“这种情况类似于上周那个，除了……”）或从深层知识库中进行真实的演绎推理，并仔细分析所有可能的解决方案。

元认知、监督控制和资源处理

通过对麻醉实际工作进行模拟、工作压力及工作流程的研究，我们认为麻醉专业人员通过监督控制和资源处理来调节自身思维的能力是危机管理的关键组成部分。

监督控制包括数据流的观察处理，确定诊断和治疗方案的优先选择，以及积极应对工作压力。麻醉专业人员不是完全任由不断增加的工作量摆布，而是采取积极措施为其做好准备。处理工作量有多种策略，但是每种策略都有注意事项：

随着时间推移分配工作量——这要求记住稍后要执行被推迟的任务。这涉及记住未来要做某事的“前瞻性记忆”[48]，一个特别容易中断的过程。

预见和计划是麻醉危机资源处理的关键原则（见第 2 章）。在某些情况下，可以利用平稳的时间段来准备病例的下一阶段（例如：准备拮抗剂、完成麻醉单记录等）。

将工作负荷分配给其他人员——这需要与其他人员进行沟通，并持续协调他们的工作。

简化任务以匹配可用资源——这要求正确识别最关键的任务和目标，同时存在简化可能导致一些必要的任务无法完成的风险。

头脑中的“监督控制器”在多任务处理过程中分配稀缺的注意力资源。对于麻醉专业人员来说，这个监督控制器必须确定观察不同数据流的频率，常规任务相对于潜在或实际问题的优先顺序，以及如何安排行动，以便提供必要的注意力和资源来执行。这种对麻醉专业人员注意力的强烈需求很容易使可用的精神资源不堪承受。因此，理想的麻醉专业人员要在快速处理每一个小问题（这需要集中注意力，并可能分散对更大、更紧迫问题的注意力）和采取更保守的“观望”态度之间取得平衡。这种平衡，可以描述为“积极反应不足”，必须随着情况的变化而不断改变。虽然避免了对小问题分散注意力，但是及时发现并处理真正的危机情况是很关键的。当发生严重问题时，从“一切照常”切换到“紧急模式”是至关重要的，因为长时间的“观望”可能造成严重的灾难性后果。我们在模拟场景中观察到了这种情况。

监督控制和资源处理还涉及行动的最佳规划和有效执行的安排。通常有多个适当的操作，但不可能一次完成所有操作。每个行动都必须与正在进行的很多其他活动交织在一起。麻醉专业人员在计划和调整最佳操作方案时要考虑许多因素，包括：

操作所必需的先决条件（例如：如果没有超声心动图机器，就不可能评估局部心肌的室壁运动异常）

推荐的操作方案受限（例如：当头部被完全覆盖在外科手术区域时，

不可能检查瞳孔）
所计划操作的副作用
实施操作的快速性和便捷性
操作的成功把握性
操作的可逆性和错误的代价
操作在注意力和资源方面的成本

行动实施

麻醉学的一个特殊特征是，决策者不仅需要决定采取什么操作，还要直接参与操作的实施。执行这些操作需要大量的注意力，并且实际上可能损害麻醉专业人员进行其他活动的精神和身体能力（例如：当一个行动需要无菌操作时）。在执行操作时，可能会出现各种执行错误，称为*差错*（slips）。这些都是不按计划发生的操作，例如：打开错误的开关或把注射器替换。Norman[49]将这种类型的错误归类为

捕获错误：用一个常用的操作代替预期的操作（例如："习惯性行为"）
描述错误：对错误的目标执行正确的操作（例如：开或关错误的开关）
记忆错误：忘记流程中的一项
序列错误：不按顺序执行操作
模式错误：操作适合于一种模式，但不适用于另一种模式（例如：如果麻醉机上的BAG/VENTILATOR选择阀留在BAG"模式"上，但没有人挤压球囊——认为呼吸机正在工作——患者的肺不会被通气）

一些由麻醉差错引起的风险已经通过使用安全装置解决了，这些安全装置在物理上防止了错误的行为，例如：麻醉机具有联锁装置，可以防止同时使用一种以上的挥发性麻醉药。其他联锁装置可以防止吸入含氧浓度低的氧气和氧化亚氮混和物。随着麻醉机自动

化程度的提高，麻醉机的安全性提高也成为可能——软件可以感知异常状态，可以激活备用系统，或者向麻醉专业人员发出警报。然而，这都是有代价的，不仅在于资金方面，还在于复杂性和导致新的故障方面。30 年前流行的麻醉机不需要电力，其机械性结实耐用，大部分时间工作得很好。新的机器需要交流电源和备用电池，而且由于它们是由嵌入式计算机运行的，有时可能出现故障，需要重新启动，这个过程可能需要几分钟。正如航空业一样，这种自动化仍然是一把双刃剑，它从机械表盘和控制过渡到计算机化的“玻璃驾驶舱”和“电传飞行控制”。

重新评估

在不确定性下成功解决动态问题，需要在监督控制层面上频繁对情况进行重新评估。最初的诊断和情况评估可能是不正确的，尤其是当可用的线索不能精确地识别问题时。即使是适合于问题的行动方案也并不总是能成功的，有时甚至造成严重的副作用。此外，麻醉专业人员通常必须一次处理多个问题。只有经常重新评估情况，才能适应动态变化的环境。重新评估过程使麻醉专业人员回到“观察”步骤，但是要考虑这些特有的评估：

- 这些操作是否有效果（例如：药物是否进入患者体内）？
- 问题正在好转，还是恶化？
- 先前的操作是否产生任何副作用？
- 还有其他以前遗漏的问题或新问题吗？
- 最初的情况评估或诊断正确吗？

不断更新情况评估和监测所选行动效果的过程被称为情境意识，这一概念在航空业和近期的卫生保健行业中被广泛应用[50-51]。

资源处理

观察、决策、行动和重新评估的一般认知过程，并通过监督控制进行监督和调节，是任何动态领域专业人员工作的自然组成部分。这些过程通常是通过学徒和模仿角色获得的。覆盖这些过程的是元认知和控制的另一层面，称为资源处理。加强机组人员决策的资源处理训练对于提高航空安全非常重要，我们发现资源处理在麻醉专业人员的工作中同样重要。因此，我们在第 2 章，用全部篇幅详细描述了“麻醉危机资源处理”的组成部分。

参考文献

1. Webster's New Twentieth Century Dictionary. New York, Simon and Schuster; 1979.
2. Gaba D, Evans D, Patel V. Dynamic decision-making in anesthesiology: cognitive models and training approaches. In: Advanced models of cognition for medical training and practice. Berlin: Springer-Verlag; 1992. p. 122.
3. DeKeyser V, Woods D, Masson M, Van Daele A. Fixation errors in dynamic and complex systems: descriptive forms, psychological mechanisms, potential countermeasures, Technical report for NATO Division of Scientific Affairs; 1988.
4. Woods D, Johannesen L, Cook R, Sarter N. Behind human error: cognitive system, computers, and hindsight. In: Wright Patterson Air Force Base. Crew Systems Ergonomics Information Analysis Center; 1994.
5. Orasanu J, Connolly T, Klein G, et al. The reinvention of decision making, decision making in action: models and methods. Norwood, NJ: Ablex Publishing Corp.; 1993. p. 3.
6. Perrow C. Normal accidents. New York: Basic Books; 1984.
7. Gaba DM, Maxwell M, DeAnda A. Anesthetic mishaps: breaking the chain of accident evolution. Anesthesiology 1987;66:670-6.
8. Reason J. Human error. Cambridge, Mass: Cambridge University Press; 1990.
9. Rochlin G, La Porte T, Roberts K. The self-designing high reliability organization: aircraft carrier flight operations at sea. Naval War College Rev 1987;42(Autumn):76.
10. Roberts K, Rousseau D, La Porte T. The culture of high reliability: quantitative and qualitative assessment aboard nuclear powered aircraft carriers. J High Technol Manage Res 1994;5:141.
11. Sagan S. The limits of safety. Princeton, NJ: Princeton University Press; 1993.
12. Gaba D. Structural and organizational issues in patient safety: a comparison of health care to other high-hazard industries. Calif Manag Rev 2000;43:83-102.
13. Weick K. Organizational culture as a source of high reliability. Calif Manag Rev 1987;29(2):112-27.
14. Roberts K. Some aspects of organizational cultures and strategies to manage them in reliability enhancing organizations. J Manage Issues 1993;5:165-81.
15. Gaba D, Singer S, Sinaiko A, Bowen J, Ciavarelli A. Differences in safety climate between hospital personnel and naval aviators. Hum Factors 2003;45:173.
16. Singer SJ, Gaba DM, Geppert JJ, et al. The culture of safety: results of an organization-wide survey in 15 California hospitals. Qual Saf Health Care 2003;12:112.
17. Singer SJ, Rosen A, Zhao S, Ciavarelli AP, Gaba DM. Comparing safety climate in naval aviation and hospitals: implications for improving patient safety. Health Care Manage Rev 2010;35:134-46.
18. Gaba D, Howard S, Jump B. Production pressure in the work environment: California anesthesiologists' attitudes and experiences. Anesthesiology 1994;81:488.
19. Healzer JM, Howard SK, Gaba DM. Attitudes toward production pressure and patient safety: a survey of anesthesia residents. J Clin Monit Comput 1998;14:145.
20. Johnson K. Anesthesiologists and organizational behavior: the operating room culture: emerging informal practices (abstract). Anesthesiology 2001;95:A1100.
21. Singer SJ, Gaba DM, Falwell A, et al. Patient safety climate in 92 US hospitals: differences by work area and discipline. Med Care 2009;47:23-31.
22. Singer SJ, Hartmann CW, Hanchate A, et al. Comparing safety climate between two populations of hospitals in the United States. Health Serv Res 2009;44:1563-83.
23. Howard SK, Gaba DM, Rosekind MR, Zarcone VP. The risks and implications of excessive daytime sleepiness in resident physicians. Acad Med 2002;77:1019.
24. Gaba DM, Howard SK. Patient safety: fatigue among clinicians and the safety of patients. N Engl J Med 2002;347:1249.

25. Howard SK, Rosekind MR, Katz JD, Berry AJ. Fatigue in anesthesia: implications and strategies for patient and provider safety. Anesthesiology 2002;97:1281-94.
26. Weinger MB, Ancoli-Israel S. Sleep deprivation and clinical performance. JAMA 2002;287:955.
27. Slogoff S, Keats A. Does perioperative myocardial ischemia lead to postoperative myocardial infarction? Anesthesiology 1985;62:107.
28. Slogoff S, Keats A. Further observations on perioperative myocardial ischemia. Anesthesiology 1986;65:539.
29. Knight A, Hollenberg M, London M, et al. Perioperative myocardial ischemia: importance of preoperative ischemic pattern. Anesthesiology 1988;68:681.
30. Forrest J, Cahalan M, Rehder K. Multicenter study of general anesthesia. II. Results. Anesthesiology 1990;72:262.
31. Cooper JB, Cullen DJ, Nemeskal R, et al. Effects of information feedback and pulse oximetry on the incidence of anesthesia complications. Anesthesiology 1987;67:686-94.
32. Cooper J, Gaba D. No myth: anesthesia is a model for addressing patient safety (editorial). Anesthesiology 2002;97:1335.
33. Buck N, Devlin H, Lunn J. The report of a confidential enquiry into perioperative deaths. London: Nuffield Provincial Hospitals Trust; 1987.
34. Cooper JB, Newbower RS, Long CD, McPeek B. Preventable anesthesia mishaps: a study of human factors. Anesthesiology 1978;49:399-406.
35. Cooper JB, Long CD, Newbower RS, Philip JH. Critical incidents associated with intraoperative exchanges of anesthesia personnel. Anesthesiology 1982;56:456-61.
36. Cooper J, Newbower R, Kitz R. An analysis of major errors and equipment failures in anesthesia management: considerations for prevention and detection. Anesthesiology 1984;60:34-42.
37. Cullen DJ, Nemeskal AR, Cooper JB, Zaslavsky A, Dwyer MJ. Effect of pulse oximetry, age, and ASA physical status on the frequency of patients admitted unexpectedly to a postoperative intensive care unit and the severity of their anesthesia-related complications. Anesth Analg 1992;74:181-8.
38. Utting J, Gray T, Shelley F. Human misadventure in anaesthesia. Can Anaesthetists Soc J 1979;26:472-8.
39. Craig J, Wilson M. A survey of anaesthetic misadventures. Anaesthesia 1981;36:933-6.
40. Chopra V, Bovill JG, Spierdijk J. Accidents, near accidents and complications during anaesthesia. A retrospective analysis of a 10-year period in a teaching hospital. Anaesthesia 1990;45:3-6.
41. OED Online. Oxford University Press, http://www.oed.com.laneproxy.stanford.edu/view/Entry/245252?redirectedFrom=metacognition; March 2013 [accessed April 19, 2013].
42. Kahneman D. Thinking, fast and slow. New York: Farrar, Straus and Giroux; 2011.
43. Rasmussen J. Skills, rules, and knowledge; signals, signs, and symbols, and other distinctions in human performance models. IEEE Trans Syst Man Cybernet 1983;13:257-66.
44. Reason J, Rasmussen J, Duncan K, Leplat J. Generic error-modeling system (GEMS): a cognitive framework for locating common human error forms. In: Rasmussen J, Gunter SK, Leplat J, editors. New technology and human error. Chichester: Wiley; 1987. p. 63-83.
45. Klein G. Recognition-primed decisions. In: Rouse WB, editor. Advances in man–machine systems research, vol. 5. Greenwich, Conn: JAI Press; 1989. p. 47-92.
46. Klein G, Orasanu J, Calderwood R, Zsambok C. A recognition-primed decision (RPD) model of rapid decision making. In: Klein G, Orasanu J, Calderwood R, editors. Decision making in action: models and methods. Norwood, NJ: Ablex Publishing Corp.; 1993. p. 138-47.
47. Klein G. Sources of power: how people make decisions. Cambridge, Mass: The MIT Press; 1998.
48. Stone M, Dismukes K, Remington R. Prospective memory in dynamic environments: effects of load, delay, and phonological rehearsal. Memory 2001;9:165-76.
49. Norman D. Categorization of action slips. Psychol Rev 1981;88:1-15.
50. Sarter N, Woods D. Situation awareness: a critical but ill-defined phenomenon. Int J Aviation Psychol 1991;1:45-57.
51. Gaba DM, Howard SK, Small SD. Situation awareness in anesthesiology. Hum Factors 1995;37:20-31.

第2章
麻醉危机资源处理原则

马晔　邹毅　刘真　译　黄建宏　张鸿飞　校

资源处理是麻醉专业人员的一项重要技能

资源处理的概念是从航空领域中借鉴而来的。我们转向其他复杂的动态的系统，比如航空和核能源领域，以获取有用的相似之处是不足为奇的。这些行业直接解决了人类如何在危机时实现最佳危机处理行为的问题。就军事航空而言，系统地优化人的表现的需求从第二次世界大战之前便已非常明显，并且持续至今。这些努力得益于招募和训练大量飞行员的需求以及飞行员在空中强烈存活的愿望。商业航空从军事航空中吸取了很多经验，在过去的30年更加努力地提高了机组人员和交通管制人员的工作能力。就核能源工业而言，主要是三里岛事故（以及后来的切尔诺贝利灾难）证明了人为因素在反应堆安全性能中的重要性。多年来，这些行业已经认识到实现安全性和生产力的最大化需要了解旨在改变组织构架、装备设计、操作方案和员工培训的个体和团队的认知心理学。

例如，1979年对60起航空事故中驾驶舱语音和飞行数据记录器中的数据进行了全面分析[1]，揭露了个别机组成员的致死性错误决策或机组成员间团队合作不足。这些发现在详细的飞行机组模拟研究中得以证实[2]。机组行为相关调查的结果使航空业采用了一种最初被称为“驾驶舱资源处理（cockpit resource management，CRM）”的培训理念，后被称为“机组资源处理（crew resource management，CRM）”。CRM方案不仅指导机组成员在类似引擎火灾的危机处理中的技术“细节”，并且指导机组成员处理其个人和集体资源，以作为一个团队以最佳方式协同工作。

在航空领域中已有六代CRM，CRM目前不仅被应用于医疗行业（本章将详述），还广泛应用于海上作业、航天飞行和消防在内的其他领域。在这些动态的领域中，很多关于资源处理的问题尚未完全解答。关于航空、医疗及其他领域相关的 CRM 方案，有超过 25 年的经验和研究表明：有效的资源处理是处理具有挑战性情况的重要部分。成功实施麻醉不仅取决于必要的医学知识和临床技能，还需要将其转化为各种情况的有效处理。我们将在本章介绍核心概念以及一系列实践原则，以指导改进或更新病例处理技能。这些原则对于任何麻醉病例均行之有效，在困难、复杂的病例和危急情况下，它们尤其重要。

1989 年至 1990 年间，我们首次将航空机组资源处理应用于麻醉学，将我们的方法和课程命名为麻醉危机资源处理（Anesthesia Crisis Resource Management，ACRM）。对于大部分医疗行业人员而言，机组的概念不如危机的概念那样熟悉，因此，我们将机组（crew）更换为危机（crisis）。危机资源处理这一术语（此后认为与航空的机组资源处理大致同义并且使用相同的缩写词 CRM）在医疗行业中被广泛接纳。术语的选择无意间导致一些误解：ACRM 没有说明如何预防危机；ACRM 原则仅仅应用于危重患者，因此不适用于处理轻度异常或尚未恶化的患者。不久将会看到，预测和计划是 ACRM 的重要部分，其包括在对普通患者治疗过程中识别危险，预防异常，保障安全，掌控早期恶化状态以防止发展为全面危机。

无论是在危机的早期阶段还是最严重的阶段，ACRM 都包括麻醉专业人员指挥和控制手上所有资源的能力，以便按计划实施麻醉以及应对出现的问题。本质上这就是在围术期复杂且结构不合理的真实世界中，将需要做的相关知识转化为有效的团队行动能力。ACRM 的基本原则分为两类：决策部分和团队处理部分。我们将在本章详述这些基本原则并就如何在真实世界贯彻它们提供实用建议（表 2-1）。

了解环境和可用资源

不同的工作环境（例如：手术室、PACU、ICU、急诊科）包含很多必须协调的人员、系统和设备以优化地处理患者。有些资源是明显的，比如麻醉机；有些资源并不明显，比如在大抢救时利用

表 2-1 麻醉危机资源处理要点

动态决策的认知部分	团队处理部分
了解环境	尽早呼救以改善结局
预估和计划	指定领导人员
利用所有可用信息并交叉核查	建立清晰的角色
明智地分配注意力	分配工作量
调动资源	有效沟通
使用认知辅助工具	

手术室护士实施手控通气。你或团队中的其他成员在最为关键的时候，很可能无法识别所有相关资源，除非事先对所有资源进行认真的思考。资源可分为以下几类：自身，手术室人员，设备，认知辅助工具，计划，系统，其他外部资源。我们将逐一详述。

自身

你的专业知识和技能是你最重要的资源，它们使你能够直接采取行动保护患者安全或指导你支配其他资源。然而，像其他资源一样，自身资源既不是万能的也不是无尽的。许多因素会限制你以最佳方式处理患者。正如前一章所讨论的，你的注意力是一种稀缺资源，你必须学会聪明地使用它。危机处理原则重要的一部分是你能够将注意力分配在手头的多项任务和面临的诸多问题之间。

记住一点，作为人类，你的表现并不是一成不变的。它在一天的进程中不断变化且每天都在改变。它受到很多行为形成因子的影响，比如疲劳、压力、疾病和药物。幸运的是，麻醉工作通常不要求麻醉人员持续保持最佳表现，但任何情况下都可能需要比你现有的更多的个人储备。

在最好地利用自身作为资源的过程中，你的个性和与他人合作的方式是很重要的。正如本章将要详细进行讨论的，理想的合作方式是将尊重、自信和果断与冷静的理性领导力和决策力相结合。你潜在的性格可能或多或少地适应这种方式。

给患者提供好的医疗是你的责任。无论是自己察觉还是由他人告知，你应该对自身作为一种资源时出现的任何退化保持敏感。你应该对自己的工作表现状态发生的任何变化做出适当的回应，患者不应该因为你决定“坚持下去”而遭受痛苦。如果你不能做好自己的工作，灾难随之而来。没有人会感谢你对于工作的坚持。

当你发现你的能力下降，你会怎么做？在某些情况下，如果你生病、睡眠不足或专注于个人事务，则可能需要延迟手术或要求他人替换你。你的单位应为这种情况提供帮助。如果你正在接受培训，当你毕业后选工作单位时应考虑这个问题。

如果你的能力没有严重退化，你仍然可能需要调动其他资源以维持合适的工作表现水平。例如，你可以请求同事来帮助你处理病例中的复杂部分，或者提醒巡回护士准备好比平常更多地帮助你。你可以更严格地设置监护仪的报警界限并提高报警音量，以便在可能问题出现前尽早得以警示。如果身体原因（如疲劳或疾病）影响整体觉醒水平，可以采取特定的相应措施来提升你的觉醒水平。这些内容已在文献中进行总结[3-5]，比如在整个过程中站立位而非坐位，与手术室人员交谈，战略性摄入咖啡因（在需要高警觉性之前或过程中，但不应太接近即将到来的睡眠期）或在手术开始前小憩（这是可行的，除非情况确实紧急）。

危险态度和工作压力

你的态度是你能力的重要组成部分。它们可以像生理性行为形成因子一样强有力地影响你的行为。此外，研究飞行员判断力的心理学家发现了五种危险的态度类型，并发明了应对每一种危险态度特定的解决思路[6]（表 2-2）。航空心理学家教导飞行员，当发现自己在用危险态度思考时，应该说出这些解决思路。

对于麻醉专业人员而言，这种无懈可击和无所畏惧的态度是尤其危险的。坚信灾难“不会发生在我身上”以及你的专业技能允许你做任何事，使你对于患者诊疗的计划和实施变得草率。它可以改变你相信异常信息或识别问题的阈值，从而导致“一切正常”的固着错误。

表 2-2　危险态度及其解决思路的例子

危险态度	解决思路
反权威:“不要告诉我应该做什么。这些政策适用于其他人。”	“遵守原则。它们通常是正确的。”
冲动:“马上做些什么——做什么都可以！”	“不要太快。首先思考。”
无懈可击:“不会发生在我身上。只是个常规病例。”	“可能发生在我身上。‘常规病例’也可能出现严重问题。”
无所畏惧:“我会展示给你看我能做到。我能对任何人进行插管。”	“碰运气很愚蠢。为失败做好预案。”
放弃:“有什么用呢？不归我管，取决于外科医师。”	“我不是无助的。我可以有所作为。总有别的办法可以帮上忙。”

Modified from Aeronautical decision making. Advisory circular number 60-22. Washington, DC：Federal Aviation Administration；1991

工作压力（见第 1 章）以及工作单位或机构缺乏安全文化加重了危险态度的发生。临床实践中经济和社会现实压力内化在麻醉专业人员中，然后发展出原本可以抵抗的危险态度。例如，如果你已经改变了自己的方案以遵从外科医师的意愿，外科医师将不再需要公然地迫使你继续一个本该取消的手术。当然，当病情紧急需要时，应有正当的理由开始本该取消的手术。在这些情况下，必须调整择期手术管理的常规方案以寻求患者的最佳结果。

在最后的分析中，你必须要确保在决策过程中以患者的利益为首要标准，建立安全计划、使用设备前例行检查以及患者准备的底线，任何压力都不能使你超越这条底线。如果外科医师、护士或管理者给你施加压力让你做你认为不安全的事情，当患者受到损害时他们不会感谢你，当你被提起诉讼他们也不会为你辩护。

为了简化这些决策，很多机构制定了有关患者术前准备的多学科共识指南，以针对不同手术紧急类别的不同医疗条件的患者进行适当的检查。这种方法类似于提前制定在航天飞行操作中使用的“飞行任务条例”。“飞行任务条例是在 NASA 管理层、飞行机组人员、飞行操作人员和其他人员中就处于异常飞行状态时采取行动方案而达成的共识。”[7] 其目的是为了囊括详细客观分析，可以减少“紧急时刻”做决策的压力。应用此类指南进行术前评估的机构可以在保持患者安全标准的同时降低手术当日因医学原因而取消手术的例数[8]。

手术室人员

手术室团队中的其他成员也是重要的资源。外科医师和麻醉专业人员（以及其他团队成员）都会感受到对患者的责任，但实际上是手术本身为患者带来了明确的利益。而麻醉本身并没有治疗益处。从麻醉专业人员角度来看，外科医师还有其他重要的角色。外科医师对患者更加了解，他们能够给你提供潜在内科或外科情况的重要信息，而这些信息是你不能通过患者或病历而获取的。大多数外科医师比你更有能力完成危机处理过程中可能需要的重要技术操作。

护士和技术人员在其规定的实践范围内，都有利用其专业知识和技能来保护患者的职责。有效地将其作为资源加以利用而不超越界限，在获取好的结果中至关重要。正如我们将要看到的那样，手术室中的每个人都能帮助你处理复杂的情况。

手术室是一个相对独特的团队环境。每个学科——麻醉、护理、外科等——可能在该“工作组”中有很多的个体（例如：主刀和一个或多个助手，麻醉主治医师和一个麻醉护士或住院医师）。工作人员聚集在一起组成一个“团队”进行工作。很少有经常在一起工作的人员组成固定的工作组或团队，而是将可以在手术室工作的人群临时组合成工作组和团队。并且根据所在医疗机构的大小，你可能偶尔或经常与同一组人员一起工作。在其他情况下，例如在“临时医师代理”职位或在心脏停搏应急处理团队（“急救团队”）中工作时，你可能从未遇到过团队中的其他成员。直到最近十年，医疗保健仍未过多强调对于团队导向和凝聚力的态度，而是主要依赖于个人的临床职责。团队构成的多样性不利于在困难时能够形成团结一致的团队，同时给团队领导者合理管理团队资源带来负担（见下一部分：领导者和“追随者”）。

你所在的机构可以采用相关机制来帮助提升团队导向。举一个这种方法的例子：在过去的两年里，我们的一家医院（帕罗奥图退伍军人医疗保健系统）的急救团队采用每天两次（早 8 点和晚 10 点）的 5 分钟急救团队简报，所有成员聚集在一个方便的地点进行自我介绍，回顾急救管理中的要点，并提醒情况不稳定的患者可能恶化为心脏停搏。仅仅了解当天团队中的其他成员，就已被证明对提高团队凝聚力有显著意义。

设备

尽管对患者进行临床观察和直接干预对于麻醉专业人员是重要的技能，但这些仍然不足以达到最佳的临床诊疗。麻醉工作需要相当多的设备，包括气体运输系统、呼吸机、监护仪、输液泵和手术床。尽管设备使用中的错误可直接对患者造成伤害或者引发连环事故，但充分利用每一台设备能够最大限度地提高你获得良好临床结果的能力。为了实现此目标，你必须

- 确保相关的常规设备存在且正常工作。
- 确保关键的备用设备随时可用（例如：用于紧急通气自动充气式气囊）
- 了解如何操作你使用的每台设备，包括了解其在正常和异常情况下的运行特点

在商业航空中，飞行员是分“机型类别”的，只能驾驶其认证类别的飞机，例如：无论总飞行时间如何，一名机型类别为波音 737 的机长不能驾驶波音 747。此外，机组人员会接受关于飞行系统操作的大量训练。而在真实或模拟的麻醉病例中，我们作为临床专业人员和教师的经验表明，很多麻醉专业人员对设备操作不够了解。这些设备是麻醉行业的必备工具，了解如何使用它们与了解生理学和药理学一样重要，甚至更重要。作为麻醉专业人员，掌握相关知识和技能是我们的责任。很多设备的操作并不是直观的，并且在操作过程中存在很多隐蔽的陷阱可能导致设备无法正常运行。尽管人为因素工程学和麻醉专家正在试图解决这些困难，但其永远无法被完全解决。因此，精通设备的运行特征对你而言至关重要。

认知辅助

人为因素研究的相关文献明确表明认知功能容易出现错误，比如记忆和算数计算，当有压力时更为明显。“前瞻性记忆”存在一个特定的弱点——提前记住需要做的却已经延误的事情[9-11]。飞行员和有危险领域的专业人员广泛使用各种纸质版、电子版或机械版的“认知辅助”[4]帮助其思考和执行复杂任务。这些认知辅助使决策者不必记住所有可能情况中需要的每条信息。虽然一些纸质版的核查表和方案多年来已经被广泛引用于医疗卫生领域［例如：美国恶性高热协会的恶性高热（malignant hyperthermia，MH）治疗方案］，但直到目前认知辅助尚未在麻醉领域中发挥重要作用。甚至在医疗卫生领域中常常用来形容此类认知辅助的词汇也表明其价值很低，它们有时被称为“小抄”或“拐杖”，并且人们会因为“不得不查阅”而道歉。

长期以来，我们一直倡导一种完全不同的哲学，鼓励大家使用辅助认知作为力量的标志。对于认知辅助的态度将会发生改变，例如：2003 年，退伍军人健康管理局的患者安全国际中心与本书作者合作，制作了一套认知辅助工具，用于识别和处理印在层压薄板上的 16 个严重围术期事件。一项关于使用认知辅助的研究表明，其对麻醉专业人员是有益的[12]。本书作者进行的其他研究表明:（1）在模拟危机（例如：MH）的过程中，使用认知辅助有助于医疗和技术行为的更佳表现[13]；（2）如果有一名“读者”为团队阅读应急手册相关内容并追踪相关任务是否完成，那么对麻醉专业人员领导团队是非常有帮助的[14]。波士顿的研究团队发表了对 12 个“危机清单”模拟测试的研究结果，表明使用清单列表在急救时能够大量降低遗落执行关键步骤的概率[15-16]。在 2014 年的一期《麻醉与镇痛》杂志中有多篇研究和述评讨论了认知辅助的一些重要问题及其实施[17-21]。

麻醉危机事件的分类（本书的第二部分）可以在病例处理中用作认知辅助，但是它还未被优化以用于危急事件处理。斯坦福麻醉认知辅助小组（Stanford Anesthesia Cognitive Aid Group，SACAG），其中本书的两名作者作为该小组成员，已经开展了多年术中使用认知辅助工具的模拟测试，通过增强图表设计和对可用度的关注来提高优化水平，从而使认知辅助逐步进化。SACAG 目前为麻醉专业制作了一本应急手册，其包括 23 项围术期事件的认知辅助（图 2-1 和图 2-2）（应急手册的早期版本已在《临床麻醉学手册》中作为附录出版[22]）。这些认知辅助工具放置于斯坦福大学教学医院所有麻醉地点。在知识共享协议（允许使用该文档，不能未经过作者授权进行修改，并且应注明作者出处）保护下，应急手册目前在全世界均可免费下载为便携式文档格式。可去网站 http://emergencymanual.stanford.edu 下载应急手册。使用者可打印应急手册，并且使用说明就打印纸最佳选择、装订以及放置地点给出了建议。由著名的患者安全倡导者 Atul Gawande 医学博士部分颁布的世界卫生组织（World Health Organization，WHO）手术（术前）安全核查表（见 http://www.who.int/patientsafety/safesurgery/en/）推动了认知辅助的使用[23]。目前，将术前暂停包括在内的 WHO 安全核查表的使用，已成为麻醉前即刻的常规步骤。

记忆法是认知辅助的另一种形式；它们是帮助信息储存和检索的学习技巧。它们通常具有听觉性质，比如首字母缩写词或令人难忘的短语，例如：记住腕骨名称的短语是“**S**ome **L**overs **T**ry **P**ositions **T**hat **T**hey **C**an’t **H**andle”每个单词的第一个字母代表 S（舟状骨），L（月骨），T（三角骨），P（豌豆骨），T（大多角骨），T（小多角骨），C（头状骨），H（钩骨）。用于术前麻醉工作准备的记忆法是 MS MAID（**M**onitors 监护仪、**S**uction 吸引器、**M**achine check 机器检查、**A**irway equipment 气道设备、**I**V equipment 静脉通路、**D**rugs 药物）。再例如为心肺转流术（cardiopulmonary bypass，CPB）脱机做准备的检查清单记忆法是 THRIVE，是由本书的一位作者在目睹和听说由于遗漏了关键步骤（如通气）“差点发生事故”的病例后发明的：

Temperature is acceptable. 温度是可以接受的。

Hemodynamicsand cardiac function are acceptable. 血流动力学和心功

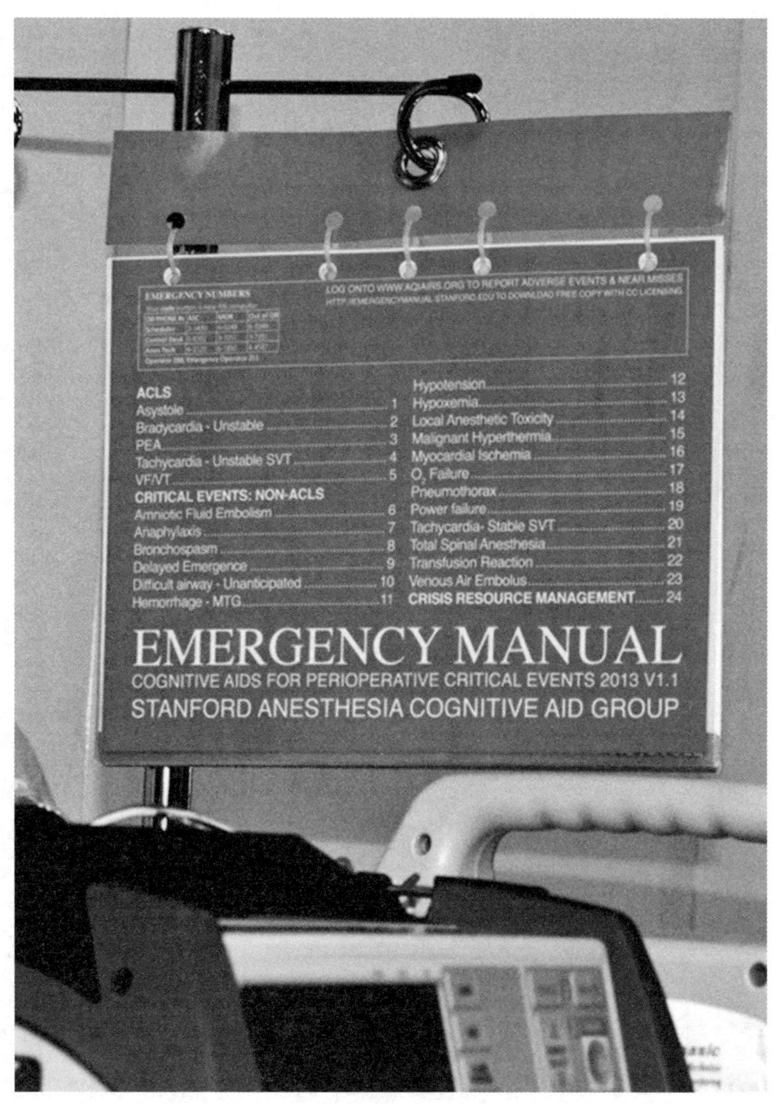

图 2-1　悬挂在急救车上的由斯坦福麻醉认知辅助小组（Stanford Anesthesia Cognitive Aid Group，SACAG）制作的麻醉应急手册。与口袋大小或智能手机大小的手册相比，此类全尺寸的手册有其显著的优势（以及一些不足）。SACAG 核心贡献人员（随机排序）：Howard S，Chu L，Goldhaber-Fiebert SN，Gaba DM，Harrison TK（From Stanford Anesthesia Cognitive Aid Group：Emergency Manual：cognitive aids for perioperative critical events. Creative Commons BY-NC-ND，2013；photo courtesy David M. Gaba.）

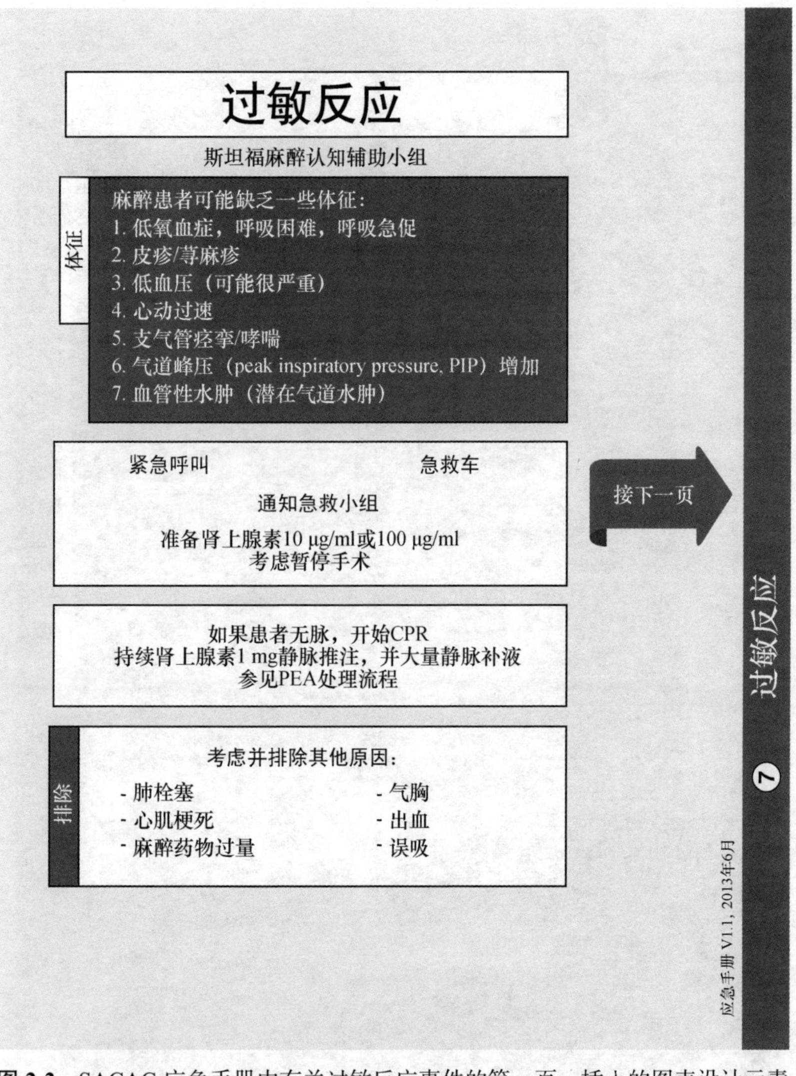

图 2-2　SACAG 应急手册中有关过敏反应事件的第一页。插入的图表设计元素（由 SACAG member Larry Chu，MD 创作）增加了应急手册的可读性和可用性

能是可以接受的。

Rhythm is acceptable. 心律是可以接受的。

Infusions are selected as desired and are infusing properly. 根据需求选

择液体并合理输液。

Ventilation is taking place at the rate and volume desired. 以所需的通气频率和潮气量进行通气。

Electrolytes are acceptable. 电解质是可以接受的。

虽然其他人员（包括外科医师）可以提供重要的认知支持，但他们的记忆也容易出错。最好使用书面版指导手册或打电话给医院药剂师来确定如何合用和使用一种平时很少使用的药物，而不是仅仅依靠你的记忆或那些对药物不完全熟悉的其他人的记忆。

参考文献和手册包含了几乎每一种疾病的医学和麻醉管理的大量有用信息。许多麻醉专业人员也使用书面列表和清单，其中包括药物注射的信息和合适剂量范围的信息。根据法律规定，美国食品药品监督管理局（Food and Drug Administration，FDA）批准的每一种药物需附有一份药品说明书，其中含有该药物特性的详细信息。这些信息通过大量参考文献汇编而来，并且可以从互联网中获取。互联网已经成为一种越来越有用的认知辅助工具，可供医院的电脑终端、平板电脑和智能手机使用。医学文献可通过 PubMed（www.pubmed.gov）直接查询，并且有大量开放或版权网站提供了经过充分研究的基于证据的最佳实践总结。在手术过程中访问互联网资源是一把双刃剑。在获得有用信息的同时，需分散注意力并增加精神负担为代价。如果需要通过互联网进行信息收集，最好有其他人的帮助。

床旁平板电脑和智能手机上辅助工具的使用变得越来越普遍。此外，这些设备可以随时为麻醉专业人员提供数学计算器。在压力下，计算能力会迅速下降，即使是简单的加法或乘法。我们鼓励你使用计算器来计算药物剂量（特别是对于不熟悉的药物或患者体重），而不是仅仅依靠记忆或当场心算。当然，人们在使用计算器时也会犯错误，所以麻醉专业人员需要对所有计算结果进行复查。

患者的病历是一个关键的信息来源，包括现病史和既往史以及实验室和影像学检查的结果。电子病历的出现使你能够便捷地访问系统中患者的数据。麻醉记录单是另一个重要信息来源，特别是当你未参加整个管理过程时。一定要用书面资料再次核查你所回忆的重要信息。另外的病例信息还可通过监护仪所储存的数据中获取。

我们鼓励你寻找各种类型的认知辅助，并尽可能地使用它们。显然，这里存在一些局限——如果你必须查阅所有资料，你就不可能成为一名有效率的麻醉专业人员。但是，我们在实际患者诊疗和模拟病例中的经验表明，即使有可用的认知辅助，他们的价值也被低估了。在认知辅助没有被正式出版的地方，我们鼓励你与同事一起或通过专业协会开发并制作这些辅助工具。

系统和其他外部资源

在大部分手术实施的场所中（医院或独立的门诊手术中心），手术室是与其他系统相关联的一个子系统。因此，可能存在很多外部资源可以帮助你防止或处理不良事件，例如：这些系统资源包括术前评估门诊、术后监护病房、实验室服务、血库、放射科、会诊医师（最常参加危机处理的是心脏科医师和神经科医师）、工程师、风险管理者和医院领导。经验表明达到系统资源最佳使用状态是很难的，且事实上系统间的衔接本身经常就是错误的根源。你必须提前考虑如何调动和使用这些资源并与掌握这些资源的人员进行交流。了解关键部门（例如：血库）的具体位置和他们的电话号码会有帮助；这些信息可作为认知辅助张贴在临床工作区域。如果你在比较偏僻的地方工作，比如外科医师的私人办公室，你有责任了解可以使用的资源以及问题发生后的应对方案，确保能够获得帮助或将患者转运到更高一级的诊疗单位。

还有区域和国家资源。美国MH热线（1800 MH HYPER）就是一个很好的例子，该热线能够为疑似MH易感者或严重的MH患者处理提供专家意见。然而应记住的是，联络热线不应妨碍执行患者处理的关键任务。如果有额外人员，可委派一人联络热线。

毒物控制中心以及很多药品和医疗器械制造商也提供电话或在线技术支持。此类联络信息可以在互联网上获取，例如：此类技术支持对于具有心脏起搏器或植入式除颤仪的患者特别有帮助[24]。

计划和工作环境

资源可以“即时”调动和使用，但资源的最佳利用需要提前计划。计划本身成为关键资源，因为它们能使你更快地控制局面。恰当的计划有三种形式：在特定工作环境中资源调动的工作环境计划；处理特定患者的特定问题的麻醉计划；以及危急事件的紧急处理。一个好的质量管理或质量改进方案对各种形式的计划都有巨大的价值。既往不良事件的经验教训能够转化为医疗实践的改进，从而最大限度地减少其再次发生。

工作环境计划应包含患者所处环境的详细知识，无论是手术室、PACU，还是距离很远的核磁共振（magnetic resonance imaging，MRI）室。每种环境中可用的设备和外部资源可能不同，除非事先计划，否则无法有效地使用它们。这听起来是显而易见的，但我们的经验表明：临床医师往往不知道可以使用什么，它们在哪里，以及如何使用它们。了解麻醉车内的物品，包括紧急使用的物品，如手电筒、复苏药物和加压袋。了解应急设备的存放位置和操作特点。学习使用除颤仪并能排除小的故障问题。了解还有哪些其他设备及其位置，比如备用氧气瓶和调节阀（并熟悉如何更换钢瓶和调节阀）、MH 车、困难气道设备、灭火器和电池供电的监护仪。弄清楚关键外部资源的位置，比如附属的实验室或药房，这样你就可以将往返路线告知外勤人员。了解如何寻求帮助，以及在心脏停搏或其他重大紧急情况下如何拨打“代码”。每个机构都有自己的程序和代码警告语言（例如：“蓝色代码”代表心脏停搏，“红色代码”代表火灾，“银色代码”代表随机的射击者）。明确白天和晚上谁会对代码作出响应。如果你不确定该联系谁，请联系机构的电话接线员（通常拨打 0）。如果你不在医院或其他 24 小时营业的机构，你可能需要向外部机构寻求帮助，比如拨打 911（在美国）以寻求派遣医务人员、警察和消防人员。

麻醉计划的制订

患者的围术期评估和一份合适的麻醉计划的制订，对于预防不良事件的发生非常重要。麻醉计划应包括如何实施麻醉，如何处理可能面临的问题，以及哪些其他资源必须调动以达到这个病例的麻醉目标。一份完美的麻醉计划应与患者的疾病情况、外科手术的技术要求（例如：患者的体位）、麻醉设备以及麻醉专业人员的专业水平相匹配。麻醉计划中还应包括备选方案和应急计划，来应对最初的麻醉计划失败或者需要改变。通常，由于术前评估资料不充分导致遗漏或者忽视患者的潜在疾病状态，可能会出现错误的麻醉计划。不周全的计划也有可能是因为麻醉专业人员冒险的态度所导致的。**一份错误的麻醉计划即便完美执行，也会使患者面临风险。**

通用的应急措施

在日常复杂的动态工作环境中，都有相应的系统性应急措施，这不是因为操作人员的无知或愚昧，而是经验告诉我们，即便是训练有素且才智过人，在紧急情况下也需要他人的帮助以做出判断和决定。每个有执照的飞行员（包括业余爱好的飞行员）都会被教授各种意外事件相关的应急措施。在大型商业飞机上，应急措施手册是十分详尽的。飞行员需要记住每个措施的某些关键部分，然后剩下的步骤则依靠手册（而不是记忆）来执行。飞行员经常需要定期地模拟演练这些应急措施。

通常医学（包括麻醉）的情况大不相同。仅在少数极其严重的事件（例如：CPR、MH）中给出正式的应急反应的步骤。但在大多数情况下，麻醉专业人员仅从不良事件的经验中学习应急措施。每一位麻醉专业的教学人员可能都有自己最喜欢的应急处理的“临床锦囊”，可以传授给受训者，但是很少有人能始终如一地传授这些信息。对于大多数从业者来说，严重的不良事件并不常见，而那些应急反应可能是条件反射，很快因为缺乏使用而被遗忘。这就是我们建立麻醉危机事件目录以及麻醉应急手册（参见之前“认知辅助”章节）的原因。

情况简介

为了让麻醉计划最为有效，应确保患者医疗小组所有成员间的协调合作。首先在手术前访视患者（由团队中最重要的成员完成）。除了正确地识别患者和手术部位外，术前访视还可以进一步说明手术计划。

确保麻醉团队的所有成员和手术室其他成员（外科医师、护士和技师）都同意和理解麻醉计划是非常重要的。手术操作方面，如患者体位和计划切除范围，可能会改变麻醉计划；如果手术日程安排表上没有明确这些问题，需要及时询问外科医师。如果可预见的问题可能迫使麻醉计划改变或者取消手术，那么必须提前与外科团队商讨。

在过去的十多年里，为了将术前核对正式化，做出了一项重大举措。WHO 开始了一项"安全手术挽救生命"的活动，创建了术前核查表，强制性要求手术医师、麻醉专业人员、护士和其他人员进行核查。在核查中一项重要的任务就是明确可能出现的危机事件以及患者的特殊考虑。借此阐明应急方案，明确谁来决定何时将原定计划转变为备用计划。

将患者从一名麻醉专业人员交接至另一名麻醉专业人员，或交接至 PACU，进行不同方式的正式交接也是很重要的。目前有相当多的研究正在关注医疗中的各种交接。虽然已经有许多不同的方案建议，但仍没有一项方案是完美的，因此只能由你来决定最佳方式，以进行情况简介。我们将在本章节中详细讨论当危机情况出现时，对给予帮助的人员进行不那么正式且非常快速的情况简介是必需的。

病例管理行为

资源的讨论应该帮助你随时准备好提供良好的麻醉。我们现在来谈谈如何在术中管理期间对患者采取最佳处理方式。你所选择的每一项策略都是一把双刃剑，对于某些情况来说是完美的策略，但对于其他情况却不一定是理想的。因此，最佳诊疗需要不断地平衡和调整你的行为，以适应不断变化的情况。

预期

我们已经强调了事先预见病例需求的必要性。其中一个方面就是，高度怀疑由患者潜在的合并疾患而可能引发的临床问题。你需要发现这些问题并且做出相应的准备。然而，你可能面临的风险是，在实际工作中会出现类似于你预期的其他问题。因此需要保持开放性思维，确保你能想到其他可能性（参见“反复评估和再评估情况”章节中的再评估的讨论部分）。

在整个手术过程中，你需要对每一个变化都保持警惕。如第1章所提到的，飞行员把这种行为叫做“情景意识”。它的目标是“保持领先”。你可能会因为情况变化太剧烈或太快，或者如果你没有投入足够的资源来应对这些变化而导致不能完全跟进情况的改变。当你发现自己已经完全不能跟进患者情况变化，不管出于什么原因，都必须暂缓手术进程（请外科医师暂停重要的操作）或者动用其他资源（如求助——尽早做出改变），以帮助你了解和预知患者情况。长时间的滞后会将患者置于危险之中。

警觉性和注意力的分配

对患者进行谨慎的观察是麻醉管理的必要条件（尽管还不够）。在讨论自我资源时，我们提到一些行为形成因子和冒险的态度，这些因素会全面地降低你的警觉性。还有两个其他因素也会特别明显地降低你的警惕性：一个是干扰，另一个是高负荷任务。

麻醉管理过程中都会有各种各样的干扰。这些干扰包括对其他人员来说是很重要的事情，如外科医师拍摄照片、护士清点手术器械或者使用电脑录入数据，或者ICU的来电以询问外科医师对患者治疗的指示。如果协助这些活动，那你对患者的关注就会受到影响，例如：如果在麻醉工作站有电话，则不应该经常用于接听对你来说不重要的电话。护士或者秘书可以抄写实验室检查结果或者在外科医师和ICU之间传递信息。

一些常规工作也会分散注意力。经食管超声心动图的使用会降低麻醉医师的警惕性[26]。调节手术床（尤其是转180度）或者改变患者体位（例如：俯卧位或侧卧位）也是一个高度分散注意力的行为。麻醉专业人员越来越多地与患者信息管理系统进行交互。如同飞行员发现的，如果太长时间“埋头”专注于电脑会降低你在“驾驶舱”时对于关键事件的警觉性。

音乐、社交对话和讲笑话也会导致注意力的分散。当然在合适的环境下进行这些活动是无可厚非的。这些活动有助于工作环境更加愉悦，凝聚团队精神，然而它们也会很明显降低你发现和纠正问题的能力。你必须负责控制这些活动，以免它们分散注意力。如果音乐声音太大，必须降低音量或者关掉（一个经验法则就是血氧饱和度的音量必须比音乐声或者谈话声大）。当出现了紧急情况，所有会引起分心的事情都必须停止或者尽可能减少。

Tenney 和他的同事[27]认为干扰和分神是导致小问题发展成大灾难的主要因素。分神，非常容易影响人们的“前瞻性记忆”——提前记住要做某事。这些“记住要做的事情”非常容易因为分神或者干扰而中断。除了调节潜在的分心，其他策略可以帮助减少由于干扰或分心（前瞻性记忆的错误）而遗忘任务的可能性，例如：当你出于某些原因关闭呼吸机时被打断。有很多策略可以解决这个问题。一些麻醉专业人员会将自己的手指放在机控呼吸的开关上。其他方法还包括在呼吸机上贴一个指示牌，来提醒自己呼吸机已经关闭了，或者在关闭呼吸机后定期按清单检查，以确保在适当时再次打开呼吸机（详见前文提到的 THRIVE 例子）。在这个例子中，最后的可用手段就是，如果你忘记重新打开呼吸机，正确设置的警报应告知你患者呼吸暂停。

不同任务负荷下的注意力分配

注意力的分配是一个动态的过程，你必须不断地对需要你注意力的任务进行优先级排序。你必须首先迅速解决紧急问题，待患者病情趋于平稳后再处理那些不那么紧急的问题。另外，当任务较小时你需要处理那些小问题，否则其可能会演变成严重的问题。你还可以利用工作负荷低的时间来准备即将到来的高工作负荷时期，如麻醉苏醒期或心肺转流术停止。

即便在你需要完成大量常规工作，并与学生、老师、下属和上级交流时，也需要时刻保持对患者的警觉性评估。如果你怀疑一个问题正在发展，把你的注意力集中在问题识别和患者评估上，直到证明一切安好。不管手术团队在承担什么样的工作，都至少需要有一个人时刻关注患者的情况。工作负荷可以迅速加重，让你忙于处理这些问题，以至于不能时刻保持警惕的情境意识。如果发现你正处于这个情况时，一定要调动其他资源来帮助你完成工作和关注患者的情况。驾驶舱的全部成员全神贯注于前起落架部署的指示灯故障而导致大型客机（美国东方航空公司 401 号航班）坠毁，飞行员没有注意到自动驾驶系统已被解除——换言之，当时没有人在驾驶飞机（网页搜索可以了解关于这次航班的各种细节）。这个航空事故警示麻醉专业人员的注意力分配训练是至关重要的。

利用所有可获得的信息

任何单一的信息都无法描绘出完整的故事。自 20 世纪 70 年代初，关于直接临床观察和电子和机械监测设备使用的价值，一直存在相当多的争议。二者取其一的做法是错误的；因为不论是临床观察还是正在使用的任何一个监测仪，都无法了解患者的全部情况。目标是利用手边的所有信息来帮助管理患者。面临的挑战是该如何尽可能地整合所有的信息，分析每一条信息对决策的作用。

同样，关注手术医师和护士对患者的管理措施是十分重要的。必须知道外科医师在术中的用药情况。许多重大事故都是由错误用药或药物稀释问题造成的。如果术中出现了异常情况，一定要找出原因。手术团队其他成员的意见或担心可能对你来说没有针对性，但可能会对即将发生的问题提供早期预警，或提供有关如何解决问题或无法解决问题的重要信息。

确保患者安全是你的责任

各类监测都可能存在假象。电子监护仪经常重复错误的报警信息。麻醉专业人员会假定警报是假的，即使它正在报警，从而产生“狼来了”的情况。报警声音通常容易让人分心，导致麻醉专业人员产生“让报警声停止”的冲动，他们的第一反应（有时是唯一的反应）就是关掉警报[9]。这个假设可能会给患者带来灾难。当监护仪报警响起或者你自己或其他人发现患者存在安全问题时，你的责任是要首先确认患者是否安全，然后再处理那些技术性的问题。你对患者的评估包括使用备用的电子监护仪来监测患者，你应始终记住使用所有感官检查患者和设备。你的感官包括眼睛（视诊）、耳朵（听诊）和触摸（感觉脉搏）。一些麻醉专业人员是这样描述他们日常的临床实践，先假设患者可能有危险，然后不断地向自己证明患者是安全的。

突发灾难性事件的处理

虽然危机通常是由一些小问题演变而来，但是突然出现的严重事件也并非少数。不管出于什么原因，当灾难性问题突然出现时，在执行更为具体的计划前，必须使用熟练掌握的急救措施来维持生命和大脑功能。

发生灾难性情况，立即开始生命支持

- 寻求帮助。
- 确定患者是否有脉搏，血压是可否接受的。
- 如果没有脉搏搏动或测不到血压（或血压极低）：
- 开始 CPR 或者 ACLS。有效的 CPR 是十分关键的，并且优先于其他所有的处理。呼气末二氧化碳（end-tidal carbon dioxide，$ETCO_2$）< 10 mmHg 或舒张压 < 20 mmHg 提示 CPR 效果不佳或需要改善血管张力。
- 维持通气与氧合。如果对呼吸支持或氧供有疑虑，则更换备用呼吸支持设备或氧气源。
- 停止所有麻醉药并提高吸入氧浓度（FiO_2）至 100%。当你在进行这些操作时，还要证实吸入氧浓度接近 100%。
- 必要时（或根据 ACLs）给予液体和血管收缩药支持循环。再次检查血管活性药或麻醉药的输注模式和速度是否正确。

团队管理要素

团队合作是一个很复杂的话题。表 2-3 对团队合作中的一些重要问题进行了概括。然而，在这个章节我们呈现了与团队管理相关的 ACRM 要点一些实践层面的内容。

领导者和“追随者”

我们相信许多手术室危机中的高年资麻醉专业人员最有能力应对这种情况，并应发挥领导作用。对于某些病例，团队其他成员可能在处理某些特定环境更有经验，即便他或她比这个团队的其他成员年资低，也可以作为团队的领导者。在任何环境下，明确谁是团队的领导者非常重要。

表 2-3　针对知识、技能和态度的团队合作能力

知识能力	技能能力	态度能力
• 团队的任务、目标、标准和资源 • 什么合作策略适用于什么环境 • 准确理解团队共同的典型任务和问题 • 怎样对任务进行排序 • 团队如何交流和达成共识 • 每位团队成员的特征对团队的影响 • 如何与其他团队或个人合作	• 决策和行动的适应性和灵活性 • 任务协调，包括工作量的分配 • 共同的情景意识 • 监督团队伙伴的表现并在需要时给予支持 • 决策能力 • 交流能力 • 团队领导力 • 人际关系，包括冲突的处理能力	• 共同的团队目标 • 坚信团队合作的重要性和团队的能力（相信团队的力量超越任何独立的个体） • 团队凝聚力（团队吸引力和对团队的忠诚） • 团队成员的相互信任

Modified from Salas E，Burke C，Cannon-Bowers J，Kraiger K. What we know about designing and delivering team training：tips & guidelines. In：Kraiger K，editor. Crating，implementing，and managing effective training and development：state-of-the-art lessons for practice. San Francisco：Jossey-Bass；2002

什么是领导者？实际上领导者是决定需要做什么、什么是首要必须完成的任务、为每个成员安排任务和确保他们完成任务的人。为了执行领导者的功能，麻醉专业人员必须具有良好的专业知识和技能，并且保持冷静和条理性。领导者的指挥权对于局势的控制是至关重要的，但应在团队的充分参与下完成。团队成员必须分享信息和建议。当低年资的成员有重要信息，或者更适于处理危机时，他们需要大胆地向团队领导者表达这个事实。美国航空公司机务人员管理课程流传着这样一条俗语能够概括这种情况："权威与参与相伴，自信与尊重相随"（personal communication，Rand McNally，MD，CRM instructor，American Airlines，1991）。

波士顿的医学模拟中心的老师把领导能力表述为，领导者和追随者都必须"角色明确"。他们指出领导者需要先建立他或她的地位，然后再评估形势。领导者身份的一个重要任务就是清楚地阐明计划，让整个团队参与执行，而不仅仅是分配特定的任务和责任。

有很多办法能让领导者和追随者一起工作成为可能。其中最好的办法就是根据情况、涉及的人员、他们的经验水平和性格来分配工作，例如，假设你——一名麻醉专业人员——赶来帮助解决危机。根据情况，你可以执行以下操作：

- 仅按要求提供建议或执行任务（除非你非常缺乏经验，否则仅将你的贡献限制在这个受限角色上可能会浪费你的才能）。
- 在没有特别要求的情况下提供建议或者建议需要完成的任务。
- 与原麻醉专业人员共同担任领导（这种做法非常有效，但是需要十分紧密的合作和沟通）。
- 如果原麻醉专业人员提出要求，或者他 / 她在处理情况方面效率低下，则接管领导角色。（虽然这种情况不常见，但有时是必需的）。

及时宣布紧急情况

即使情况恶化，临床医师有时会推迟从"一切照常"到危机处理的转变，这通常意味着否认灾难真的发生了（"一切正常"的固着错误），也可能反映出担心干扰手术医师、改变手术室常规或显得能力不足。宣布紧急情况可以调动需要的资源，和尽快通知团队危机即将到来。过早或者过于频繁地宣布紧急情况也有风险——太多的错误预警会让团队未来不那么信任你（“狼来了”的故事），但是这么做的风险远远小于对紧急情况不能迅速做出反应风险。领导者可以根据需要改变紧急程度，如果问题得到解决，可以随时解除警报。

宣布事态紧急的可选方式

有时，麻醉专业人员与外科医师沟通似乎只有两种选择——保持安静或要求立刻停止手术。但实际上有很多沟通方式，而且最合适的方式通常取决于形势的严重程度和问题的独特本性。如果出现真正事态严重的可能性很低的话，你可能只需要提高自己的警觉性，仔细检查信息，并且做出合适的准备和干预。但是如果当时的处境或潜在的处境有可能会增加事态的严重程度，那么你可能需要将你的担忧告知你的团队（参见下文，“良好的沟通造就优秀的团队”）。需要麻醉专业人员和外科医师之间，还可能涉及其他人，进行一次知情和明确的讨论后做出选择。当患者出现医疗或麻醉问题时，非绝对必要的外科手术操作可能引发额外的并发症或恶化潜在疾病，这些问题只会增加情况的复杂性。记住一定要将患者的情况告知外科医师。不要以为你们的进度相同，患者的情况了解一样多。下面列举了一些与外科医师协商的方式（按照问题严重程度递增的方式罗列）：

- 将问题告知外科医师，允许其继续手术，但是需要对相关问题给予高度重视。
- 建议继续手术，但需要给予适度的限制，或者改变手术计划。
- 暂停手术，直到提出最终的解决办法。这为评估情况和监控干预效果（在不改变手术计划的情况下）提供时间。
- 建议外科医师继续手术，但是需要对手术计划作出大的改变，尽快完成手术。
- 要求尽快停止手术。尽快缝合手术切口，或者尽快填塞或覆盖手术切口。但是要记住，仅仅将患者转送至别的地点，比如ICU，并没有解决问题，而是可能将责任转交至其他医师。确信终止手术和转送患者，对于患者来说是最好的选择。

良好的沟通造就优秀的团队

面对危机时，团队成员之间的沟通是至关重要的。这是将独立的个体凝聚成强大的团队的黏合剂。领导者必须在不引起恐慌的情况下表达适当的紧迫感。你需要将正在发生的问题告知外科医师和护士，然后简明地描述问题的实质，你需要他们做的事情（或不能做的事情），以及你当下的计划。如果需要的话，让他们终止手术。相反的，当外科医师或护士遇到问题时，你应该准备好以任何合理的方式帮助他们，只要你能保持对患者的安全评估和对麻醉过程的控制。

良好的团队沟通是十分复杂的技巧。我们在真实的或者模拟的手术室场景中看到过许多团队成员之间沟通不畅的范例。下面列举了一些良好沟通的基本原则，你需要练习成为一个更为有效的团队领导者：

- **不要提高音量**，除非绝对必要。然而作为领导者，你需要强有力地要求大家保持安静，这样大家都能听见你的指示。
- **尽可能清晰和精确地表明你的要求**。在危机中做到这一点很难，并且需要练习。
- **避免发表声明没有明确对象**（如“我需要硝酸甘油”或者“谁能做……”）。不管何时，你都需要有指向性地对特定的人发表声明，并且确认他们知道你是在跟他们讲话。
- **闭环沟通**。提供关键信息并要求得到信息的确认。法律规定，飞行员必须“回读”诸如“起飞许可”之类的许可。手术室人员也应该这样做。核实模棱两可的信息；如果你不确定某人说了什么，就和那个人说清楚。
- **在所有手术室成员之间培养一种积极交流氛围**。不论成员的职称或身份，倾听他们所说的。他们可能知道一些你所不知道的患者或情况的重要信息。如果你是负责人，你必须决定是否要根据他们所提供的信息作出决策，但是如果你都不知道这些信息又怎么能做出决策呢。其他人可能会发现你或者其他团队成员所犯的错误，这样可以避免你犯更大的错，帮助你纠正错误。

- **如果发生了冲突，集中注意力在什么对患者是正确的，而不在谁是对的**（从美国航空公司机组人员资源处理课程上学来的一句口号）。你可以在其他时间再解决人际关系的问题。患者的安全是依赖于共同合作的团队。

沟通技巧

许多麻醉专业人员能够执行这些原则，良好的沟通是他们日常工作的一部分。然而，经验告诉我们，有时很难将原则转化成有效的沟通。在机组人员资源处理课程中学到的一种通用的方法如下：

（1）这样开始沟通（例如："你好，Bill……"）
（2）表达一种"参与其中"的情绪（例如："我很担心"）
（3）表达情绪的内容（例如："……担心血压太低"）
（4）表达可能的解决办法（例如："你觉得轻点牵拉腔静脉可行吗？"）
（5）闭环（例如："你觉得那个怎么样？"）

将上面的技巧融合为一体是非常有帮助的。快速地提示正在发生的问题并说出你的计划，通常可以减轻外科医师的担忧，并且可以协调患者所需的紧急处理。因此，当某个问题"X"很明显，你需要告知外科医师，或者对外科医师的一些评论作出回应，下面的做法会非常有用：

（1）"现在发生了 X"或者"我知道 X 这个问题"。
（2）这是（或我知道）X 的重要性及其含义。
（3）这就是我针对 X 做了 / 正在做 / 计划要做的事情。
（4）这就是我所预期 X 随着时间的推移会发生的事情。
（5）这是我应对 X 的计划。
（6）这是关于 X，我所能做的能帮助你的事情，或者你所能做的能帮助我事情。

下面是这些做法的两个实际例子。假设外科医师说“血压太高了，快降下来！”你也许会说，“我知道，血压刚刚突然升上去的。我正在用＜药物 A ＞降压。它应该很快就会降下来，如果效果不好，我会给更多的＜药物 A ＞或开始用其他＜药物 B ＞。同时，我想把手术床头摇高，看看是否有帮助，可以吗？”

或者，例如：假设你发现了可能的 MH 的迹象，但是你不确定，你可能会说，“嘿＜外科医师的名字＞，我担心这个患者可能有严重的代谢问题。尽管我增加了分钟通气量，$ETCO_2$ 仍在上升，同时尽管我加深了麻醉，患者心率还是加快了。患者有可能出现了 MH，这是一种由麻醉药物引发的致命性并发症。我现在要抽血气，改变麻醉方式，以防是 MH。你是不是可以暂停手术，减少手术刺激，直到我们解决了这个问题。到时候我们再看看该怎么处理。”

分配工作量

当危机发生时，领导必须将工作分配到现有的所有资源中。在手术室危机事件发生时，一种常见现象是少数人严重超负荷工作，而其他人在现场站在那里没有派上任何用场。麻醉专业人员必须加强领导能力的锻炼，根据每个人的能力分配具体的任务和责任。一般来说，有经验的人应该执行最关键的任务。发生重大危机时，不是学生、实习生或没有经验的住院医师进行有创操作的好时机，尽管有一些关键任务是适合他们执行的。危机处理情景模拟为缺乏经验的人员提供了学习管理紧急且致命的危机事件的机会。

当可以获得有经验人员的帮助时，将具体问题的责任而不是单独的任务委托给他 / 她，可能更有用。这将给予被委托者制订计划、调动资源和分配工作量的权利。当然，你们需要随时互相通报各种问题的进展情况。

理想情况下，领导者应保持足够的自由来观察不断变化的情况并指导团队。只有在需要特定的专业知识以确保正确和及时完成任务时，团队领导才自己动手操作。尤其是在动手操作的任务需要高度集中注意力，或者会对领导者的思考和行动能力造成限制时，危机处理的领导者必须将领导责任委托给另一名团队成员，直到完成关键任务。应该有明确的责任交接。

你应该在各自的表现中发现任务过负荷或处理失败的现象。如果发现有人任务负荷过重，应当为他们的任务分配更多的帮助，或把一些任务交给别人。如果一项任务某人未完成，则请另一个人帮忙或者替换。如果你任务负荷过重，那么你必须把更多的任务分配给其他人。尽可能把注意力放在最关键的事上。

寻求帮助——尽可能早，以改变危机处理的结局

所有人都会赞同，在处理患者时，有时寻求帮助是最好的方法。对于麻醉专业新手来说，寻求帮助是经常发生的（事实上，在没有监督和帮助的情况下，他们不应当进行诱导，唤醒和患者其他关键时刻的处理）。对于经验丰富的麻醉专业人员来说，寻求帮助虽不经常发生，但仍然至关重要。许多可能失控的局势可以在适当和及时的援助下轻易得到解决。

虽然经验丰富的麻醉专业人员比新手能独立处理更多问题，但有一些适用于所有麻醉专业人员寻求帮助的一般准则。当以下情况发生时，麻醉专业人员应当寻求帮助：

患者的情况是

- 非常糟糕（例如：心脏停搏；“不能插管，不能通气”）
- 情况不断恶化（例如：“不能插管，通气越来越困难”）
- 常规治疗无效（例如：低血压、ST 段压低）
- 需要援助来处理（例如：严重创伤、MH）

或者当你，作为主要麻醉专业人员，

- 需要在短时间内完成更多的任务
- 工作任务负荷过重
- 不确定发生了什么，需要听取意见或
- 团队的另一个成员问你是否需要帮助（如果他们问你，很可能是你需要他们帮助！）

明确是否需要具有特殊技能的人员，并立即调动他们。不同类型的帮助可能是需要且可获取的。明确你真正想要什么样的帮助是有用的。同样重要的是，要知道如何最好地利用即将到来的不同类型帮助。以下是一些可能需要 / 可获取的帮助：

- 体力帮助（更多的人搬动 / 移动患者或设备）
- 运输帮助（需要他人将物品或信息从一个地方运送到另一个地方）
- 在特定的技术方面提供帮助（例如：有人可以放置 / 解读经食管超声心动图；有人知道如何放置胸腔引流管或进行气管切开）
- 常规技术技能（护理或医务人员）
- 思维帮助（另一位临床医师，他可以帮助决定什么是错的，什么是应该做的）
- 在专业中具有更强“影响力”的高年资人员，他们可以为低年资临床人员的决策给予更多的支持，或者他们有时更容易克服行政管理上的障碍

为了得到最好的帮助，你需要提前知道给谁打电话，如何联系他们，以及当他们到达时如何调遣。在手术室中心的正常工作时间，需要帮助时可立即得到响应。事实上，在这种情况下，你面临的挑战可能是如何利用大量人手。然而，在较小的机构中，或在晚上、周末或节假日，可能没有什么人可以帮助。如果有必要，你可能需要从急诊科或 ICU 寻求帮助，呼叫医院范围的“代码”，甚至拨打 911。如果你需要这样的帮助，要确保手术室的工作人员知道发生了什么，这样就可以引领他们到你所在的地点提供帮助，而不是把他们堵在门口！你可能还需要联系在家里的同事，通过电话寻求“远程指导”建议，或者请他们来医院帮忙。

知道如何利用团队中每个成员提供的帮助

麻醉专业人员及外科医师

其他麻醉专业人员和外科医师也有与你类似的知识和技能基础，所以你可以让他们来执行或监督重要的任务，在难以做决定时

提出其他意见，以及帮助检查自己的准确性和完整性。大多数外科医师比你更有能力进行一些重要操作，如进行气管切开术或放置胸腔引流管。然而，一些外科医师，尤其是像眼科医师这样的专科医师，在这些操作上可能没有你那么熟练。当对于危机发展制订下一步计划时，你需考虑危机所涉及的各个方面。

护士和技师

熟练的非麻醉专业人员（护士、麻醉技师）可在其培训范围内从事工作。他们也可能知道哪里可以找到药品和设备。尽量避免把所有的熟练人员都派出房间去做一些次要的工作，因为你可能需要他们帮助你处理一些更重要的事情。

非医学人员

即使没有接受过医疗培训的人员，如护理员和清洁工，也可以在你的指导下从事重要的工作。他们可以供应物资，清除垃圾，或者帮助你移动患者。它们还可以作为外部资源（如血库、实验室或药房）的运送者。如果他们作为运送者，你要确保他们知道去哪里，并知道需要传达的信息或者需要带什么回来给你。

给帮助者进行情况简介

如何向新来的帮助人员进行情况简介是至关重要的，尤其是当他们是经验丰富的临床医师时。一方面，他们需要充分了解正在发生的情况和已经采取的措施，以便最有效地提供援助。另一方面，你的介绍会引导他们的思维（他们“沿着你的计划走”），使他们不能有效从新的角度来看问题。对情况作一个简要的概述后，应要求完成一项时间紧迫的任务，然后再对重要数据进行复查和核实。许多卫生保健机构一直鼓励在进行情况简介时遵循 SBAR 方案，特别是在护理方面[28]。SBAR 代表“情况、背景、评估和建议 / 请求”。这种结构拟成为一个以非常简明和集中的方式描述正在发生的事情和需要什么的模版。当麻醉专业人员来帮助他们的同事时，SBAR 方法是一种合适的指引。在说明危机事件本质的同时，每一个要素都可能被大大简化。

优化你的行动

当你开始采取行动应对危机时，以最优的方式规划你的行动是至关重要的。如果患者的病情在恶化，你应该尽快执行“一般”治疗，为更有针对性的治疗争取时间，例如：最初的生命支持方案。在危机中，若常规治疗失败，将治疗迅速升级会有很大机会取得治疗成功。永远不要以为下一个行动就能解决问题。你必须不断思考下一步该做什么，以防你目前的行动无法执行或不成功。在操作前，仔细考虑一下那些不可逆的重要操作的后果，比如拔管或使用肌松药。一旦进行了这些操作，你将可能面临很难恢复的局面。

对危机事件进行反复的再评估

对患者进行反复的再评估是至关重要的。没有人能确保在处理危机事件的任何阶段都成功。提前思考（预期和计划）是至关重要的。不要想当然地认为任何事情都是确定无疑的——再次检查所有关键项目。麻醉药物过量，注射器或安瓿替换，血管活性药物输注，通气不足或缺氧是引起突发事件的常见原因。在最初的几分钟，脑海里回忆你做过的所有行为。强迫自己检查蒸发罐和液体通路，即使你确信它们没有被使用。

在启动关键的生命支持措施稳定患者的病情后，你能够退一步，更理性地思考。思考导致问题的因果链。试着找出导致危机的潜在原因，看看它们是否已经或正在被解决。请记住，任何单个数据源都可能是错误的；交叉检查冗余数据流以核查重要数据。确保使用所有可用的数据，包括外科医师的观察、实验室数据、影像学检查和患者当前和既往的病历信息。

固着错误

错误的再评估、计划适应性不足以及情境意识丧失都可能导致一种称为固着错误的人为错误[29]。这种类型的错误在动态情景中非常常见。我们对麻醉专业人员进行危机事件情景模拟的研究中发现，在所有执行失败的行为中，固着错误是最突出的。这种情况不仅发生在新手中，在经验丰富的麻醉专业人员中也是如此。

由于麻醉专业人员可获取数据的复杂性和不确定性，可能出现初始诊断不正确。导致固着错误的原因是当有可获取的证据提示诊断或诊疗计划需要修改时，决策者并未进行修正。固着错误主要有三种类型，即：

这个，只有这个

这是指尽管有大量相反的证据，但仍然不对诊断或诊疗计划进行修改。可用的证据被解释为适合最初的诊断或注意力被分散到主要问题的次要方面。

所有一切，就没这个

这是指一直未对主要问题进行确切的治疗。对信息进行扩展搜索但从未针对潜在灾难性问题。

一切都正常

这是指尽管有大量证据表明存在问题，但仍坚信一切正常。异常可能归因于仪器假象或一过性改变。没有宣布紧急状态或者没有在面临重大危机时接受帮助，可能源于否认实际正在发生的严重情况。

纠正固着错误的方法

固着错误定义表明它们会随着时间的推移而持续存在。因此，持续的再评估应该能够防止或纠正固着错误。

对于“这个，只有这个”

使用所有可用的数据进行重复的再评估是固着错误的最佳纠正方法。反复核对数据来源和不断质疑自己的思维模式通常会暴露出最初的诊断不正确的证据。

对于“所有一切，就没这个”

承担的问题是很难解决的。在什么情况下，你会停止收集信息，而对可能发生的最严重事件“全力以赴”呢？没有什么惊奇的答案，但是你可能在为可疑问题提供明确的治疗上多花工夫，尤其是如果治疗的风险比那些可疑问题的风险低。在情景模拟中，我们已经在 MH 情景下看到这种固着错误，表现为不愿承认这样的重大事件正在发生，并且拯救生命的治疗被延迟太久。

对于“一切都正常”

记住，最终的责任在你身上。对于每一个异常，你必须假设患者是不正常的，直到你满意地说服自己。类似地，你必须假定任何异常都可能代表最坏的诊断，直到你能够确定实际正在发生什么。

危机事件的记录

你的主要任务是首先处理患者情况。切勿让记录妨碍你处理问题；然而，对整个过程而言，良好的记录非常重要。它将帮助你确定发生了什么，以及如何避免在该病例后面的过程中发生更多的并发症。病历记录对于医疗质控和可能出现的诉讼辩护是至关重要的。

手术室的自动记录保存和数据管理系统的使用，作为将健康记录全面电子化的一部分，正变得越来越普遍。这些系统中存储的数据通常比显示的麻醉记录中的数据点要精细得多。即使没有使用自动记录系统，大多数现代监测系统也会自动存储非常多的趋势数据，以帮助你稍后准确地重建记录，或帮助你和你的同事在危机结束后回顾之前发生了什么。其他有用的数据来源包括处理危机期间打印的硬拷贝以及护士保存的记录。因此，确保电子记录和手工记录在有危机事件征象出现时就开启是非常重要的。病例结束时，在你确认数据已永久存储或你已将所有趋势数据表和数据打印出来前，不允许任何人关闭或重启任何监视器或记录保存设备。根据设备的不同，数据有被删除的风险。如果你不确定如何制作或验证永久存储，请在设备上备注手术室其他工作人员暂不要使用该设备，找其他更熟悉设备的人帮助你。如果在危机处理中有足够的技术人员，分配其中一名担任计时员和记录员。确保他们收到所有与用药和实验室数据有关的详细信息（包括每个样本送到实验室的时间）。

当使用多个数据源时，在危机事件结束后最好统一记录从所有时钟（包括监护仪上的时钟）上记录下来的时间。在没有主时钟的情况下，各种各样的电子设备、挂钟和手表往往会有几分钟的误差。相对简单地方法是，几个记录员在几乎同一时间记录所有时钟上显示的时间。

因为处理患者是最重要的事，如果必须全神贯注地处理患者，你就不得不在必要时暂停人工记录生命体征。当数据不能被可靠地实时记录时，对其进行回顾性重建是合适的。**永远不要更改记录**，无论是自动记录的，还是你或其他人手动记录的。如果麻醉记录或其他文件包含可能影响患者未来治疗方面的错误，你可以在随后的记录中进行更正。如果更正对澄清和持续的患者管理都是绝对必要的，那应该在纸质记录上错误的条目上划一条直线（并保持其可辨认）。记录下你在记录中所做的每一项的日期和时间。在你所做的任何更改上签字或签首字母尤为重要。许多自动化的记录保存系统都有痕迹跟踪，可以看到你对记录所做的所有更改或注释。

危机后的总结汇报

在发生危机事件之后，明智的做法是进行一次团队总结汇报，以回顾发生了什么、团队如何处理，以及个人、团队和整个医疗体系可以从事件中学到什么（有关总结汇报方法的更多细节，参见第4章）。如果所涉及的事件可能对患者造成严重伤害，那总结汇报可能需要涉及质量 / 风险管理，并成为正式的质量管理活动。最理想的情况是整个团队进行总结汇报，包括麻醉专业人员、护士、外科医师和任何其他相关人员，但即使只有麻醉专业人员自己总结汇报，也可能是有价值的。总结汇报应该是建设性的自我和群体批评，而不是责备会议。情境模拟后总结汇报的经验告诉我们，几乎所有的危机事件中的处理都有其积极和消极方面的影响。即使在医学和技术问题上，也很少有绝对正确或错误的答案。相反，通常每项处理或诊疗决策都有利弊，可以讨论各种备选方案的相对优点。当发现确定性错误后，参加危机处理的人员应理解错误已经发生，并且应了解错误是如何产生的，以及将来如何预防。否认或忽视治疗中的明显错误对任何人都没有好处。总结汇报除了有助于个人成长外，其重点应放在制度改进上。

严重危机后的随访

继续参与患者的管理

在严重的围术期事件后，当患者被转送到病房或 ICU，你对患者的责任并没有结束。在这种情况下，你更需要继续跟进这个病例。确保必要时进行适当的会诊，以诊断或处理患者、确定预后或开始康复。请注意，外科医师和会诊医师的意见可能并非总是正确的。与他们交流并查阅他们的病历记录。确保他们得到了正确的信息，并允许对记录中会诊医师所写的任何错误信息、猜测或错误结论提出质疑。

使用你所在机构的随访方案

许多机构都有处理严重麻醉相关事件的正式方案。哈佛医学院麻醉科风险管理委员会于 1993 年首次制定并公布了用于此目的一项方案。该方案可在麻醉患者安全基金会的网站上获得（http://www.apsf.org/resources_safety_protocol.php）[30]。你所在的机构可能已经采用了自己的方案——如果是这样，你应该遵循它。正如我们已经描述的，这个方案的第一项是处理患者，下一步是联系科室主任或临床医生。麻醉科人员需负责患者的随访。

所有方案里的第二重要的是必须保留可能有问题的所有设备或用品。这样做不仅是为可能的质量管理或根源分析提供证据，而且是为了确保任何错误都得到纠正，从而使其他患者不受伤害。导致一名患者受伤已经很不幸，但已知同一原因对多名患者造成连续伤害的例子存在。确保下一个患者不会因为未纠正的错误而遭受伤害。

即使设备故障不太可能在事故中发挥作用，哈佛方案还是建议在设备恢复使用前进行例行检查。如果怀疑有药品问题、安瓿或注射器替换，应保留所有注射器、安瓿、药瓶、利器容器和垃圾。可能需要检查使用的药瓶、安瓿或注射器，甚至需要对其内容物进行化验。如果设备出现故障，应将设备存放在安全的地方，并标明“请勿触摸”，不得进行任何更改或操作。特别是如果怀疑设备是导致危机事件的原因时，要克制对设备进行试验以确定是否发生故障的想法；你可能妨碍发现真正的原因。

根据《安全医疗器械报告法》，你也可能有责任向制造商和（在美国）FDA 报告故障。类似地，如果发现药物存在问题或被污染，你可能需要通知 FDA。你所在机构的风险管理、生物医学工程服务和药房都能够帮助你确定是否，以及如何进行此类报告。

医疗记录

你应该确保医疗记录是完整的，包括对事件的适当总结。确保记录真实反映所发生的事情；尽你所能客观地进行重建。记录你所知道的事实，而不是推测或解释。当你联系医疗事故保险公司时，律师可能会要求你写一份单独的事件摘要。根据律师-当事人特权，这种文件可以不被发现。注意不要与其他人员一起推测事件，除非是为了给患者提供适当的治疗或作为适当的质量保证的一部分，这些对话可能会在诉讼中被发现，而任何对所发生事情的考虑不周的推测，都可能会在以后为自己辩护时造成不必要的困难。

对于如何处理显示器上拷贝打印件和条形图存在一些争议；它们应该被放在患者的病历中，附在质量保证报告中，保存在其他地方，还是丢弃？如果只是将打印件放在某些病历中，则可能会存在为何将打印件放在病历中的质疑。如果数据附于质量保证报告内，则在法庭上，在不公布有关病例的全部质量保证文件的情况下，法庭不会接受这些打印件作为支持你的证据。丢弃数据将妨碍质量保证过程，质量保证是为了确定发生了什么，以及需要进行哪些（如果有的话）改进以避免将来发生类似事件。在执行医院或科室政策之前，你应该咨询风险管理人员和律师。

与患者家属沟通

当手术室发生严重危机时，有必要通知患者和（或）家属或监护人。现在有一种发展趋势，要求患者和家属需被告知不良事件和可能发生的治疗错误。联合委员会（The Joint Commission）（www.jointcommission.org）、国家患者安全基金会（National Patient Safety Foundation）（www.npsf.org）、退伍军人健康管理局（Veterans Health Administration）等机构就这一问题通过了相关的政策和准则[31]。尽管在这个问题上仍有争议，但对影响到治疗或结果的错误进行披露目前已经被广泛接受。Souter 和其同事在 2012 年发表的一篇综述文章对这些问题进行了很好的概述。其他几篇文章提供了如何向患者或家属告知坏消息的指导[32-36]。虽然你可能永远不必向患者或家属告知与麻醉治疗有关的死亡或严重伤害，但这些处理原则不仅适用于重大灾难，而且适用于各种意外情况。几乎所有的麻醉专业人员都需要与患者或家属讨论一些不太严重，但仍然不希望发生结果（如门诊手术后非预期的住院，或非预期的入住 ICU）。

已经有几种已知的不良事件告知模式，不同机构使用的模式可能不同。这些模式包括（a）由该机构的一名人员——通常是一名风险管理人员——与相关临床医师共同负责所有的信息告知；（b）有一个告知专家小组帮助临床医师；（c）培训许多临床医师成为信息告知专家；（d）即时告知指导，由告知专家预先指导后再由相关临床医师进行信息告知[37]。如果你的机构有这些资源，应尽可能加以利用。然而根据我们的经验，在事件发生后麻醉医师和患者或家属之间进行初次接触时，并不总是能够及时得到风险管理人员或指导人员的帮助。无论采用何种告知模式，只要有可能，麻醉专业人员和外科医师应该一起与患者或家人沟通，这一点非常重要。实际上，当患者还活着但病情严重时，这是很难做到的，因为当麻醉专业人员可能还在忙于稳定患者病情或运送患者时，至少一名高年资外科医师已有时间与患者或家属沟通。如果外科医师可以等到你有空的时候，这是最理想的。如果外科医师或其他人已经与患者或家属讨论过情况，你应该尽快和他们进行交流。这将使你有机会比别人更准确、更彻底地解释与麻醉有关的问题，并允许你（重新）与患者或家属建立关系，以便就患者的状况和所发生的情况进行讨论。

在与患者和家属讨论病例时，概述目前为治疗患者而采取的措施。再说一遍，把你所知道的事实告诉患者和家属，而不是可能发生了什么的猜测。正如 Bryan Liang（医学博士、哲学博士、法学博士）所说：

> 告知的内容和所有与患者和（或）家属的讨论都应该是客观的。描述性方法非常重要，因为卫生保健实体通常尚未完成完整的系统评估。因此，关于错误的任何结论往好的方面说是不成熟的，往坏的方面说会产生误导，而且承认错误，它们可能会带来负面的法律后果[37]。

如果事件的最终解释已经明确，可以就此事进行沟通（例如：本书一位作者的例子，在行心脏手术再次胸骨切开术时，摆动式胸骨锯横断了主动脉，尽管努力抢救但患者还是死亡——当时发生了什么毫无疑问）。更常见的情况是，即使你可能会怀疑一个原因，它的可能性仍然不确定。在这种情况下，在陈述所发生的事实后，让患者和（或）家属知道，目前正在仔细分析情况，并解释在一般情况下这种问题是如何进行分析的，将在分析过程中继续与他们沟通[37]。你可以通过你对事实的解释来纠正患者或家属可能有的任何误解，但不要把你的解释弄得太复杂。

对于如何表达同情或悲伤（例如："我们很抱歉这事发生在您身上"）存在一些争议，因为在不同司法管辖区，这类声明具有法律复杂性。同情和悲伤的一般性表达可能是正确的，而具体表达个人遗憾或悲伤可能就有问题的。截至 2011 年，已有 36 个司法管辖区通过了法律，以防止在法律上单独受理用于针对临床医师的悲伤陈述（例如，同情或仁慈）。过失陈述仍可用在法庭上。几个州也同样在法律上保护道歉声明本身，不让其在诉讼中被用于针对临床医师（参见 http://www.ncsl.org/issues-research/banking/medicalliabilimedical-malpractice-laws.aspx）。你可能希望能确定在你执业的地方有关这些事项的相关法律。

无论事件发生后首次与患者或家属沟通的情况如何，你都需要通知各方，包括你的科室、机构（可能是风险管理）和保险公司。如果你在大学教学医院、大型的综合性医院、独立的医院或私人诊所，这些地方的法律情况可能有很大差别。如果你是一名个人执业医师，并非受雇于医院或外科手术中心，你仍须以专业人员的身份对该机构承担一定责任。你应该充分了解你、你的科室和医疗机构之间的法律关系。

质量管理报告系统

因为事件通常有系统原因，同样的事情很可能再次发生在其他人身上，只有系统运作方式发生改变，才有可能产生广泛而持久的有益影响。分析事件和改变系统超出了参加危机处理中每一个麻醉专业人员或工作人员的范围和能力。适用于病例的事件报告和分析系统也有所不同。麻醉科需要有内部质量保证和质量改进计划。他们通常还会在一个关于发病率和死亡率（M&M）的保密会议上讨论疑难病例。

因此，在发生任何重大事件后，你应该完成你所在部门的标准质量保证报告，并附上麻醉记录单的复印件和你在病历中写下的任何病程。这将确保你和你的同事能够在质量控制会议上彻底审查病例中的事件。确保所有质量保证材料都贴有“机密质量保证文件”的标签。不要与家人分享这些机密文件或信息；它们的存在完全是为了评估和改善患者的管理。

你应该向保密或匿名的外部不良事件报告系统提交报告。每个国家可能有一个或多个不良事件报告的系统，例如：德国的保密不良事件报告系统已经建立了 4 年多——https://www.cirs-ains.de/）。在美国，一个允许保密或匿名报告的系统从 2011 年起开始由麻醉质量研究所（AQI）管理运行，即麻醉不良事件报告系统（AIRS-https://www.aqihq.org/airs/airsintro.aspx）。因为 AQI 是根据 2005 年《患者安全与质量改进法案》（《患者安全法》）建立的一个有联邦资质的患者安全组织，所以向 AIRS 的报告在诉讼中不会被披露。

围术期灾难事件后麻醉专业人员的心理压力治疗

管理一个遭受围术期灾难事件的患者，可能会造成很大的心理压力。在某些情况下，心理压力会降低你的表现能力，会对你的身心健康产生负面影响[38-39]。可能发生与创伤后应激障碍类似的症状。尽管调查结果表明大多数麻醉医师在严重不良事件发生后立即恢复了临床工作[38]，但我们建议，除非急诊患者治疗需要，否则你应该坚持让其他人完成本来分配给你的其他患者的麻醉工作。即使有急诊需要你立即处理，你也应该让科室其他人员一有空时就来替换你。记住，其他患者应该得到麻醉专业人员的所有关注。

麻醉住院医师或实习麻醉护士在严重事件发生后可能需要特别注意，不管他们是否负有责任。危机事件发生时他们经常被安排到一边，让更有经验的人来处理危机。但他们可能会过早地通过这个事件判断他们是否适合做麻醉工作。主治或者高年资医师应留意严重不良事件或患者死亡对学生的影响。使用“危机事件心理压力治疗”或“心理总结汇报”（一种不同于临床总结汇报的心理治疗方法）进行预防性治疗的效果仍存在争议。当将这些技术用于创伤事件的主要和次要受害者时，基于随机对照试验的循证综述并没有显示出任何好处——或者确实暗示了一些有害的风险[40]。尽管其他综述[41]认为这些研究和系统综述都存在缺陷，并质疑了其得出的“不推荐预防性治疗”的结论，但目前的共识是不需要立即进行心理总结汇报。

如果参与手术室灾难事件的麻醉专业人员和手术室的其他人员需要短期或长期的心理治疗，可以通过麻醉科的科室主任或单位的医务处同事或风险管理人员获得。如果你需要，这些办公室的工作人员或你自己的保险公司或律师也可以帮助你寻求心理专家咨询。

参考文献

1. Billings CE, Reynard WD. Human factors in aircraft incidents: results of a 7 year study. Aviat Space Environ Med 1984;55:960-5.
2. Ruffell-Smith H. A simulator study of the interaction of pilot workload with errors, vigilance, and decisions. (Technical memo 78482) Moffett Field, Calif: NASA-Ames Research Center; 1979.
3. Howard SK, Rosekind MR, Katz JD, Berry AJ. Fatigue in anesthesia: implications and strategies for patient and provider safety. Anesthesiology 2002;97:1281-94.
4. Smith-Coggins R, Howard SK, Mac DT, et al. Improving alertness and performance in emergency department physicians and nurses: the use of planned naps. Ann Emerg Med 2006;48:596-604 604 e1-3.
5. Rall M, Gaba D, Howard S, Dieckmann P. Human performance and patient safety. In: Miller R, Eriksson L, Fleisher L, Wiener-Kronish J, Young W, editors. Miller's anesthesia. 7th ed. Philadelphia: Churchill Livingstone; 2010.
6. Aeronautical decision making. Advisory circular number 60-22. Washington, DC: Federal Aviation Administration; 1991.
7. Keyser L. Apollo experience report: The role of flight mission rules in mission preparation and conduct (NASA TN D-7822). Washington, DC; 1974.
8. van Klei WA, Moons KG, Rutten CL, et al. The effect of outpatient preoperative evaluation of hospital inpatients on cancellation of surgery and length of hospital stay. Anesth Analg 2002;94:644-9 table of contents.
9. Stone M, Dismukes K, Remington R. Prospective memory in dynamic environments: effects of load, delay, and phonological rehearsal. Memory 2001;9:165-76.
10. Dieckmann P, Reddersen S, Wehner T, Rall M. Prospective memory failures as an unexplored threat to patient safety: results from a pilot study using patient simulators to investigate the missed execution of intentions. Ergonomics 2006;49:526-43.
11. Loukopoulos L, Dismukes R, Barshi I. The multitasking myth. Farnham, England: Ashgate Publishing Limited; 2009.
12. Neily J, DeRosier JM, Mills PD, et al. Awareness and use of a cognitive aid for anesthesiology. Jt Comm J Qual Patient Saf 2007;33:502-11.
13. Harrison TK, Manser T, Howard SK, Gaba DM. Use of cognitive aids in a simulated anesthetic crisis. Anesth Analg 2006;103:551-6.
14. Burden AR, Carr ZJ, Staman GW, Littman JJ, Torjman MC. Does every code need a "reader"? Improvement of rare event management with a cognitive aid "reader" during a simulated emergency: a pilot study. Simul Healthc 2012;7:1-9.
15. Ziewacz JE, Arriaga AF, Bader AM, et al. Crisis checklists for the operating room: development and pilot testing. J Am Coll Surg 2011;213:212-7 e10.
16. Arriaga AF, Bader AM, Wong JM, et al. Simulation-based trial of surgical-crisis checklists. N Engl J Med 2013;368:246-53.
17. Gaba DM. Perioperative cognitive aids in anesthesia: what, who, how, and why bother? Anesth Analg 2013;117:1033–6.
18. Augoustides JG, Atkins J, Kofke WA. Much ado about checklists: who says I need them and who moved my cheese? Anesth Analg 2013;117:1037–8.
19. Goldhaber-Fiebert SN, Howard SK. Implementing emergency manuals: can cognitive aids help translate best practices for patient care during acute events? Anesth Analg 2013;117:1149–61.
20. Tobin JM, Grabinsky A, McCunn M, et al. A checklist for trauma and emergency anesthesia. Anesth Analg 2013;117:1178–84.
21. Marshall S. The use of cognitive aids during emergencies in anesthesia: a review of the literature. Anesth Analg 2013;116:1162–71.
22. Chu L, Fuller A. Manual of clinical anesthesiology. Philadelphia: Lippincott Williams & Wilkins; 2011.
23. Gawande A. The checklist manifesto: how to get things right. New York: Metropolitan Books; 2009.
24. Atlee JL, Bernstein AD. Cardiac rhythm management devices (part II): perioperative management. Anesthesiology 2001;95:1492-506.
25. Cooper JB, Long CD, Newbower RS, Philip JH. Critical incidents associated with intraoperative exchanges of anesthesia personnel. Anesthesiology 1982;56:456-61.
26. Weinger MB, Herndon OW, Gaba DM. The effect of electronic record keeping and transesophageal echocardiography on task distribution, workload, and vigilance during cardiac anesthesia. [see comments] Anesthesiology 1997;87:144-55 discussion 29A-30A.
27. Tenney Y, Adams M, Pew R, Huggins A, Rogers W. A principled approach to the measurement of situation awareness in commercial aviation. (NASA contractor report 4451) Washington, DC: National Aeronautics and Space Administration; 1992.
28. Haig KM, Sutton S, Whittington J. SBAR: a shared mental model for improving communication between clinicians. Jt Comm J Qual Patient Saf 2006;32:167-75.

29. De Keyser V, Woods D. Fixation errors: failures to revise situation assessment in dynamic and risky systems. In: Colombo A, Saiz de Bustamonte A, editors. Systems reliability assessment. Dordrecht, The Netherlands: Kluwer Academic Publishers; 1990. p. 231-51.
30. Cooper J, Cullen D, Eichhorn J, Philip J, Holzman R. Administrative guidelines for response to an adverse anesthesia event. J Clin Anesth 1993;5:79-84.
31. Souter KJ, Gallagher TH. The disclosure of unanticipated outcomes of care and medical errors: what does this mean for anesthesiologists? Anesth Analg 2012;114:615-21.
32. Buckman R. How to break bad news: a guide for health care professionals. Baltimore: The Johns Hopkins University Press; 1992.
33. Iverson K. Grave words: notifying survivors about sudden, unexpected deaths. Tucson: Galen Press; 1999.
34. Bacon A. Death on the table. Anaesthesia 1989;44:245-8.
35. Bacon A. Major anaesthetic mishaps – handling the aftermath. Curr Anaesth Crit Care 1990;1:253-7.
36. Full Disclosure Working Group. When things go wrong: responding to adverse events. Boston: Massachusetts Coalition for the Prevention of Medical Errors; 2006.
37. Liang BA. A system of medical error disclosure. Qual Saf Health Care 2002;11:64-8.
38. Gazoni FM, Amato PE, Malik ZM, Durieux ME. The impact of perioperative catastrophes on anesthesiologists: results of a national survey. Anesth Analg 2012;114:596-603.
39. Martin TW, Roy RC. Cause for pause after a perioperative catastrophe: one, two, or three victims? Anesth Analg 2012;114:485-7.
40. Rose S, Bisson J, Churchill R, Wesley S. Psychological debriefing for preventing post traumatic stress disorder (PTSD). Art. No.: CD000560 Cochrane Database Syst Rev 2002;2002:1-45.
41. Hawker D, Durkin J, Hawker D. To debrief or not to debrief our heroes: that is the question. Clin Psychol Psychother 2011;18:453-63.

第3章
麻醉危机资源处理的教学

刘敏于　周萍　译　张鸿飞　黄建宏　校

本书力图阐述临床麻醉中麻醉危机资源处理（anesthesia crisis resource management，ACRM）的学习与教学原则。虽然书中可以总结其原则，甚至通过单一示意图简单表明，但熟练掌握这些技能仍需要通过各种动手操作练习。有些练习可在真正的患者治疗时进行。注重团队合作和及时决策的原则几乎适用于所有临床病例，即使一切进展顺利。事实上，对于临床日常工作而言，问题可能并不在于缺乏实践，而在于常规工作会使人逐渐放松警惕。也许除了那些在战场附近、繁忙的创伤诊治中心或收治大量异常疾病患者的环境中实施麻醉时较易出现问题，其他地方的常规麻醉病例则较少出现问题。因此，危机处理的诸多知识可能因为发生率较低而变得生疏，需要采取特殊方法以应对这种自然趋势。

那么，我们应该如何组织 ACRM 技能的教学工作呢？首先，有许多方式可以熟悉 ACRM 的原则，该内容在第 1 章和第 2 章中有详细描述。熟悉不仅意味着知晓这些原则或能回答与之相关的选择问题，更意味着在讨论病例或视频（真实或模拟）时能够解释和识别它们。最后，也意味着在需要时能制定相应的原则。采用各种形式的模拟方法是 ACRM 教学、学习和实践的重要技术，但其并非唯一方法，也不是唯一的入门方法。

ACRM 原则的学习方法

阐明关键点

我们成功使用了一种方法帮助大家更好地熟悉 ACRM 的原则，即使用 ACRM 关键点列表，但并没有描述每个关键点的含义或其分组。我们给小组每名成员一个 8.5 英寸 ×11 英寸厚的层压板，上边印有不同的关键点。要求每人给大家描述该关键点的含义，就像向初学者解释一样。然后讲师和小组会对个人要求提供更多信息，集体讨论关键点及各点间的联系，同时针对关键点和讨论中提出的问题间的关系进行探讨。时间允许时小组所有成员参加讨论和（或）讨论尽可能多的关键点。

在“触发视频”中识别并讨论 ACRM 的关键点

“触发视频”一词是指用来触发有关特定问题讨论的视频，通常是针对那些具有明显情感成分的问题。触发视频可以为特定目的而制作。根据我们的经验，可以由经验丰富的模拟团队使用现有视听资源制作有效的触发视频，无需太多的剧本或演员。部分已完成的触发视频可从在线医疗保健教育资源下载，如美国医学院协会（Association of American Medical Colleges，AAMC）运营的 MedEd Portal（AAMC—https://www.mededportal.org/）。此网站对公众免费，只需注册即可。我们小组关于术中心脏停搏的触发视频可在该网站获得（https://www.mededportal.org/publication/7826）。

也可使用商业电影或娱乐视频作为触发视频，例如：过去 24 年多的时间里，我们使用了公共广播系统的 NOVA 电视节目（“为什么飞机会坠毁”）的一个片段，该片段重现了经典客机失事（美国东方航空公司，401 航班）时驾驶舱内发生的事情。

我们的同事，欧洲模拟教学机构的 Peter Dieckmann 博士和 Marcus Rall 博士特别推荐使用好莱坞电影片段作为模拟视频。根据其建议，我们经常使用电影《怒海争锋：极地远征（Master and Commander：The Far Side of the World）》（2003 年，20 世纪福克斯，米拉麦克斯电影，环球影城）的开场白决策系列，来引发危机资源处理（crisis resource management，CRM）问题的讨论，或者作为示范性总结汇报的角色扮演的基础。

使用这些触发视频作为学员识别 CRM 要素的工具并将其应用于医疗卫生具有一定优势。一般而言，学员可能来自医疗卫生各个领域，均非医学电影领域的专家，这就使得每个人均处于平等地位。这种方法还强调了 ACRM 的关键点实际上是关于人类行为的基本问题，因而适用于所有人。

无论触发视频的来源或类型，如何准确使用至关重要。正如触发视频的定义，不能仅播放视频；讲师必须通过影片激发学员识别和讨论与培训学习目标相关的表现的关键因素。促进模拟总结汇报的技术和流程也同样适用于促进对触发视频的讨论。

触发视频的一个重要用途是可用来说明后见之明偏见（译者注：事后诸葛亮）的问题。这种普遍存在的人类偏见意味着一个人对某种情况感知或分析会受到已经知道其结果的强烈影响；这有时被称为“我一直都知道”的现象。即使人们试图避免，事后偏见也非常难以预防或忽视，因此，最好在不知道最终结果的情况下提出问题。在观众知道结果之前暂停视频，观众可以根据当时已知的情况讨论主角的决定和行动。而如果在不停顿的情况下观看同一视频，事后偏见的可能性显而易见。第 4 章将更全面地讨论模拟场景的总结汇报中的事后偏见问题。

用三栏目技巧分析真实或模拟病例

我们经常使用的另一种方法是将感兴趣的病例分为三类进行分析：(a) 医疗 / 技术问题；(b) 使用或不使用 ACRM 关键点的病例；(c) 各种各样的系统问题是事件发生的根本原因，或者是防止错误或失败的基于系统的机制。通常我们将每类问题作为标题列在白板上。在叙述病例的视频暂停时，针对前面的病例部分所观察到或启发的每一个栏目问题的相关因素进行讨论。该方法的关键是帮助学习者了解医疗 / 技术决策和这些决策所导致的行动之间的相互关系，以及 CRM 问题与其所影响的组织和系统之间的相互关系。这些相互关系往往解释为什么人们会这样做，或发现可能最有效地防止此类不良事件再次发生的措施。

该技巧同样适用于分析模拟场景或真实病例，如发病率和死亡率会议或交流临床“惊心动魄的故事”。无论病例是否有视频，均可以使用三栏目技巧。

模拟在 ACRM 教学中的作用

本章前面部分说明，模拟对于 ACRM 教学并非绝对必要。当无法使用模拟方法教学时，积极促进讨论是促使个人参与了解这些原则的有用方法。尽管如此，24 年以前，特别是在开发基于模拟教学方法方面，我们将 CRM 的航空模式应用于医疗卫生[1-3]。作为 ACRM 优化学习和实践的核心技术，我们认为模拟技术具有巨大的优势[4]，包括：

- 强迫学习者去做，而非只说不做。
- 允许在一个可控的、心理安全的环境中练习。
- 允许挑战行为方面的问题，如沟通或领导、追随及医疗 / 技术方面。
- 允许结合同行和专家的反馈意见进行自我反思。
- 允许团队成员讨论超出患者真实情况的治疗内容。
- 允许讨论各个层面的问题。

在更全面讨论模拟时，记住它是一种“获取知识和技能的手段，而不是能直接用于解决问题的科技”至关重要[5]。适用于 ACRM 的模拟方法可通过许多存在差异但互补的方式进行，其中部分方法不需要任何技术。因此，需要考虑各种“形式”的模拟，各有利弊。挑战麻醉专业人员决策的模拟，在需要很少甚至不需要道具或技术的情况下即可进行。口头模拟比如询问“如果……你会做什么”，也是一种方法。几十年来，这种口头模拟和提问已经成为专业委员会认证考试的重要组成部分。口头模拟方法的一个改进是使用适用于智能手机或平板电脑的应用程序，可以显示并更改的波形和数字，就像在生理监视器上一样。口头模拟方法的一个缺点是，许多人只能动口不能动手。给其提供这些信息时能意识到问题所在，但当有许多其他事情需要处理时，就不会像收集线索那样，敏感地根据提示做出理性反应。

另一种关注 ACRM 行为技巧的低技术含量方法是角色扮演。参与者在扮演自己或其他团队成员或讲师的角色时彼此间相互交流。互动的目的是探索和挑战参与者在设定场景中会说的话，而不是简单地描述他们认为应该说什么，例如：建议怎样更好地与外科医师交谈是一回事，而与外科医师扮演者“表演互动”则是另一回事。正如本书前文所述，词汇选择、说话方式和语调对于与其他团队成员良好互动均至关重要。角色扮演对于专业人士（包括团队成员、其他科会诊医师、患者或家属）之间的互动训练非常有用。

目前有许多模拟器可以通过标识为“屏幕上的模拟器”或“微模拟器”来使用。这些类似于电脑游戏或程序，如备受推崇的微软飞行模拟器，通过鼠标、操纵杆或特殊输入等设备相互作用，在电脑屏幕上模拟真实世界的诸多方面。这些模拟器可充分展现部分实际情况，包括监测波形、照片、动画或患者视频。尽管团队可能会使用屏幕模拟，并可以与角色扮演练习相结合，但在团队成员之间的直接互动方面用处不大。

新兴的模拟方式是在线多玩家虚拟世界。在这里，每个人均可以有一个“阿凡达化身”，共同位于计算机屏幕上所呈现的单个虚拟环境中。化身可以在虚拟世界中行动，并且与其他虚拟化身进行交流（有时仅通过文本消息，但通常通过语音）。原则上，这样的虚拟世界可以将屏幕模拟器与团队合作结合在一起。优点包括降低成本，团队成员不需要位于同一物理空间（原则上可以位于“地球的任何角落”）。截至 2014 年初，医疗卫生领域已经出现了一些虚拟内容，许多仍处于初级阶段，且目前还不确定它们能否提供 ACRM 培训所需的临床挑战和互动性。未来这些技术会进一步改进，并成为其他模拟方式的重要辅助手段。

模拟的最终目标将是几近逼真的虚拟现实，这种技术将创造与现实世界无法区分的体验。当前虚拟现实的形式，一种是具有头戴式显示器和数据手套等设备的系统（可提供强大的“沉浸式”，但互动性有限），另一种是计算机增强虚拟环境，拥有多个大型高分辨率显示器，通常占据房间的几面墙。后一种方法允许多名玩家同时沉浸在虚拟和现实世界中。将现实世界中的参与者（可能配有模拟人和临床设备）与虚拟世界中的参与者、“场景”或工具相结合，称为混合现实模拟。也许在将来，这样的虚拟体验可能会应用于某些 ACRM 模拟，因为 ACRM 模拟很难用其他方式来完成。

应用基于模拟人的模拟和临床设备的物理模拟

基于模拟人的模拟培训系统是最常用于教学、实践和磨炼 ACRM 技能的方式。计算机化的模拟人，可以模拟许多生理指标（例如：呼吸音、心音、可触摸的脉搏等）且允许进行各种实际操作（例如：气管插管；静脉注射药物），并与真实的临床设备（例如：麻醉机）连接，向所有人员呈现真实的场景。ACRM 培训场景通常选择针对出现医疗和技术问题时如何作出决策并采取针对性措施（通常是严重事件但不常见，如过敏反应、MH 和心肌缺血），以及处理人际交往和团队管理方面的挑战。这种模拟培训形式力图将临床工作中的有形因素与 ACRM 的核心内容，即挑战动态决策和行为技能相结合。这些都要以付出人力、物力、效率和真实性为代价来得到。塑料模拟人并不能很好地替代人类，并非所有干预措施均能像在真正的患者身上那样实施。把手术室团队都叫在一起培训理论上比较难。即使与教师同盟的角色扮演者进行模拟训练，也费用较高且很难实现。部分基于模拟人的模拟训练可以在真实的患者治疗区域进行（例如：手术室），但其他模拟训练则应尽可能在独立的模拟培训中心完成，这本身就需要较高费用。尽管如此，还是有许多地方为麻醉专业人士提供类似 ACRM 的模拟培训。我们也进行这种培训，我们将用恰当的词汇来描述这种培训，并讨论为此目的使用这种培训可能出现的各种问题。

选择，选择，再选择

模拟领域非常多样化。即使将其缩小到使用基于模拟人的培训范围来关注 ACRM 的关键点（而不仅仅关注病例的医疗 / 技能问题），讲师仍有诸多选择。

单一学科还是联合团队？

如何选择取决于培训对象究竟是来自单个科室——比如麻醉学专业——或是团队成员来自多个科室和多个领域，这些团队由一起工作或可能一起工作的人员组成。每种方法均有利弊（表 3-1），相

表 3-1　单一学科与联合团队培训模式的优缺点

方法	优点	缺点
单一学科	可以在非麻醉人员的角色中使用剧本台词比较随意的角色扮演者（同盟）进行模拟，从而提供适当的个人间、团队间的互动交流 可以专注于麻醉专业人员最重要的问题 只有麻醉专业人员，组织工作更简单 允许非麻醉专业人员参与表现一系列行为	不是训练真实的团队作为一个团队整体合作工作 非麻醉人员收获明显减少（单一学科课程对其他专业人员的学习帮助不大）
联合团队	训练团队整体协作 利用团队培训改变现实中的安全文化 促进从非麻醉专业角度发现问题；允许学科交叉训练	要同时召集整个团队，组织工作比较复杂 可能无法同时满足每个学科的需求 参与者仅能体验在场人员的性格和表现

辅相成，理想情况下应对团队所有成员进行单个专业培训，定期组织团队培训作为补充。

在哪里进行模拟训练？专门的模拟中心或临床现场？

模拟不一定要在精心设计的模拟中心进行，可以就地完成，即在临床工作场所即可进行。对于 ACRM，这些地点可以是诊室、手术室、PACU 或 ICU，唯一需要的专用场地是不使用时可以存放模拟人的地方。即使拥有专门的模拟中心，也必须决定是在模拟中心还是在临床现场进行模拟训练，因为每种方法各有优缺点，如表 3-2 所示。

理想情况下，部分训练应在专门的模拟中心进行，以利用其可控、隔离、中立的环境；另外一部分模拟训练则应在临床现场进行，可得到在真实环境训练及检查可能的辅助系统的益处。

是让参与者按计划参加模拟培训，还是给他们“突然袭击”？（特别是原位模拟）

模拟培训可以按照预先计划进行。这种情况下每个人均知道将

表 3-2　专用模拟中心与原位模拟的优缺点

方法	优点	缺点
专用模拟中心	组织工作简单 包括视听系统在内的场景控制相对容易；可提前布置 参与者与临床工作完全隔离开来 “接近真实环境”——并非真实临床环境，也存在参与者记忆与不良习惯 可使用过期或模拟药物治疗，或重复使用，降低费用	需要参与者步行前往模拟中心（离开患者治疗区） 并非真实的治疗—缺乏系统探测真实环境的不足之处
原位模拟	真实治疗区，环境熟悉也知道可能出错的地方，有助于探测系统问题 具有与实际工作一致的临床设备和流程保证 不需要参与者移步其他地方即可实现	可行性及组织工作难度增加；较难提前布置；因为病区里实际临床工作，可能需要取消或中止模拟 环境的可控性有限，包括视听系统不理想 参与者易更容易被叫回到临床工作 实际临床用品使用导致费用增加

在某个日期和时间进行模拟练习，且属于训练。相反，也可以对临床工作人员团队进行突然袭击的模拟。模拟演练可以安排在如手术室或儿科急症监护病房这种地方，像真的发生紧急情况那样进行呼救。此时参与者并不知道这是一次模拟演练，直至其到达演练的房间才知道。突然模拟演练也可在专门的模拟中心进行，尽管所在场所会降低参与者的意外感。突然模拟演练的主要优点是急救小组可在患者床旁及时集结，尤其是在进行原位模拟时。此类突然模拟演练最常用于模拟心脏停搏或快速反应团队呼唤。进行系统测评时，这种参与者毫无准备与原位模拟可以很好地结合，以识别特定地点或特定团队的患者管理的整体组织和文化与临床环境交互的方式，发现在处理具有挑战性的临床问题时导致成功和失败的因素。有时

间事先考虑时，系统出现的问题相对容易解决或处理。当所有事情意外发生时，隐藏的问题就会暴露出来。

原位模拟演练也可用于检测新的临床设施是否准备好可以开始真正的患者管理，以及发现和帮助纠正设施的系统和操作流程的问题。同时，模拟教学可帮助培训人员适应新环境。

每个人均应在模拟中扮演自己的角色吗?

单一学科模拟教学中，其他临床角色可能由演员扮演，而这些演员可能是该领域的临床工作人员，他们被雇用或自愿扮演剧本中的角色。演员根据讲师要求表演时被称为“同盟”，他们与讲师一起工作。有时要求课程参与者在演练中扮演同盟，例如：在 ACRM 模拟课程中，学员轮流扮演外科手术人员角色，其并不了解实际情况，任务是协助团队的外科医师（通常由麻醉医师导师扮演）假装手术。该外科手术人员能从外科团队成员的角度获得事情发展的信息，同时观察并听到手术台另一侧麻醉专业人员所发生的点点滴滴。在 ICU 或病房，麻醉专业人员可能会被要求扮演 ICU 护士，评估患者并执行医嘱，从而获得护理人员的执业感受。

饰演剧本角色时，我们有时会要求同盟演员比平时少一些机敏或独立，以便让麻醉专业人员在做出反应、决策和领导时承担更多压力。演练中外科医师通常全神贯注于手术，对麻醉或医疗问题并不十分熟悉。当然，剧本并不代表这些职业中的最佳表现，但也属于临床常见表现；如果与其他人员是非常博学且乐于助人的相比，这些剧本对于麻醉专业人员的参与者更具有挑战性。

ACRM 培训场景的特点

为了对 ACRM 培训有用，而不仅仅是与学习特定临床或心理运动技能相关的“训练和实践”，模拟场景通常有特殊要求，具体如下：

- 需要团队合作。无论是由真正的临床工作人员（联合团队训练）还是由同盟扮演角色，临床团队的其他成员充分互动。同盟通常是临床工作人员，因为不是本专业人员，不管其有多么熟练，通常缺乏足够的专科知识来充分发挥自己的能力，足以应对在具有挑战性的场景中可能出现的各种临床问题或讨论。

- 存在人际关系的挑战。无论是在团队间固有的自然互动，还是作为特定的学习目标编写的，多数场景需要处理人际关系问题，无论是临床团队成员之间、与患者之间，还是与患者的家属或朋友之间。
- 通常的治疗方法不足以解决问题。特别是对于住院医师和经验丰富的临床医师，模拟场景通常情况下，平时采取的行动要么不可行，要么不会成功。最糟糕的情况比较常见，迫使临床医师不仅要考虑“A 计划”甚至需要“B 计划”，而且要灵活考虑并执行“C、D、E 计划”等。
- 单一诊断或病因并不明显。模拟的益处在于可了解事件发生的真正原因（不像现实病例，真正的发病原因往往不清楚）。然而，许多模拟场景通过混淆信息提示存在几种可能性。附加的混淆或错误信息的命名分类相当古怪，这个命名法来源于英语口语“红鲱鱼”，其分类定义见表 3-3。
- 模拟场景涵盖各种问题。部分主要是关于技术和环境方面，如电源、氧气或设备故障；部分可能涉及伦理方面。其他涉及需要不

表 3-3 模拟情景中附加信息的类别（“鲱鱼”*）

分类	定义	举例
红鲱鱼（错误信息）	与患者实际问题完全无关的信息	主动脉瘤破裂患者，有鼻窦炎病史
绿鲱鱼（混淆信息）	可能与患者实际问题有关但不是实际原因的信息	恶性高热患者，发热（阑尾炎），甲状腺功能亢进史，接受腹腔镜手术（CO_2 气腹）
蓝鲱鱼（提示信息）	提供给参与者帮助他们解决问题的信息	恶性高热患者；外科医师说“患者下肢似乎有点僵硬”

* 术语“红鲱鱼”一词是指错误信息，至少可以追溯到 19 世纪初。20 世纪 90 年代中期，我们小组将“绿鲱鱼”一词用来表示看似合理的混淆信息。2012 年，从事模拟教学工作的 Haru Okuda 博士提出“蓝鲱鱼”的定义，用来表示提示信息

常发生但需特殊处理的临床状况（例如，心脏停搏）。像 ACRM 这样的全天模拟课程中，通过具有不同程度的挑战的案例组合可以提高学习效率，同时趣味性增加。

创造一种重要的真实性

我们告知学员目前没有任何模拟系统可以包含现实生活中的所有元素。我们使用塑料模拟人代表患者。采取部分捷径方法，能够在一天内完成 4 ～ 5 个病例，或者并不是所有药物都是真实药物。根据经验，一旦创造一个合理真实性且参与者的临床经验可以派上用场，我们让参与者暂时相信这一切都是真的的指示，以及向他们提出的问题解决的动态挑战，足以让其相信这是真实的并按照相应方式行动[6]。我们仅向至少有 2 个月以上麻醉工作经验的人员教授 ACRM，这有助于创造一种真实感。

ACRM 课程的特点

ACRM 的原则可通过不同模拟方式进行教学，课程简称为“ACRM”或“麻醉危机资源处理”，世界各地均有开展。2013 年 1 月谷歌搜索“危机资源处理”结果显示有 940 万条信息，其中“麻醉危机资源处理”占 250 万条。

我们已明确阐明了 ACRM 的核心原则，这也是通过模拟教学方法开展 ACRM 的基础（http://med.stanford.edu/VAsimulator/acrm/criteria.html）。经验总结如下：

- ACRM 课程包含临床模拟场景和总结汇报（通常先于其他模块进行）。这些形式包括关于 ACRM 关键点的交互式讨论、观看和讨论触发视频、使用三栏目技术分析案例（见本章前述内容）及熟悉模拟中心和模拟器。
- 我们的 ACRM 课程通常持续 8 ～ 9 小时。4 ～ 5 名参与者（不少于 3 名），他们被安排在不是“夜班后”的时间，因此可以在不过度疲劳的情况下集中注意力。我们通常使用 2 ～ 4 名讲师，保证较高讲师与参加人员比率。所有讲师均为麻醉学临床专家，具有模拟教学和总结汇报方面的专门知识和培训能力。

- 针对住院医师的经典 ACRM 课程是麻醉科住院医师的单学科课程（见本章前述内容），每次课程均在临床麻醉培训的同一年内进行。我们通常在秋季（9 月～ 12 月）为一年级的临床麻醉住院医师（CA1）提供 ACRM 课程，以便尽早灌输 ACRM 的关键内容。第二次及第三次 ACRM 课程则从 12 月至次年 6 月。对于即将毕业的三年级临床麻醉住院医师（CA3），准备从住院医师转型到“最终决策者”变得至关重要。每次 ACRM 课程的基本框架相同，但模拟场景更复杂，更高级别课程中涉及更多的亚专科麻醉情况。不同的教学形式被运用到 ACRM 课程的每个阶段。ACRM 的原则也被整合进为住院医师开设的其他模拟课程中。对于有经验的人员，ACRM 按照与住院医师培训相似的方法，选择和设计与参与者经验相符的场景。
- ACRM 课程中每个模拟场景需要 20 ～ 40 分钟，每个模拟场景后有 30 ～ 40 分钟的总结汇报。参与者在全天的模拟情景中轮流扮演不同角色，可能扮演主要麻醉医师的角色（“处境尴尬的位置”）或“第一到达的响应者”——在场景中被隔离的参与者，模拟演练中讲师决定可以提供帮助时，会对主要麻醉医师的任何求助予以响应。第一到达的响应者并不知道发生了什么，就像临床医师跑进来帮助同事一样。轮换的其他角色包括“外科手术人员”，他们协助讲师扮演外科医师进行手术，从而从外科团队的角度看待事情的发展，也作为“观察人员”在豪华的总结汇报室通过实时监控观看模拟训练进展，并可在白板上做笔记以便讨论。参与人员集中总结汇报，因为每个人都看到了相同的场景，但看问题视角不同。
- 总结汇报的重点是激发参与者对 ACRM 中的关键问题及患者安全进行建设性讨论，其中 60% 或更多强调这些通用原则，40% 或更少强调特定场景中的医疗或技术方面的具体细节（这些百分比因模拟场景和小组不同而不同）。在总结汇报中可以有策略地使用模拟现场的视频。

总结汇报

良好模拟场景，特别是如果框架正确并与其他教学形式相关联，可以为自己提供许多学习机会。如果模拟教学之后进行详细总结汇报，则可更进一步地提高学习效果，并可以现实中转化为改善患者管理。ACRM 模拟教学和真实事件之后的总结汇报非常重要，我们将在下一章节重点阐述。

ACRM 有效吗？

ACRM 是否促进临床治疗或改变患者预后？“危机处理”目标的本质决定了回答这些问题非常困难，甚至不可能。虽然 ACRM 的某些方面能很好地转化为日常麻醉管理，但该训练方法的特点是更好地让临床医师做好准备，以应对不经常出现且通常出乎意料的挑战性情况。对此类事件进行前瞻性研究几乎不太可能。此外，这些事件本质多变，病因、挑战和患者潜在特征都不一样。关于麻醉专业人员行为表现方面的前瞻性数据很难获得。虽然电子麻醉记录单使用日益广泛，且可记录大部分真实情况，但无法准确记录这些事情是如何完成或由谁完成。

进行可靠、随机、对照试验，需要随访由数千名麻醉医师麻醉过的成千上万名患者，麻醉医师被随机分为两组：一组需定期进行 ACRM 培训，另一组不需要。正如其他地方所写的[7]，没有财力雄厚的模拟机构愿意投资如此漫长且昂贵的研究。与制药行业不同，模拟行业没有资本机构愿意投资如此复杂的研究。至少在美国也没有一个政府机构，相当于国家癌症研究所（National Cancer Institute），其资金和资助历史可以资助此类复杂的医疗培训干预研究（并非临床治疗措施如化疗方案）。因此，虽然也有类似的医学研究（例如：急救团队的表现）和类似干预措施，如 TeamSTEPPS 的研究，但最终并未能提供有关这些干预措施的 1A 级证据（多个，质量可靠的随机试验）[8]，也没有直接解决 ACRM 的问题，包括患者预后。尽管商业航空行业每年会对飞行员进行模拟和实际飞行过程表现的评估，但他们仍缺乏这样的数据。因此，即使开展研究以确定如何最好地进行 ACRM 培训以及其如何运行是有用的，但世界将继续“用脚投票”决定这种干预是否值得支持。我们知道现状仍有诸多不足。每位麻醉专业人员均知道，作为个人和团队的我们从未做好应对罕见不良事件的充分准备，而通过 ACRM 培训则有合理的方法来处理这些事件。这种培训费用昂贵，但远不及患者丧失生命或重要脏器功能衰竭所付出的代价，也不及临床工作人员因和解或败诉（因麻醉处理不当而提出的诉讼）所造成的经济或心理上的损失。

类似 ACRM 的模拟训练是美国麻醉学资质评定委员会制定的麻醉医师证书资格认证项目第四部分所要求的内容

2010 年以来，获取美国麻醉学资质评定委员会（the American Board of Anesthesiology，ABA）的资质证书，要求必须参加模拟课程，作为通过麻醉医师证书资格认证（Maintenance of Certification in Anesthesia，MOCA）周期的一个组成部分（目前每 10 年一次）[9]。模拟课程必须在美国麻醉医师协会（the American Society of Anesthesiologists，ASA）授权的培训点开展，其课程必须符合 ASA 制定的最低标准。虽然没有直接指定 ACRM，但以下 MOCA 模拟的标准明显来源于已在全球范围得到普及的 ACRM 模拟课程：

- 总授课时间不少于 6 小时
- 积极参与逼真（基于模拟人）的模拟场景
- 场景模拟结束后，导师引导下同行总结汇报
- 困难患者危急场景的处理［至少涉及场景（1）血流动力学不稳定及（2）任何原因引起的低氧血症，包括困难气道的处理］
- 强调团队合作和沟通
- 每位参与者至少有一次机会成为主要负责的麻醉医师（即“处境尴尬的位置”）
- 师生比必须达标，每五名培训学员至少有一名讲师

前两年 MOCA 模拟课程的经验表明，学员们始终认为这种培训比较逼真、有相关性，并可能改变实践[9]。课程期间或结束后，学员必须明确回答他们计划对既往处理方法所做出的改变。课程结束后 30 ～ 90 天，ABA 通过电子邮件询问他们是否已经做出这些改变，以及遇到了哪些问题。ASA 模拟编辑委员会正在对这些数据进行分析，以确定 MOCA 模拟对 ABA 资格认证过的麻醉医师临床工作可能产生的影响。

总结

关于 ACRM 的原则成功用于具有挑战性临床病例的报道比比皆是。我们自己工作中经历过，也听学员及其他 ACRM 导师讲过许多有趣的病例。其中部分病例甚至发生在 3 万英尺的高空，处理急性发病的航空乘客。虽然收集确切证据以说明培训的益处不太可能，但我们坚信，通过 ACRM 培训，确实可以挽救患者的心脏、大脑功能和生命。这种信念对我们的努力是最佳回报。

参考文献

1. Rosen K. The history of simulation (including personal memoirs). In: Levine A, DeMaria S, Schwartz A, Sim A, editors. The comprehensive textbook of healthcare simulation. New York: Springer; 2013.
2. Cooper JB, Taqueti VR. A brief history of the development of mannequin simulators for clinical education and training. Qual Saf Health Care 2004;13(Suppl 1):i11-8.
3. Howard S, Gaba D, Fish K, Yang G, Sarnquist F. Anesthesia crisis resource management training: teaching anesthesiologists to handle critical incidents. Aviat Space Environ Med 1992;63:763-70.
4. Gaba D, Howard S, Fish K, Smith B, Sowb Y. Simulation-based training in anesthesia crisis resource management (ACRM): a decade of experience. Simul Gaming 2001;32:175-93.
5. Gaba DM. The future vision of simulation in healthcare. Qual Saf Health Care 2004;1(Suppl 13):i2-10.
6. Dieckmann P, Gaba D, Rall M. Deepening the theoretical foundations of patient simulation as social practice. Simul Healthc 2007;2:183.
7. Gaba DM. The pharmaceutical analogy for simulation: a policy perspective. Simul Healthc 2010;5:5-7.
8. Zeltser MV, Nash DB. Approaching the evidence basis for aviation-derived teamwork training in medicine. Am J Med Qual 2010;25:13-23.
9. McIvor W, Burden A, Weinger M, Steadman R. Simulation for maintainence of certification in anesthesiology: the first two years. J Contin Educ Health Prof 2012;32:236-42.

第4章 总结汇报

RUTH M. FANNING，DAVID M. GABA
李雨萧　王世玉　译　黄建宏　张鸿飞　校

什么是总结汇报?

在经历具有挑战性事件之后进行总结汇报在医疗模拟领域已经司空见惯，但是在本章中我们所讨论的总结汇报包括对沉浸式事件（真实的或模拟的）的系统讨论。我们将探讨总结汇报的过程以及其在广泛的临床活动和环境中促进反思并影响学习的潜能。尽管总结汇报特别适合于模拟，因为模拟是已知所面临的挑战和学习目标的有计划的训练，但是任何临床事件都可以为反思性学习提供丰富的素材。本章介绍的方法可用于帮助改善患者管理和安全性，巩固临床专业知识，并在任何环境中发现系统问题。

20 多年来，我们一直在磨炼自身总结汇报的能力，本章将介绍我们所学习的内容。虽然我们将提到医疗卫生和许多其他行业人员的工作，但本章主要是阐述作者对总结汇报的观点以及如何进行总结汇报。既不是对总结汇报文献的系统性回顾，也不是详尽介绍所有总结汇报技巧。而是阐述我们认为最重要的概念和问题，并集中解释我们自己的总结汇报方法。

军事中首次提出“总结汇报”（debriefing）一词，即任务结束后需用它来系统地叙述其过程，以便获取信息、总结经验教训[1]，而“简报”（briefing）则是在任务开始前进行的准备工作。商业航空业采用总结汇报的概念用于模拟后讨论。1990 年，我们对航空经验的探索使我们采用这种模拟后总结汇报方法作为从麻醉模拟中获得更多学习知识的主要方法。这种方法随后被广泛应用于其他医疗行业。随后，航空业制定了培训指南，概述了总结汇报的原则，这些指南对从事医疗工作的人也很有价值。我们于 1990 年代初开始推行的总结汇报，与其后的航空培训指南相一致[2-3]。

总结汇报对医疗卫生中基于模拟的学习有何作用？

在哪些情况下，特别是在模拟练习之后，需要进行总结汇报？某些类型的模拟和部分任务训练，特别是那些涉及特定技术或技能的训练，可以在模拟设备本身获得足够的指导，以使指导者不必直接参与。在某些情况下，指导者可以在没有正式总结汇报的情况下提供技术指导和反馈。对于一些模拟练习，特别是对于早期学习者而言，其他教学技术，比如让“老师在教室”指导、建议和教学，可能比模拟后总结汇报更合适。然而，对于许多模拟练习，特别是参与者获得临床专业知识，让他们不间断地完成（模拟）临床工作很重要，事后对所发生的事情进行详细的讨论，可以增加学习经验。2006 年，与一位主要的航空总结汇报专家合作，我们写道，“当涉及反思专业人士的复杂决策和行为，以及当自我、职业身份、判断、行动和文化之间的冲突时，没有什么能取代经验人员帮助他们同仁进行深入交谈这种方式”[4]。Savoldelli 及其同事的经验研究[5]证实了这种直觉。他们发现，如果参与者没有以这种反思的方式进行总结汇报，他们在复杂情境中的非技术性表现就无法提升。

当然，并不是所有的事后总结汇报都是一样的。它们是如何进行的，由谁来进行，会对学习过程和氛围产生重大的影响，例如：在线性飞行训练模拟演习中，参与者对模拟体验的整体感觉与他们对总结汇报人员技能的看法密切相关[6]。医疗模拟的参与者也有同样的感受，其中辅导员的技能被认为是基于模拟的学习过程和学习课程可靠性的关键因素。医疗领域模拟讲师更强烈地感到，总结汇报是现实模拟训练中最重要的部分，它“对学习过程至关重要”，如果“表现不佳，实际上会对学员造成伤害。”[7]

总结汇报与传统教学的区别

众所周知，许多危机资源处理（crisis resource management，CRM）模拟培训的讲师认为总结汇报是最具挑战性的技能[8]。即使已经过去 24 年，我们当中最有经验的人也仍在学习总结汇报。模拟培训的教学环境与传统课堂的教学环境有很大的不同，也与实际的临床工作环境有所不同。在课堂上，学习目标是确定的；而在现实的临床情况下，学习目标是由临床事件决定的。而模拟培训恰好介于两者之间。尽管模拟培训有学习目标，但他们可能会根据参与者的需求、情境的进展情况或总结汇报阶段本身出现的问题发生改变。特别当学员有丰富经验，总结汇报者应该努力减少被视为专家（experts），而更多时候，在这个通过自我指导和小组指导的学习过程，总结汇报者更应该作为参与者的向导（guides）。在总结汇报讨论中，讲师经常提出一些问题或评论来引发讨论。通常最理想的问题是“自我困惑”的问题——连总结汇报者自己都不能回答的问题[9]。在开始讨论后，总结汇报者在适当的时候发表评论，重新引导大家集中讨论。参与者在相当长的时间内相互讨论，往往指导者不发表意见。我们鼓励总结汇报者提出针对整个小组的开放式问题，而不是只针对扮演最活跃角色的参与者。寻求所有小组成员的意见，并在可能的情况下，让参与度差的成员也发表意见。当参与者直接向总结汇报者提问时，我们鼓励讲师将问题反馈给小组，而不是直接给出“答案”。

总结汇报不同于提供“反馈”。反馈通常意味着老师观察学习者的表现，对比他们应达到的要求，给予建议。虽然反馈能以不同的方式进行，但我们经常将其视为单向过程，因为它几乎不需要学习者提供任何意见。总结汇报可能包括反馈，但总结汇报意味着一种更微妙的互动交流，探讨某一特定事件如何发生和为什么发生，以及可能使用哪些方法来改变过程和结果。在科尔布的经验学习圈理论中，作为学习的中间组分，总结汇报在经验学习圈中提供了反思的机会，这个循环从实践开始、以知识和技能的整合结束[10]。

为了尽可能让参与者主导讨论，我们的方法是鼓励总结汇报者尽量保持公正，并且避免对他人的表现做出个人判断（例如：“你做得非常好”或“你需要改进”），即使参与者需要这种判断，我们也会劝阻参与者不要对他人的表现做出个人判断，我们总是强调对“表现”而不是“表现者”的批评。

我们鼓励总结汇报者和参与者能容忍模棱两可的状况，允许讲师放弃对培训过程的部分控制，并让参与者来引导培训过程。总结汇报者必须学会倾听和观察，学会识别非语言的细微差别和线索，学会解释行为，从而以最佳方式鼓励参与和直接讨论。

另一方面，总结汇报者不应在提出完美的陈述或问题上花费太多心思。培训大家积极参与交流比追求最有效或最具探究性的方法要重要得多。专注于积极的倾听而不是最佳的提问，是让交流继续进行的最好方法。总的来说，所有这些因素对许多教育工作者来说都有很大的启发。采用总结汇报这种教学方式一开始可能很有挑战性，但从长远来看，增加参与者的参与度是很有益的。

总结汇报过程的一般特性

虽然大多数总结汇报会有一些共同的结构要素，但这些要素的具体特征或价值将取决于课程设置和课程具体阶段[11]。总结汇报会的关键元素通常包括：

- 总结汇报者（一个或多个）[11]（尽管学员有时也会充当自己的总结汇报者）
- 总结汇报的目标和目的
- 参与者或学员被要求参与总结汇报
- 事件本身（通常是模拟情境）的特征及其对参与者的影响
- 参与者对所发生情况的回顾以及事后偏见的影响
- 相对于情境的总结汇报时间安排，以及总结汇报的阶段
- 总结汇报的具体环境
- 总结汇报中使用的音频、视频记录

总结汇报者

谁来做总结汇报？总结汇报者的最佳人数是多少？总结汇报者是否需要是模拟情境相关领域的专家？回答这些问题的答案从模拟课程的学习目标开始。如果主要强调危机资源处理或团队合作技能，这些领域的专家可以非常有效地进行总结汇报，他们不一定是临床专家。如果有一个以上的总结汇报者，每个人都可以根据自己的技能或专业来做总结汇报。根据情境的复杂性和参与者的资历，

也可能需要接受过总结汇报培训的临床专家来全面解决临床问题，例如：在麻醉医师的麻醉模拟课程的 10 年期认证维护（Maintenance of Certification，MOC）中，要求至少有一名讲师（也是总结汇报者之一）是经过认证的麻醉医师。

两人一组做总结汇报时，总结汇报者可以相互补充，还可以根据总结汇报流程中的含蓄的言语或信号来协调他们的工作。两人一组进行总结汇报可以改善总结汇报流程，尤其是当一个总结汇报者在有困难与团队沟通时。对于缺乏经验的总结汇报者，两人一组做总结汇报还可以作为磨练技能的一种方法。然而，两人一组总结汇报需要技巧和经验，才能使其有效地运转，并且组织活动可能会限定指导员的人数，有时可能只有一个总结汇报者。这种方法可以非常有效，特别是如果总结汇报者能熟练使用各种总结汇报技术。虽然我们通常认为总结汇报者来自于教员队伍，但在某些情况下，有可能一些参与者得到适当指导后，他们也可以作为总结汇报者[12-13]。在多模式模拟训练中，基于人体模型的训练还包括标准化患者（standardized patient，SP）扮演者，他们也可以参与总结汇报，或者作为模拟中的“角色”，或者作为总结汇报者，可以提供独特的看法。总结汇报过程不是一成不变的，它应该在实践中改进和发展，当然这取决于是否有指导人员，他们的专业水平和经验，以及参与者的需求。

通过引导进行的总结汇报不仅仅是“让讨论变得更容易”。理想情况下，它是一个可以鼓励大家学习和改变行为的有意义的讨论。引导者在总结汇报过程中的参与程度取决于各种因素，比如学习目标和总体课程目标，参与者的经验水平，以及他们对模拟环境的熟悉程度。它还可能随模拟的复杂性、进行总结汇报的场所、可用于总结汇报的时间而变化。

其目的是让大多数讨论和对话都来自参与者，只有在必要时，总结汇报者才参加讨论，纠正方向，使其朝特定的学习目标进行。有效的总结汇报者通过积极倾听，经常使用非语言鼓励（例如：点头），或附和参与者的陈述来鼓励参与者的讨论。

总结汇报者应了解课程规定的学习目标，并且还要认识到设定的目标可能不是参与者的目标。驱动参与者的学习目标作为深入讨论的一部分而产生，当这些学习目标对学员有特殊意义但是与课程的预先设定目标不一致时，其往往会优先于预先设定的学习目标。成人参与者对所教内容的相关性和适用性尤为敏感，在讨论与他们的需求相关的问题时，他们可能会变得更加投入。另一方面，如果没有机会讨论他们认为是最重要和最相关的问题，他们可能会感到沮丧或不投入[14]。

目前关于总结汇报者引导程度的定义还模糊不清，在一些资料（尤其是 Dismukes 和其同事）中，“高水平”的引导是指总结汇报者“很少作评论”，而如前所述的鼓励参与者更多投入讨论；相反，“低水平”的引导意味着总结汇报者“大量”参与，甚至变成讲课。不同程度的引导，适合于不同类型的模拟培训、不同的参与者群体和学习需求。

参与者

在总结汇报过程中，参与者的角色与传统课堂环境中的学习者有很大的不同。与被动地接受信息不同的是，总结汇报要求参与者表现出批判性反思和分析自身表现的能力和意愿。这个过程不仅要探究发生了什么，还要探究为什么发生，以及可以从中吸取哪些经验教训来提高今后的表现。

参与者可以是具有相同背景的同一学科的人。在联合团队训练中，参与者也可能是多学科的不同背景的人，他们在临床领域和之前的模拟培训中可能具有不同程度的专业知识，所有这些因素都会影响汇报总结者引导的范围和方式。有时，那些长期一起工作的参与者觉得彼此交谈很舒服，会更乐于交流。另一些人则喜欢在自己不认识的参与者中保持匿名，他们需要一些时间来适应这种环境，然后才会完全敞开心扉，那么总结汇报者需要快速评估团队动态，并相应地调整总结汇报的风格和技巧。

总结汇报的目标和目的

目标和目的可能因环境、资源、参与者人数和预期结果而有很大差异。早期学员的总结汇报可能更侧重于明确临床发生的情况以及现有的处理方法的选择，而很少关注非技能方面。随着参与者经验增加，总结汇报的重点往往转向更加强调危机资源处理的 CRM 原则和系统问题，关注情境的医学和技术细节成为次要。类似地，原位模拟（例如：模拟急救）之后的简短总结汇报通常关注具体的学习目标，解决与现场环境相关的系统问题。为研究而进行的情景总结汇报通常是为了获取更多关于参与者决策的信息，而不是为了加强他们的学习。

模拟情境的特点及影响

以明确的总结汇报目标而设计模拟情境通常能更好地实现学习目的。情境的复杂性应根据参与者的经验水平和相关的教学目标进行调整。麻醉危机资源处理（anesthesia crisis resource management，ACRM）方案要求参与者做出复杂的决策，并为个人和团队制订、调整和执行有难度的诊疗计划。这种复杂的情境允许在总结汇报期间对表现的各方面进行深刻的讨论。同一时间情境中参与者的数量也会影响总结汇报（例如：单个参与者，或者分组参与团队，可以由一个人或者由整个团队提供临床管理）。

模拟需要一种灵活的教学和学习方法，从各种各样的、可能是计划外的事件或经验中创造教学机会，如果一个情境无法进行下去（例如：由于严重的模拟器故障），那么应该终止该情境，确认故障，或者放弃总结汇报，或者对计划的情境进行讨论。或者，故障可以通过情境中的临床事件来解释，讲师可以决定继续使事件不断发展从而获得学习机会[15]。模拟就像现场演出："表演必须继续下去"。对此类情境突发事件有良好的幽默感，通常会受到参与者的赞赏。

无论是在设计还是在总结汇报过程中，挑战参与者的"心理"或探索道德决策的情境需要特别注意[16-17]。这些情境可能包括模拟患者死亡的情况[18]，或者包含低年资临床医师质疑高年资临床医师决策的情况[19]。

有些情境包含与"家庭成员"或非参与者"同事"的重要互动，他们是讲师的同盟。如何处理这些同盟角色是很重要的，如果一个主要的同盟角色是由一个非参与者的教员扮演（无论是模拟团队成员还是来自真实的医疗人员），这可能会让参与者感到困惑。他们不能确定，无论是在模拟中还是在总结汇报期间，同盟角色是在模拟情境中说话还是在真实世界中说话。在这种情况下，应该在模拟情境之前（如果不会改变其影响）或在总结汇报之前告知参与者他们的状态。在任何一种情况下，都应该清楚在总结汇报过程中此人“在情境中”或“在总结汇报过程中”是从哪个角色发言的。有意识地挑战参与者心理情境的总结汇报最好由具有经验，经历过训练和掌握有技能的教师进行，以便进行细致的总结汇报，并识别和处理参与者的任何不良反应。如有必要，把参与者介绍给心理专家咨询。

回顾和事后偏见

参与者对场景中和场景结束后事件的记忆都会减弱和改变，记忆是不完美的，会受到许多因素的影响。在大多数总结汇报中，一个非常重要的因素是事后偏见，它是通过已经知道所发生事件的“结果”而引入的[20-23]。“我一直都知道”这种事后偏见影响非常强大，即使是在被告知或接受过纠正这种偏见的培训之后，很多人依然会持有这种偏见[24]。为了减轻事后偏见，可以使用明确所有诊断和治疗可能性的总结汇报技术，而不是只专注于模拟患者到底发生了什么或者哪里出了问题。情境中的视频记录可以帮助澄清各时间点的事实和事件，从而避免主观的回忆。我们指导参与者在场景中“说出想法”，以便在录制时记录他们的思维过程[25]。这种方法也记录了参与者的想法，并且可能有助于在总结汇报过程中减少事后偏见。

另一种减少事后偏见的方法是在最终诊断或事件变得明确之前终止情境模拟。即使参与总结汇报，参与者不确定如何诊断或采取什么行动是最好的，这可能会以他们不能完全参与诊断和治疗步骤为代价，这可能令人沮丧。为了避免这种沮丧情绪，可以考虑在总结汇报结束时告知参与者最终的诊疗处理。

总结汇报的时间和阶段

总结汇报通常在训练结束后立即进行，但也可以按照“暂停并反思”的教学方式，将总结汇报置于场景中[12]。总结汇报可以按顺序进行，首先是快速的总结汇报，然后是针对特定个人或群体的某些技能的更深入的总结汇报。这种总结汇报的风格可能适用于“未经通知的”原位模拟，比如医院的模拟抢救，参与者可能需要迅速离开模拟现场，返回到现实患者的管理中。还可以及时远程进行总结汇报，从而可以探索与事件发生后不同的观点[26]。

介绍或简报阶段：在某种程度上，总结汇报从介绍模拟课程或直接在特定场景模拟前的简报中设定基本规则开始。指导者会设置如何进行模拟和总结汇报的范围，包括参与规则、与机密性相关的问题、数据的记录和保存及其后续使用，以及保护参与者的隐私，并解释总结汇报的过程和参与者的预期作用。我们和模拟界的其他同仁一样，高度重视创建一个心理安全的环境，在这个环境中，可以对团队或个人表现行为、在不同临床层次上，和基于系统的问题进行公开坦率的讨论。心理安全（个人感觉当前环境对于人际交往风险和讨论是安全的）是群体学习的重要组成部分[27]。在医疗保健方面，人们认为这些考虑因素可以优化学习行为，并最终有助于改善患者安全[27-28]。

在我们的课程中，我们通常会明确指出“讨论表现行为，而非参与者（对事不对人）”。我们鼓励参与者在总结汇报过程中自发并持续讨论，也会强调他们的参与程度对学习的影响。我们授权他们帮助指导总结汇报过程，以实现对他们有意义的学习目标。

缓和阶段：在模拟情境结束后，即使是走向总结汇报室的路上，参与者通常情绪会有所缓和或冷静[11, 29]。他们开始释放模拟训练的紧张情绪，与团队成员相互打气支持，然后开始他们之间的总结汇报讨论。在缓和阶段观察参与者，可以成为总结汇报的素材，并深入了解他们的行为以及团队结构和动态。总结汇报者应控制这一阶段的时长，允许有一段时间的情绪释放，但当参与者在讨论进入随意性分析之前结束这个缓和过程。

回忆、描述和澄清阶段：随后是回忆、描述和澄清模拟事件的阶段[30-31]。经历的情感影响可以被单独探讨，也可以由整个团体进行探讨[26，30-31]。正如在缓和阶段一样，在这个阶段的不同时间点，总结汇报者需要进行干预，以防止参与者抢先一步对模拟过程回顾和讨论。这样可以减轻事后偏见，并可以对关键点进行更有条理的讨论。我们可以说，例如："等等，让我们更全面地讨论当前的问题，过一会儿我们再讨论另一个问题。"总结汇报者需要学会如何在不过度打断有意义的对话的同时，优化总结汇报的过程。

推广阶段：第三个阶段是从参与的病例或场景的主观经验概括，推广到对适用于许多病例的问题和原则的集体反思和分析。总结汇报者引导大家进行讨论，提供关于先前参与者在同一情境下处理的经验教训，并且可以鼓励参与者关注可应用于真实患者管理的方法。

总结汇报的实体环境

总结汇报的实体环境需要细致考量，鉴于其可影响参与者在公开讨论及反思过程中的参与程度。针对详细的或"长格式"的深度总结汇报，专用的总结汇报室应位于模拟演练地点附近，因为距离过长可能导致注意力分散并降低连贯程度。汇报室的物品摆设会对公开讨论产生促进或减损的影响。理想情况下，讲师和参与者应围坐在一张桌子前（或是没有桌子围坐成一圈），使每个人均享有在讨论中同等的地位。不在同一张桌前的参与者会感到被排除在外而容易分心。当总结汇报中有一名以上总结汇报者时，总结汇报者应考虑就坐位置能与每位参与者以及其他总结汇报者均可交流。总结汇报者之间应相对而坐，这样能够更好地观察对方的非语言性暗示。

在专用总结汇报室之外，比如在模拟之后原地进行总结汇报可能会带来不小的挑战；然而，不论环境存在何种限制，参与者及指导者之间需要形成尊重感和集体感。有时总结汇报小组离开床旁，并建立一个更适合总结汇报的环境是非常有益的。当在临床工作环境中进行总结汇报时，确保安全的总结汇报环境非常重要，并需确保参与者明白总结汇报的目的是学习，训练以及完善制度，从而优化患者安全保证。患者安全要求我们需小心谨慎，确保不适于临床的设备或药物出现在临床工作中。

模拟现场进行总结汇报亦会带来一些机遇。如果在临床环境中进行针对制度问题的总结汇报，有助于总结汇报者探讨设备或患者管理过程在成功的临床工作中所起的作用。这样能使参与者与环境产生互动，并能在总结汇报中简要地重建模拟情景。因此，即使可以使用专用总结汇报室，总结汇报者有时也会选择在模拟演练的地点进行总结汇报，或是为了使学习更具多样性。

在总结汇报中使用视听记录

根据飞行员危机资源处理项目，从 1990 年第一次 ACRM 学习起，在模拟训练时录制音频及视频已经成为我们的常规流程。起初几年我们经常在总结汇报学习中重放整个视频，定时暂停视频用以讨论。最终我们认为这样太消耗时间并过于冗余，同时阻碍深入的讨论过程。随着模拟学习的经验愈加丰富，我们依然录制模拟及总结汇报过程，但减少在总结汇报中使用视频回放，并更有策略性地使用视频学习。过度的视频回放会导致注意力分散。我们认为，总结汇报是为了促使小组讨论有趣且有用的问题和原则，视频学习应促进上述过程而不是导致其终止。模拟中心的视频系统越复杂，导致系统故障的风险越大，或是指导者不熟悉如何使用该系统。如果视频回放出现问题并且不能快速解决时，最好的方式是完全避免使用该系统而不是继续勉强尝试，后者会阻碍或是中断良好的讨论进程。

回放的视频段落应围绕着模拟情境，且应是具体危机资源处理原则的应用要点，或是诊断或治疗的决策要点。总结汇报过程中播放视频的经典时段包括：临床事件第一次被发现或是识别时，主管临床医师向第一个响应临床医师做简要介绍时，或是当麻醉专业人员和手术团队之间进行重要沟通时。视频播放后，总结汇报者应明确他们想要阐述的内容，或他们希望小组成员应该观察或评论的内容。

显然，视频回放并不是总结汇报成功的先决条件[5, 32-33]。实际上，Savoldelli 及其同事[5]发现，尽管总结汇报能促进学习，但是总结汇报者使用视频回放并不能增加额外的价值。更具策略性的视频学习可能会增加总结汇报的价值，但使用何种内容及形式仍需进一步讨论及阐明。

总结汇报的方法及技巧

在斯坦福仿真模拟学习中心以及帕洛阿尔托退伍军人医院模拟中心，我们已经联合应用了多种不同的总结汇报技巧，以达到我们的学习目标。事实上，反复应用一种技巧会使参与者感到乏味；因此在任何一个总结汇报中我们的指导者可能会使用多种不同的方式。我们会根据授课内容以及参与者的类型定制相应的总结汇报方法及形式。我们大多数总结汇报课程旨在强调危机资源处理的概念，同时强调在特定临床场景中的医学及技术问题[34-36]。作为我们大多数课程中的一部分，尤其是在入门课程阶段，我们会教授参与者相关危机资源处理用语，具体的技巧已经在第 3 章中进行了讨论。熟悉这些概念，可以让参与者通过使用专业用语进行交流，促进他们参与到更具建设性的总结汇报中。接下来我们简单列举一些常用技巧。

“替代方案及其优缺点（Alternatives and Their Pros and Cons，APC）”技巧

在一个或多个模拟场景的关键时刻，鼓励参与者思考可行的各种替代方案以及其各自优缺点，这是目前我们中心最受欢迎的总结汇报方法。无论何种场景，医师很少会仅有一种选择方案（甚至放弃治疗也是一种替代方案）。针对医疗或是技术问题的决策（如可能的诊断是什么？可得到何种信息？），以及非技术问题如麻醉专业人员和外科医生之间的交流，讨论替代方案的优缺点同样适用。APC 方法能为解决此问题提供全方位视角，从原来的解决方案和行动中后退一步，从而能客观地分析决策过程。这就要求参与者思考

他们在患者管理中的思维过程和策略，并允许他们在总结汇报室的安全环境中自由考虑其他替代方案。

APC 方法亦能促使参与者思考不同的情境可能对各种替代方案的优点产生影响。这个过程能够产生新的见解并减少事后偏见，使关注点不在某一参与者或小组具体做了什么或没做什么，而是在各种不同替代方案产生的何种结果。例如，“别再想这个特殊病例，一般来说，造成 XYZ 这些结果的可能原因是什么或对这些结果的可能治疗方法是什么？”可以明确地做 APC 总结汇报。参与者通常以小组的形式集思广益，给出建议或是评估各种选择，思考在不同的情境下的最优治疗路径。

我们发现总结汇报者经常使用 APC 方法。仅需确认特定决策、行动或是言语表示的关键时刻。随后总结汇报者即可在此时刻询问参与者是否有不同的替代方案以及其相应的利弊。

以良好的判断进行总结汇报

来源于波士顿医学模拟中心的一种流行且有效的方法被称为以良好的判断进行总结汇报。这种方法拥有三个要素。首先是表现的概念模型，假设模拟过程中的行动是由参与者持有的认知-情感“框架”驱动的。其次是致力于成为最佳学员；他们本意都是要做合乎情理的事情，即使他们也会犯错误。第三个要素是将两种经常分开应用的概念联合应用：主张（从指导者角度来看问题）以及询问（从参与者角度来看问题）。通过联合这三个要素，指导者能够开诚布公地讨论自身的推理和判断，并愿意在总结汇报过程中和参与者一样认真彻底审视自身思维过程。由于指导者无法知道模拟过程中每个人在想什么，询问过程能让指导者了解参与者的想法和感觉。以良好的判断进行总结汇报的目标不仅是在总结汇报中促进交流，而且能帮助指导者和参与者学习如何成为“反思型专业人员”，专业人员能够审视自身想法以及思维习惯，在某种程度上使他们能自我纠正，同时增强他们促进他人交流的能力。使用反思实践研究的技巧[37]，已经在相关文献中进行了详细论述[38-39]。

优点–不足（Plus–Delta）技巧

另一种来源于军队中常用总结汇报技巧即称为“优点-不足（Plus-Delta）”。这种方法要求参与者明确哪些方面进展顺利（优点“plus”），哪些方面将来可能会有所改进（不足“Delta”）[8, 40]。我们重新定义 Plus-Delta 术语，指处理情况的哪些要素“容易”和哪些要素“困难”。我们将关注的焦点从单纯的“好”和“坏”（后者常表达为“希望改变”）改变为“容易和困难”。我们的经验是应用“容易和困难”这种术语，能使小组成员更容易讨论为什么有些事情容易，而另一些事情难。Plus-Delta 技巧非常有用，尤其是在总结汇报时间受限时，这种技巧能够迅速直达问题核心。这是新手总结汇报者或是参与者本身充当总结汇报者易于使用的技巧。

仅限于技术讨论的总结汇报

一些总结汇报几乎完全只关注于医疗或是技术内容，并集中在诊断以及治疗上。通过颁布的共识或是核查单（例如：恶性高热危机处理、高级生命支持指南）推荐的内容进行对比。这些方法适用于强调以学习医疗及技术为主要目标的课程中，或是由于时间限制，总结汇报过程必须简略。在更加全面的总结汇报中，也可留出一段时间（通常是几分钟）集中讨论一些医疗或是技术问题，之后再回到危机资源处理及系统问题的讨论范畴中。

三栏式技巧

如在第 3 章中提到的，三栏式技巧可应用于模拟场景的总结汇报中。将病例讨论及分析分为三部分，包括**医疗 / 技术、危机资源处理以及基于系统的问题**，每个栏目中，可任意应用不同的总结汇报方法（包括 APC 或是主张 / 询问）来引导该部分的讨论。

应用缄默和非语言技巧

合理使用缄默可以成为一种在总结汇报中行之有效的方法，但很多临床教员却对此缺乏了解。有效缄默的特征通常是至少持续 8

秒的停顿。这种停顿意味着希望讨论更多来自参与者，并且停顿可以给参与者更多时间来构想他们的评论。但如此长时间的缄默会使参与者感到困惑甚至害怕，因此我们鼓励总结汇报者了解身体语言，如目光四处扫视，点头，扬眉，或是以非语言方式鼓励参与者参与。应用“啊哈”和“真的”这样的口头术语，有利于促进讨论继续进行。

总结汇报者经常使用非语言交流方法，包括附加的肢体语言，如点头和一些特定手势，其代表已经理解或是鼓励继续对话交流。其他的手势可能更直接，如拿出“停止”标志意味着停止该动作或是陈述。有很多有效的非语言暗示，但需要注意，并不是所有的参与者对这些暗示的解读都相同。

总结汇报中进行演示或小型角色扮演

也许与战略性使用缄默相反，有时会要求参与者参加由总结汇报中的问题或评论引发的实践活动，例如：当一名参与者说到，“小组长本可以更好地将 X 传达给 A”，我们就会鼓励他们当场进行一个小型角色扮演，由指导者表演 A 的角色，由参与者表演其如何进行交流。要求参与者练习运用这些技能，而不是泛泛而谈。同样地，当出现医疗设备或物资问题时，我们鼓励指导者在总结汇报时做亲身演示，或是带领参与者实际动手操作设备。这样不仅能有效地解答相关技术问题，同时能调整节奏，使参与者充分参与并保持积极性。

向模拟教员讲授总结汇报

进行总结汇报和学习如何总结汇报非常具有挑战性的。尽管很多中心提供总结汇报的教学课程，同时在国际模拟医学会议（International Meeting on Simulation in Healthcare，IMSH）和一些其他模拟技术学术会议上亦有相关的研讨会，但这些会议本质上仅是对总结汇报流程的介绍。斯坦福以及帕洛阿尔托退伍军人医院模拟中心的教员课程中，讲授总结汇报课程的必备要素有：（1）对总结汇报的基本原理和可用技术进行最低限度的教学性回顾；（2）选择性回放总结汇报的视频以激发关于有效的总结汇报方法的讨论；（3）亲身实践多种总结汇报技巧，以及（4）对总结汇报再进行总结汇报。

多数教员认同 McLean 的看法[41]，即“尽管这些训练能够为学员提供‘足够的技能’成为指导员，但想更游刃有余地掌握总结汇报流程，仍需经验积累，以及和总结汇报专家一起做总结汇报。”有经验的总结汇报者都需要通过长时间不断磨炼，他们在最初的技能基础上，通过反思、分析和积极探索而不断发展。同更有经验的总结汇报者一起做总结汇报是提高技能的好方法，同时回顾自己总结汇报过程的录像或是观看示例性总结汇报的录像亦是好方法。

总结汇报评估工具以及其他资源

像所有的复杂技能一样，评估总结汇报过程实用性的原因有很多，包括针对总结汇报的研究，通过自学或是专家指导后总结汇报技能的提升，小组或是模拟中心内总结汇报表现的质量控制。为此，需要一些评估总结汇报的工具。其中一种广为人知的方法是医学模拟总结汇报评估（Debriefing Assessment for Simulation Healthcare，DASH），这种评估方法旨在协助评估和改善总结汇报技巧[42]。（参见 www.harvardmedsim.org/Research/DASH）它包括六个元素：建立并维持积极参与的学习环境，建立有条理的总结汇报结构，激发积极参与讨论，识别表现的差距，探索差距的原因，以及协助改善今后的表现。

另一个常用的评估工具是观察型结构化评估总结汇报（Observational Structured Assessment Debriefing，OSAD）[43]。（参见 http://www1.imperial.ac.uk/medicine/about/institutes/patientsafetyservicequality/cpssq_publications/resources_tools/osad）此评估主要包含八个元素：方法、学习环境、学员参与度、反应、反思、分析、诊断及应用。上述每个元素均应用五点行为锚定等级评估量表，以帮助总结汇报人提供客观反馈。

Zurich 小组公布了一种新的总结汇报质量评估量表，这个量表综合了 DASH 以及 OSAD 两份量表[44]。他们认为此量表有良好的信度、内容效度，以及合理的聚合效度和区分效度。

模拟学界通过发表学术论文以及组织线上论坛，为总结汇报的进一步学习提供支持。基于模拟教学的国内及国际会议提供了各种总结汇报研讨会、专家座谈、圆桌会及专题讨论会。一些学术会议项目，如在总结汇报奥运会（Debriefing Olympics）中，若干总结汇报者在相同（录制）的模拟场景中针对同样的参与者进行各自的总结汇报，可以让大量观众了解经验丰富的指导者的总结汇报技巧和风格[45]。每个著名的模拟机构均提供着重总结汇报的教员培训。

总结汇报研究

尽管基于模拟的教学界认为总结汇报是学习过程中非常重要的一部分，然而我们仍然不清楚，想要达到不同的学习目标，何种总结汇报最为合适。为了解决上述问题，在 2011 年模拟医学研究峰会上，一个研究小组针对模拟的发展现状（作为 2011 年 IMSH 的前身），回顾了现存的强调总结汇报优势的研究，并指明了未来需要的研究领域[46]。关于模拟的大量研究在讨论总结汇报时常常是不系统的，许多重要的变量未被具体说明。因此在此刻我们仍无法确定，在达到不同的学习成果或促进临床实践或患者预后方面，总结汇报究竟扮演何种角色。我们需要进一步研究，从而能够回答关于总结汇报的诸多问题，包括：针对不同参与人群以及教学目标，不同的总结汇报方法有何利弊？需要总结汇报多少才充分？想要开始回答这些问题，只能通过系统设计的研究，将总结汇报设为原始变量，并控制诸多的混杂变量。不幸的是，想要得到可靠的数据，上述研究将会非常庞大，其时间周期很长且将非常复杂。这意味着上述研究很难得到足够的资金资助，因为资金提供者在研究总结汇报有效性方面没有既得利益[47]。

总结

最近 20 年，在医疗卫生系统，在模拟场景后进行总结汇报的培训取得了惊人的发展。与医疗的其他方面一样，模拟界已经用实际行动表明，采用各种总结汇报的方法，似乎对提高复杂的 CRM 和复杂患者病情的认知和处理起到了很好的作用。鉴于总结汇报主要应用在模拟上，我们仍需要继续发掘其是否能促进真实病例后的组织学习。直觉上我们已经知道了一些需要避免的陷阱，但我们仍然不确定应该如何更好地在医学中应用总结汇报。其目前仍主要是建立在不严谨的科学基础上的一门艺术，这也是新手教员以及新的模拟中心充分利用其学习过程的最大的限制因素。尽管我们强烈推荐总结汇报的新手在经验丰富的中心进行可靠的技能培训，我们亦认同耐克公司的哲学“尽管去做（Just do it）”。与临床工作非常类似，一个人无论接受了多少总结汇报的培训和深入练习，都无法替代真正进行总结汇报对其技巧的建立和磨砺。在单位的支持以及学习意愿的帮助下，临床教育者能够很快掌握总结汇报的技能，并能够挖掘模拟场景或是真实病例讨论的新型学习经验的潜能。

参考文献

1. Pearson M, Smith D. Debriefing in experience-based learning. Simul Games Learn 1986;16:155-72.
2. McDonnell L, Jobe K, Dismukes R. Facilitating LOS debriefings: a training manual. [NASA technical memorandum 112192] Moffett Field, Calif: National Aeronautics and Space Administration; 1997.
3. Dismukes K, Smith G. Facilitation and debriefing in aviation training and operations. Aldershot, UK: Ashgate; 2000.
4. Dismukes RK, Gaba DM, Howard SK. So many roads: facilitated debriefing in healthcare. Simul Healthc 2006;1:23.
5. Savoldelli GL, Naik VN, Park J, et al. Value of debriefing during simulated crisis management: oral versus video-assisted oral feedback. Anesthesiology 2006;105:279-85.
6. Wilhelm J. Crew member and instructor evaluations of line oriented flight training. In: Jensen R, editor. Sixth annual international symposium on aviation psychology; 1991. p. 326-67.
7. Rall M, Manser T, Howard S. Key elements of debriefing for simulator training. Eur J Anaesth 2000;17:516-7.
8. Fanning RM, Gaba DM. The role of debriefing in simulation-based learning. Simul Healthc 2007;2:115.
9. Dillon J. Questioning and teaching: a manual of practice. New York: Teachers College Press; 1988.
10. Kolb D. Experiential learning: experience as the source of learning and development. Englewood Cliffs, NJ: Prentice Hall; 1984.
11. Lederman L. Debriefing: toward a systematic assessment of theory and practice. Simul Gaming 1992;23:145-60.
12. Beaubien J, Baker D. Post-training feedback: the relative effectiveness of team versus instructor-led debriefs. In: 47th annual meeting of the Human Factors and Ergonomics Society. Denver; 2003.
13. Boet S, Bould MD, Bruppacher HR, et al. Looking in the mirror: self-debriefing versus instructor debriefing for simulated crises. Crit Care Med 2011;39:1377-81.
14. Knowles M, Holton III E, Swanson R. The adult learner: the definitive classic in adult education and human resource development. Burlington, Mass: Elsevier; 2005.
15. Dieckmann P, Lippert A, Glavin R, Rall M. When things do not go as expected: scenario life savers. Simul Healthc

2010;5:219-25.
16. Truog RD, Meyer EC. Deception and death in medical simulation. Simul Healthc 2013;8:1-3.
17. Gaba DM. Simulations that are challenging to the psyche of participants: how much should we worry and about what? Simul Healthc 2013;8:4-7.
18. Corvetto MA, Taekman JM. To die or not to die? A review of simulated death. Simul Healthc 2013;8:8-12.
19. Calhoun AW, Boone MC, Miller KH, Pian-Smith MC. Case and commentary: using simulation to address hierarchy issues during medical crises. Simul Healthc 2013;8:13-9.
20. Fischoff B. Hindsightforesight: the effect of outcome knowledge on judgment under uncertainty. J Exp Psych: Hum Perception Perf 1975;1:288-99.
21. Hawkins S. Hindsight: biased judgments of past events after the outcomes are known. Psychol Bull 1990;107:311.
22. Christensen-Szalanski J, Willham C. The hindsight bias: a meta-analysis. Organ Behav Hum Decis Process 1991;48:147-68.
23. Henriksen K, Kaplan H. Hindsight bias, outcome knowledge and adaptive learning. Qual Saf Health Care 2003;12(Suppl. 2):ii46-50.
24. Arkes HR, Faust D, Guilmette TJ, Hart K. Eliminating the hindsight bias. J Appl Psychol 1988;73:305-7.
25. Ericsson KA, Simon HA. Protocol analysis: verbal reports as data. Cambridge, Mass: MIT Press; 1993.
26. Petranek C. A maturation in experiential learning: principles of simulation and gaming. Simul Gaming 1994;25:513-23.
27. Edmondson A. Psychological safety and learning behavior in work teams. Adm Sci Q 1999;44:350-83.
28. Edmondson A. Speaking up in the operating room: how team leaders promote learning in interdisciplinary action teams. J Mgmt Stud 2003;40:1419-52.
29. Zigmont JJ, Kappus LJ, Sudikoff SN. The 3D model of debriefing: defusing, discovering, and deepening. Semin Perinatol 2011;35:52-8.
30. Thatcher D, Robinson M. An introduction to games and simulation in education. Hants: Solent Simulations; 1985.
31. Lederman L. Intercultural communication, simulation and the cognitive assimilation of experience: an exploration of the post-experience analytic process. In: Third annual conference of the Speech Communication Association. San Juan, Puerto Rico; 1983. p. 1-3.
32. Hamilton NA, Kieninger AN, Woodhouse J, et al. Video review using a reliable evaluation metric improves team function in high-fidelity simulated trauma resuscitation. J Surg Educ 2012;69:428-31.
33. Sawyer T, Sierocka-Castaneda A, Chan D, et al. The effectiveness of video-assisted debriefing versus oral debriefing alone at improving neonatal resuscitation performance: a randomized trial. Simul Healthc 2012;7:213-21.
34. Howard S, Gaba D, Fish K, Yang G, Sarnquist F. Anesthesia crisis resource management training: teaching anesthesiologists to handle critical incidents. Aviat Space Environ Med 1992;63:763.
35. Gaba D, Fish K, Howard S. Crisis management in anesthesiology. New York: Churchill-Livingstone; 1994.
36. Gaba D, Howard S, Fish K, Smith B, Sowb Y. Simulation-based training in anesthesia crisis resource management (ACRM): a decade of experience. Simul Gaming 2001;32:175.
37. Argyris C, Schon D. Organizational learning II: theory, method, and practice. Reading, Mass: Addison Wesley; 1996.
38. Rudolph JW, Simon R, Dufresne RL, Raemer DB. There's no such thing as "nonjudgmental" debriefing: a theory and method for debriefing with good judgment. Simul Healthc 2006;1:49-55.
39. Rudolph JW, Simon R, Rivard P, Dufresne RL, Raemer DB. Debriefing with good judgment: combining rigorous feedback with genuine inquiry. Anesthesiol Clin 2007;25:361-76.
40. Helminksi L, Koberna S. Total quality instruction: a systems approach. In: Roberts HV, editor. Academic initiatives in total quality for higher education. Milwaukee: ASQC Quality Press; 1995. p. 309-62.
41. McLean M. What can we learn from facilitator and student perceptions of facilitation skills and roles in the first year of a problem-based learning curriculum? BMC Med Educ 2003;3:9.
42. Brett-Fleegler M, Rudolph J, Eppich W, et al. Debriefing assessment for simulation in healthcare: development and psychometric properties. Simul Healthc 2012;7:288-94.
43. Arora S, Ahmed M, Paige J, et al. Objective structured assessment of debriefing: bringing science to the art of debriefing in surgery. Ann Surg 2012;256:982-8.
44. Kolbe M, Weiss M, Grote G, et al. TeamGAINS: a tool for structured debriefings for simulation-based team trainings. BMJ Qual Saf 2013;22:541-53.
45. Dieckmann P. Debriefing Olympics—a workshop concept to stimulate the adaptation of debriefings to learning contexts. Simul Healthc 2012;7:176-82.
46. Raemer D, Anderson M, Cheng A, et al. Research regarding debriefing as part of the learning process. Simul Healthc 2011;6(Suppl.):S52-7.
47. Gaba DM. The pharmaceutical analogy for simulation: a policy perspective. Simul Healthc 2010;5:5-7.

第二部分

麻醉危机事件目录

第二部分
麻醉危机事件目录

刘悦　译　张鸿飞　黄建宏　校

此部分的主要内容是麻醉危机事件目录。正如引言及第1章和第2章所述，此目录可以填补麻醉专业人员培训的空白。该目录对常见或少见的围术期可能发生的紧急事件进行了汇总，并提供了较为全面的（当然不可能包罗无遗）应对措施。目录有助于我们系统地学习识别和应对麻醉危机。

此部分的第1章（本书第5章）是一般事件，其中大多数描述了可能由各种的严重潜在事件引起的表现。将这些一般事件单独列出是因为识别它们不需要其他信息，仅需患者的临床表现，例如：一般事件低血压（事件9）描述了一种针对常见的，但潜在地由于各种原因引起的严重表现的处理方法。一般事件的主要内容包括问题的初步诊断和治疗方法，并且与其他由特定病理生理导致的事件交叉引用，例如：肺栓塞（事件21）就是可以导致低血压的事件之一。

由于涉及同一个组织器官的问题有类似的表现和处理方法，因此后面的章节根据不同的生理系统进行分类（心血管系统、呼吸系统、代谢系统、神经系统）。接下来是仪器相关事件，大部分事件涉及麻醉机和呼吸回路。最后的三个章节是麻醉亚专科的相关事件：心脏手术麻醉、产科麻醉和儿科麻醉。很多亚专科麻醉专业人员可能对危机事件目录其余部分中的许多事件感兴趣，但由于这些事件发生的独特性，他们可能被分在了不同的章节中。

此书中我们为目录中的事件使用了一种特殊的格式，用统一简洁的框架来描述。我们希望此书成为一本提供专业指导的指南，而不是参考书，因此本书的内容并没有包括每个主题相关的详细解释和参考材料。我们提供的是必要材料，我们认为需要用它们来准备处理特定的围术期危机情况。此书对每个事件描述的格式和标题如下。

事件

事件的名称。

定义

对事件和常见异常情况的定义。

原因

导致事件的可能原因。每个事件有多个原因。

典型情况

围术期最可能发生此事件的情况。在这些情况下，麻醉专业人员必须保持高度警惕。如果此事件发生的可能性很大，那么必须采取相应措施进行预防；如果此事件确定会发生，那么应提前准备好相应的仪器和人员。

预防

使事件发生概率降低或使之更易处理的方法。

表现

事件表现出来的方式，包括临床观察、监护参数和实验室检查结果。事件发生时这些表现不一定很明显。一些事件的表现在早期就有所体现，而另一些可能在晚期才能被发现。多种表现的排序主要依据其发生的概率和重要性。

类似事件

此处列举的是一些与当下事件表现非常相似的其他事件。对于其中的一些鉴别诊断，其特定表现可用于区分。

处理

如果该事件发生，或高度怀疑已经发生，应采取何种措施的指南。这些建议的处理方法大致是依据经验丰富的麻醉专业人员所采取的做法。黑体字的内容是那些最重要且应该第一时间做出的处理。

我们为读者提供了分层指南，而不是死板流程，因为真实情况和真实患者的许多排列和组合过于复杂，无法允许特定的独立线性的流程。

注意：每个情况都是不同的。一些情况的特殊性可能不需要完全依据指南。

牢记麻醉危机资源处理（Anesthesia Crisis Resource Management，ACRM）中提到的每个病例都应做到的要点：

必须维持循环
不惜一切代价确保氧合
尽快呼救
首先处理最严重的问题
经常重新评估情况

并发症

由于事件本身的进展或治疗的副作用，可能会发生事件的特定并发症。

推荐阅读

此处列举了与事件相关的文章。我们尽可能提供对每个事件最有用的参考资料，尽可能引用简单易得的资料。但对于那些不易获得的参考资料，只要它们明显优于其他来源时，我们也都进行了引用。

注意：没有文献被引用为权威性的著作。我们的意见可能与参

考文献不同。我们建议读者尽可能全面地阅读相关参考资料，并且决定自己实际工作中如何应用。

下面是在危机事件目录中出现的缩写的列表。

缩写

A-a	Alveolar-arterial	肺泡-动脉
ABG（s）	Arterial blood gas（es）	动脉血气
ACC	American College of Cardiology	美国心脏病学院
ACE	Angiotensin-converting enzyme	血管紧张素转换酶
ACEI	Angiotensin-converting enzyme inhibitor	血管紧张素转换酶抑制药
ACLS	Advanced cardiac life support	高级心血管生命支持
ACS	Acute coronary syndrome	急性冠脉综合征
ACT	Activated clotting time	活化凝血时间
ACTH	Adrenocorticotropic hormone	促肾上腺皮质激素
AD	Autonomic dysreflexia	自主（神经）反射障碍
AF	Atrial fibrillation	心房颤动
AFE	Amniotic fluid embolism	羊水栓塞
AHA	American Heart Association	美国心脏协会
AIDS	Acquired immune deficiency syndrome	获得性免疫缺陷综合征
AP	Anteroposterior	前后位
APB	Atrial premature beat	房性早搏
aPTT	Activated partial thromboplastin time	活化部分凝血活酶时间
ARB	Angiotensin receptor blocker	血管紧张素受体阻滞药
ARDS	Acute respiratory distress syndrome	急性呼吸窘迫综合征
ASA	American Society of Anesthesiologists	美国麻醉医师协会
ASTM	American Society of Testing and Materials	美国测试与材料协会
AT	Atrial tachycardia	房性心动过速
ATLS	Advanced trauma life support	高级创伤生命支持
AV	Atrioventricular	房室的
AVRNT	Atrioventricular nodal reentrant tachycardia	房室结折返性心动过速
AVRT	Atrioventricular reentrant tachycardia	房室折返性心动过速
β	Beta	（一个希腊字母）

BID	Twice daily	每日两次
BiPAP	Biphasic positive airway pressure	双相气道正压
BLS	Basic life support	基础生命支持
BP	Blood pressure	血压
bpm	Beats per minute	次 / 分
BUN	Blood urea nitrogen	血尿素氮
Ca^{2+}	Calcium ion	钙离子
C-A-B	Compressions，airway，breathing	心脏按压、开放气道、人工呼吸
CABG	Coronary artery bypass graft	冠状动脉旁路移植术
$CaCl_2$	Calcium chloride	氯化钙
CAD	Coronary artery disease	冠状动脉疾病
cc	Cubic centimeter	立方厘米
CHF	Congestive heart failure	充血性心力衰竭
CK	Creatine kinase	肌酸激酶
Cl^-	Chloride ion	氯离子
cm	Centimeter	厘米
CNS	Central nervous system	中枢神经系统
CO	Cardiac output	心输出量
CO_2	Carbon dioxide	二氧化碳
COHb	Carboxyhemoglobin	碳氧血红蛋白
COPD	Chronic obstructive pulmonary disease	慢性阻塞性肺疾病
CPAP	Continuous positive airway pressure	持续气道正压
CPB	Cardiopulmonary bypass	心肺转流术
CPDA	Citrate-phosphate-dextrose-adenine	柠檬酸-磷酸-葡萄糖-腺嘌呤
CPR	Cardiopulmonary resuscitation	心肺复苏
CSE	Combined spinal-epidural	腰硬联合
CSF	Cerebrospinal fluid	脑脊液
CT	Computed tomography	计算机断层扫描
CVP	Central venous pressure	中心静脉压
CXR	Chest x-ray	胸片
D5W	Dextrose 5% in water	5% 葡萄糖溶液
DBP	Diastolic blood pressure	舒张压

DDAVP	Desmopressin	去氨加压素
DIC	Disseminated intravascular coagulation	弥散性血管内凝血
DISS	Diameter Index Safety System	直径指数安全系统
DKA	Diabetic ketoacidosis	糖尿病酮症酸中毒
dL	Deciliter	分升
DVT	Deep vein thrombosis	深静脉血栓
EBUS	Endobronchial ultrasound	支气管内超声
ECG	Electrocardiogram	心电图
ECMO	Extracorporeal membrane oxygenator	体外膜氧合器
ECPR	Extracorporeal cardiopulmonary resuscitation	体外心肺复苏
EEG	electroencephalogram	脑电图
EMLA	Topical lidocaine/prilocaine cutaneous local anesthetic	利丙双卡因乳膏
ENT	Ear，nose，and throat	耳鼻喉
ET CO_2	End tidal carbon dioxide	呼气末二氧化碳
ET N_2	End tidal nitroxide	呼气末氮气
ETT	Endotracheal tube	气管导管
FAST	Focused assessment with ultrasound in trauma	创伤重点超声评估
Fe^{2+}	Ferrous ion	亚铁离子
FFP	Fresh frozen plasma	新鲜冰冻血浆
$FiCO_2$	Fraction of inspired carbon dioxide	吸入二氧化碳浓度
FiO_2	Fraction of inspired oxygen	吸入氧浓度
FRC	Functional residual capacity	功能残气量
G	Gauge	（一种长度计量单位）
g	gram	克
G6PD	Glucose-6-phosphate dehydrogenase	葡萄糖 -6- 磷酸脱氢酶
GERD	Gastroesophageal reflux disease	胃食管反流病
GFCI	Ground fault circuit interrupter	接地故障断路器
GI	Gastrointestinal	胃肠道
H^+	Hydrogen ion	氢离子
H_1，H_2	Histamine receptors	组胺受体

H_2O	Water	水
HCO_3^-	Bicarbonate ion	碳酸氢根
HELLP	Hemolysis，elevated liver function tests，low platelets	溶血、肝酶升高、血小板减少
Hg	Mercury	汞
Hgb	Hemoglobin	血红蛋白
HPV	Hypoxic pulmonary vasoconstriction	缺氧性肺血管收缩
HR	Heart rate	心率
I：E	Inspiratory：expiratory ratio	吸呼比
IABP	Intra-aortic balloon pump	主动脉内球囊反搏
ICP	Intracranial pressure	颅内压
IgE	Immunoglobulin E	免疫球蛋白 E
IM	Intramuscular	肌内注射
INR	International normalized ratio	国际标准化比值
IO	Intraosseous	骨髓腔内
ION	Ischemic optic neuropathy	缺血性视神经病变
IR	Interventional radiology	介入放射学
IV	Intravenous	静脉注射
IVC	Inferior vena cava	下腔静脉
J	Joule	焦耳（能量单位）
K^+	Potassium ion	钾离子
Kg	Kilogram	千克
KOH	Potassium hydroxide	氢氧化钾
L	Liter	升
LAST	Local anesthetic systemic toxicity	局麻药全身毒性反应
LCR	Laryngeal closure reflex	喉闭合反射
LMA	Laryngeal mask airway	喉罩
LR	Lactated Ringer’s solution	乳酸林格液
LVAD	Left ventricular assist device	左心室辅助装置
M	Molar（concentration）	摩尔
MAC	Minimum alveolar concentration	最低肺泡有效浓度
MAO	Monoamine oxidase	单胺氧化酶
MAP	Mean arterial pressure	平均动脉压

MDI	Metered dose inhaler	定量吸入器
mEq	Milliequivalent	毫当量
metHgb	Methemoglobin	高铁血红蛋白
mg	Milligram	毫克
Mg^{2+}	Magnesium ion	镁离子
$MgSO_4$	Magnesium sulfate	硫酸镁
MH	Malignant hyperthermia	恶性高热
μg	Microgram	微克
min	Minute	分钟
mL	Milliliter	毫升
mm	Millimeter	毫米
mmol	Millimole	毫摩尔
MMR	Masseter muscle rigidity	咬肌僵直
MODS	Multiple organ dysfunction syndrome	多器官功能障碍综合征
mOsm/L	Milliosmoles per liter	毫渗克分子 / 升（渗透压单位）
MRI	Magnetic resonance imaging	磁共振成像
MRSA	Methicillin-resistant staphylococcus aureus	耐甲氧西林的金黄色葡萄球菌
MTP	Massive transfusion protocol	大量输血方案
MVA	Motor vehicle accident	机动车事故
N_2	Nitrogen	氮气
N_2O	Nitrous oxide	氧化亚氮
Na^+	Sodium ion	钠离子
$NaHCO_3$	Sodium bicarbonate	碳酸氢钠
NaOH	Sodium hydroxide	氢氧化钠
NG	Nasogastric	鼻饲
ng	Nanogram	纳克
NGT	Nasogastric tube	鼻胃管
NIBP	Noninvasive blood pressure	无创血压
NIRS	Near-infrared spectroscopy	近红外光谱仪
NPH	Neutral protamine Hagedorn	中性鱼精蛋白胰岛素
NPO	Nothing by mouth	禁食水
NS	Normal saline	生理盐水

NSAID	Nonsteroidal anti-inflammatory drug	非甾体抗炎药
NSTEMI	Non-ST segment elevation myocardial infarction	非 ST 段抬高型心肌梗死
NTG	Nitroglycerine	硝酸甘油
O_2	Oxygen	氧气
OR	Operating room	手术室
OSA	Obstructive sleep apnea	阻塞性睡眠呼吸暂停
PA	Pulmonary artery	肺动脉
PAC	Premature atrial contraction	房性期前收缩
PACU	Postanesthesia care unit	麻醉后恢复室
PALS	Pediatric advanced life support	儿科高级生命支持
$PaCO_2$	Partial pressure of carbon dioxide in arterial blood	动脉二氧化碳分压
PaO_2	Partial pressure of oxygen in arterial blood	动脉氧分压
PCI	Percutaneous coronary intervention	经皮冠状动脉介入术
PCO_2	Partial pressure of carbon dioxide	二氧化碳分压
PCWP	Pulmonary capillary wedge pressure	肺毛细血管楔压
PE	Pulmonary embolism	肺栓塞
PEA	Pulseless electrical activity	无脉电活动
PEEP	Positive end-expiratory pressure	呼气末正压
PFO	Patent foramen ovale	卵圆孔未闭
pH	Measure of acidity or alkalinity of a solution	酸碱度
PIP	Peak inspiratory pressure	吸气峰压
PISS	Pin Index Safety System	轴针指数安全系统
PO	Per os	口服
PO_2	Partial pressure of oxygen	氧分压
PO_4^{3+}	Phosphate	磷酸
POVL	Perioperative visual loss	围术期视力丧失
PR	Per rectum	经直肠
PRBCs	Packed red blood cells	浓缩红细胞
psig	Pounds per square inch gauge	磅 / 平方英寸（压力单位）
PT	Prothrombin time	凝血酶原时间

PTCA	Percutaneous transluminal coronary angioplasty	经皮腔内冠状动脉成形术
PVC	Premature ventricular contraction	室性期前收缩
q8h	Every 8 hours	每 8 h 一次
RAE ETT	Ring，Adair，and Elwyn endotracheal tube	RAE 气管导管
RBBB	Right bundle branch block	右束支传导阻滞
RBC	Red blood cell	红细胞
Rh	Rhesus blood group	Rh 血型
RR	Respiratory rate	呼吸次数
RSI	Rapid sequence induction	快速顺序诱导
RV	Right ventricle	右心室
RVAD	Right ventricular assist device	右心室辅助装置
SBP	Systolic blood pressure	收缩压
SC	Subcutaneous	皮下
SCAD	Spontaneous coronary artery dissection	自发性冠状动脉夹层
SCI	Spinal cord injury	脊髓损伤
SGA	Supraglottic airway	声门上呼吸道
SIADH	Syndrome of inappropriate antidiuretic hormone secretion	抗利尿激素分泌失调综合征
SIRS	Systemic inflammatory response syndrome	全身炎症反应综合征
SL	Sublingual	舌下
STEMI	ST segment elevation myocardial infarction	ST 段抬高型心肌梗死
STOP-BANG	Sleep apnea screening questionnaire	睡眠呼吸暂停筛查问卷
SVC	Superior vena cava	上腔静脉
SvO2	Venous oxygen saturation	静脉氧饱和度
SVR	System vascular resistance	体循环血管阻力
SVT	Supraventricular tachycardia	室上性心动过速
T	Temperature	体温
T（numeral）	Thoracic（dermatomal level）	胸段（皮肤节段）
T3	Triiodothyronine	三碘甲状腺素
T4	Thyroxine	甲状腺素
TAP	Transversus abdominis plane	经腹横筋膜阻滞
TEE	Transesophageal echocardiography	经食管超声心动图

TIA	Transient ischemic attack	短暂性脑缺血发作
TRALI	Transfusion-related acute lung injury	输血相关性急性肺损伤
TSH	Thyroid-stimulating hormone	促甲状腺激素
TTE	Transthoracic echocardiography	经胸超声心动图
TURP	Transurethral resection of the prostate	经尿道前列腺切除术
UPS	Uninterruptible power supply	不间断电源
URI	Upper respiratory infection	上呼吸道感染
V/Q	Ventilation/perfusion	通气 / 血流比
VAP	Ventilator-associated pneumonia	呼吸机相关性肺炎
VF	Ventricular fibrillation	心室颤动
VGE	Venous gas embolism	静脉气栓
VT	Ventricular tachycardia	室性心动过速
WAGD	Waste anesthetic gas disposal	麻醉废气处理装置
WBC	White blood cell	白细胞

第5章
一般事件

T. KYLE HARRISON，SARA GOLDHABER-FIEBERT
王晓宇　胡健　译　段怡　高志峰　校

1. 急性出血

定义

急性出血是指急性大量的血液丢失，包括显性出血和隐性出血。

显性出血

　　可以在外科手术视野，或通过纱布、吸引器直接观察到的出血

隐性出血

　　出血无外部征象（例如：腹膜后或胸膜内出血，或出血浸润手术铺单未被发现）

原因

手术操作、创伤或疾病引起的大血管（动脉或静脉）出血

可能与凝血异常或抗凝治疗有关

典型情况

血管、心脏、胸科或肝脏手术

凝血功能异常

重大创伤

隐性出血多见于手术区域被铺单遮盖或远离麻醉专业人员时或腹腔镜手术期间

创伤、手术或有创操作后的迟发性并发症（例如：外科血管夹从血管滑脱）

股骨骨折、胃肠道（gastrointestinal，GI）出血等相对隐蔽的出血

腹膜后手术或损伤
产科急诊

预防

早期识别并及时纠正凝血功能异常
- 在华法林或肝素治疗期间监测凝血酶原时间（prothrombin time，PT）/ 部分凝血活酶时间（partial thromboplastin time，PTT）
- 术中抗凝期间和应用鱼精蛋白后监测活化凝血时间（activated clotting time，ACT）

识别并制订预防措施以预防潜在部位的出血（例如：ICU 患者的胃肠道溃疡）
对创伤患者进行创伤重点超声评估（focused assessment with sonography in trauma，FAST），评估是否存在腹腔或心包积液
如果预计有输血可能，建立尽可能粗的静脉通路
如果预估有大出血，置入动脉导管
建立大量输血方案（massive transfusion protocol，MTP）

1

表现

显性出血
- 术野可见出血
- 外科纱布、铺单和地面上可见出血
- 可以听见吸引器明显的吸引声，看见吸引罐里血液增加
- 动脉压和灌注压下降，心率增快
- 正压通气时脉搏压变异度增加
- 经食管超声心动图（transesophageal echocardiogram，TEE）或经胸超声心动图（transthoracic echocardiogram，TTE）下可见血容量减少
- 外科医师的意见（例如："现在输血了吗？"）

隐性出血
- 无法解释的动脉压及灌注压下降，伴或不伴心率增快

TEE 或 TTE 评估提示低灌注压

混合静脉血氧饱和度下降（如果监测），尤其是在可能有隐性出血的手术中

补液量超出预期

静脉输液或血管收缩药对于血压几乎没有反应或仅有短暂的效果

对血管扩张药或麻醉药过度敏感

无法解释的尿量减少和血细胞比容下降（晚期表现）

腹部膨隆或大腿肿胀，肋腹部变色

血胸时会出现氧合下降，吸气峰压（peak inspiratory pressure，PIP）增加

正压通气时脉搏压变异度增加

类似事件

低血压（参见事件 9，低血压）

麻醉药或血管扩张药过量（参见事件 72，挥发性麻醉药过量）

过敏反应（参见事件 16，过敏反应和类过敏反应）

容量治疗不足

妊娠子宫压迫下腔静脉、手术体位、气腹或牵拉导致下腔静脉回流受阻

气胸（参见事件 35，气胸）

肺栓塞（pulmonary embolism，PE）（参见事件 21，肺栓塞）

心脏压塞（参见事件 18，心脏压塞）

不恰当的利尿治疗

快速型心律失常

处理

告知外科医师当前情况

确保他们认识到严重性

可供外科医师考虑的选择：

腹腔镜手术转为开腹手术

夹闭出血血管，压迫出血部位，或填塞纱布止血

在膈肌下水平夹闭主动脉（此操作可能对患者的复苏至关重要）（参见事件 14，创伤患者）

应用止血材料

寻求上级医师帮助

如果已经开腹，则选择一个粗大的腹腔静脉插管以进行快速输血，并直接进行主动脉插管监测血压

考虑进行手术探查（如果怀疑术后出血）

将吸入氧浓度（fraction of inspiration O_2，FiO_2）增加到 100% 并提高新鲜气体流量

用阿片类药物、咪达唑仑替代挥发性麻醉药

检查并确认血压和其他生命体征

静脉注射负荷量血管收缩药治疗严重低血压

麻黄碱，5 ～ 50 mg IV

肾上腺素，10 ～ 100 μg

去氧肾上腺素，50 ～ 200 μg

必要时可重复给药以维持血压在可接受的范围

启动 MTP 以紧急发放血液制品

快速恢复循环血容量

使用晶体液、胶体液或血液补充循环血容量

对于大量出血

按照红细胞（red blood cells，RBCs）和新鲜冰冻血浆（fresh frozen plasma，FFP）1：1 的平衡比例输注

每输入 6 单位 RBCs 应输注 1 治疗量血小板，直到有条件进行实验室检查

如果出血是突然发生的，但有快速控制的可能，应延迟输血并根据需要继续给予晶体液，直到出血停止

结合患者的合并症及出血程度，酌情维持正常偏低的血压以减少出血量，并维持一定程度的血液稀释直到出血得到控制

对于细小的外周静脉通路来说，用加压袋加压输注盐水或胶体液要比输注 1 单位 RBCs 快得多

用盐水稀释红细胞，可以增加其输注速度
使用额外的微孔过滤器，以免杂质堵塞静脉管路自带的过滤器
通过加温静脉输液以及使用其他加温装置维持患者体温（参见事件 44，低体温）

寻求帮助（如果需要大量液体复苏）
条件允许时，由主责麻醉医师监测患者和手术状态，并负责领导手术室人员的救治工作
助手职责为：
检查并输注血液制品，根据需要获取或重新申请血液制品
安装快速输注装置（如果有）
如果血液未被污染，安装血液回收装置进行自体红细胞输注

确保足够的静脉通路；可考虑骨髓腔内（intraosseous，IO）置管
至少要有一条 16 G 或更大口径的静脉管路，最好是多条。当发生严重出血时，应在外周适当的位置或中心静脉放置至少一条大口径静脉管路（比如 8.5 F 导管鞘管）。如果可以，使用大口径快速静脉输液管
如果静脉通路建立困难，可以采用 Seldinger 技术（经皮穿刺技术）将小号静脉导管更换为大号静脉导管
在超声引导下建立更多通路
检查输液部位，确保静脉输液无渗漏
如果静脉通路建立困难，在复苏早期即应考虑骨髓腔内置管

获取足够的静脉输液（胶体液或晶体液）

继续按照流程将血液制品的需求通知血库

如果使用了紧急发放的血液制品（O 型 Rh 阴性 RBCs），则应在输注特定类型的血液制品之前尽快将新的血样送至血库，进行血型鉴定和抗体筛选

监测血流动力学以进行充分的液体复苏
血压和心率
中心静脉压（central venous pressure，CVP）和（或）肺动脉（pulmonary artery，PA）压
TEE 或 TTE

每隔 30 ～ 60 min 检测：血细胞比容、电解质、动脉血气（arterial blood gas，ABG）、凝血酶原时间 / 部分凝血活酶时间（PT/PTT）、纤维蛋白原

进一步的红细胞和血液制品输注应以实验室检查结果为指导

记录外科手术事件并定期告知外科医师复苏的情况

并发症

凝血功能障碍 / 弥散性血管内凝血（disseminated intravascular coagulation，DIC）

过度液体复苏导致容量超负荷

低体温

高钾血症

低钙血症

难治性休克

急性呼吸窘迫综合征（acute respiratory distress syndrome，ARDS）/ 输血相关性急性肺损伤（transfusion-related acute lung injury，TRALI）

对血液制品的变态 / 过敏反应

输血相关性病毒感染

心肌缺血、心律失常

肾衰竭

神经损伤

心脏停搏

推荐阅读

1. Young PP, Cotton BA, Goodnough LT. Massive transfusion protocols for patients with substantial hemorrhage. Transfus Med Rev 2011;25:293-303.
2. Hajjar LA, Vincent JL, Galas FR, et al. Transfusion requirements after cardiac surgery: the TRACS randomized controlled trial. JAMA 2010;304:1559-67.
3. Carson JL, Noveck H, Berlin JA, Gould SA. Mortality and morbidity in patients with very low postoperative Hb levels who decline blood transfusion. Transfusion 2002;42(7):812.
4. Niles SE, McLaughlin DF, Perkins JG, et al. Increased mortality associated with the early coagulopathy of trauma in combat casualties. J Trauma 2008;64:1459-63.
5. Burtelow M, Riley E, Druzin M, et al. How we treat: management of life threatening primary postpartum hemorrhage using a standardized massive transfusion protocol. Transfusion 2007;47:1564-72.

2. 心脏停搏

定义

心脏停搏是指心脏有效的机械活动消失。

原因

心血管疾病［例如：心肌梗死（myocardial infarction，MI）、心肌缺血、心肌病、心律失常、瓣膜病、主动脉夹层］

低血容量

导致静脉回流减少的外科手术或体位

出血

低氧血症

气道处理失败

呼吸停止

休克（例如：过敏反应、脓毒血症）

心动过缓

神经阻滞或任何急性迷走神经反射后

重复使用琥珀胆碱后

张力性气胸

自发性呼气末正压（positive end-expiratory pressure，PEEP）

肺栓塞、静脉空气栓塞或羊水栓塞

心脏压塞

毒素（例如：可卡因、甲基苯丙胺）

与麻醉药物相关的并发症［例如：麻醉药过量，用药错误，快速推注血管扩张药，局部麻醉药（简称“局麻药”）全身毒性反应（local anesthetic systemic toxicity，LAST）］

恶性高热（malignant hyperthermia，MH）

酸中毒

低血糖症

电解质紊乱（例如：高钾血症，特别是肾衰竭患者）
低体温
肺动脉高压
输血反应
起搏器故障

典型情况

急性冠脉综合征（acute coronary syndrome，ACS）
心律失常
重大创伤
急性出血
休克（例如：过敏反应，脓毒血症）
呼吸停止后
插管困难或通气困难
低氧血症（例如：未发现的食管插管）
高碳酸血症
PE
神经阻滞期间的心动过缓
急性迷走神经反射
药物毒性（例如：琥珀胆碱的禁忌证，局麻药过量）
张力性气胸
心脏压塞
心肌直接与电凝接触
起搏器故障
电解质紊乱（例如：高钾血症、低钙血症）
产科并发症

预防

手术前评估起搏器功能并进行恰当的调节

对于有高度房室（atrioventricular，AV）传导阻滞或严重窦性心动过缓的患者，预防性地经静脉或经皮放置起搏器
应用恰当的抗心律失常治疗，并延用至手术期间
积极治疗神经阻滞后的心动过缓 / 低血压
治疗 ACS 以恢复心肌血供
近期 MI 后应尽量避免手术和麻醉
对迷走神经张力升高的患者，或在有迷走神经张力升高风险的操作（例如：神经阻滞）过程中使用抗胆碱药
针对不稳定患者的管理，进行训练和演习（条件允许时可使用模拟演练）
在使用可导致心动过缓的抗胆碱酯酶药之前应用抗胆碱药或二者混合使用

表现

对语言指令无反应
脉搏血氧仪波形消失
意识丧失或癫痫样活动
无可触及的颈动脉搏动（触诊外周动脉搏动不可靠）
  无创血压（NIBP）测量不出
  有创动脉压无搏动
    未进行心肺复苏（cardiopulmonary resuscitation，CPR）时平均动脉压（mean arterial pressure，MAP）小于 20 mmHg
听诊无心音
呼吸暂停
  $ETCO_2$ 消失或下降
心律失常［室性心动过速（简称“室速”，ventricular tachycardia，VT）、心室颤动（简称“室颤”，ventricular fibrillation，VF）、心搏停止］
无脉电活动（pulseless electrical activity，PEA）（PEA 的节律可能表现为正常）
发绀

胃内容物反流和可能的误吸
TEE 或 TTE 看不到心室收缩

类似事件

过敏反应（参见事件 16，过敏反应和类过敏反应）
肺栓塞、静脉空气栓塞或羊水栓塞（参见事件 21，肺栓塞；事件 24，静脉空气栓塞；事件 81，羊水栓塞）
脓毒血症（参见事件 13，脓毒血症患者）
急性出血（参见事件 1，急性出血）
药物反应（参见事件 63，给药错误）
局麻药过量（参见事件 52，局麻药全身毒性反应）
全脊髓麻醉（参见事件 89，全脊髓麻醉）
心脏疾病［MI、心肌缺血（参见事件 15，急性冠脉综合征）、心肌病、主动脉夹层］
低血压（参见事件 9，低血压）
癫痫发作（参见事件 57，癫痫发作）
监护设备假象
　　心电图（electrocardiogram，ECG）
　　脉搏血氧仪
　　血压监测系统（NIBP 或有创血压监测）

处理

处理患者，而不是监护仪
确认没有脉搏（并且“清醒”患者无反应）
　　检查脉搏血氧仪和 $ETCO_2$ 波形
　　触诊颈动脉、股动脉或其他脉搏
　　　　外科医师可能更容易触及脉搏搏动
　　检查 NIBP 和 ECG 的监护仪、导线
　　检查动脉波形

立即将心脏停搏的情况通知外科医师和手术室其他人员
- **寻求帮助**
- **呼叫手术室或医院的“代码（code）”**
- **寻求急救车和除颤仪**
- **立即开始心肺复苏［C-A-B：心脏按压（compressions），开放气道（airway），人工呼吸（breathing）］**
- **使用胸部除颤电极**

停用所有的麻醉药

使用高流量纯氧以冲洗回路内的挥发性麻醉药并确认变化

启动基础生命支持（basic life support，BLS）
- **指派人员开始胸外按压**
  - 按压频率至少为 100 次 / 分，深度至少为 2 英寸（译者注：约 5 cm）
  - 每 2 min 更换一次按压人员，注意进行胸外按压人员的疲劳程度
  - 每次按压保证胸部完全回弹
  - 最大限度地减少按压中断，并尽量减少中断时间（少于 10 s）
  - 充分的按压应产生至少 10 mmHg 的 $ETCO_2$ 和 20 mmHg 以上的舒张压（如果有动脉测压）。如果不能满足上述状态，则**必须**提高 CPR 质量和增加血管张力
- **气道 / 通气**
  - 如果患者未插管，则以纯氧按照按压与通气 30∶2 的比例进行面罩通气，并准备建立人工气道
    - 在不停止按压的情况下放置声门上气道装置（supraglottic airway，SGA）或进行气管插管，然后在持续按压的同时以 10 次 / 分的频率进行通气

将任务分配给操作熟练的人员
- **确保足够的静脉通路**
  - **如果静脉通路建立困难，进行骨髓腔内置管**
- **进行动脉置管**
- **寻求 TEE/TTE 机器**

启动高级心血管生命支持（advanced cardiac life support，ACLS）

使用认知辅助（ACLS 流程图）帮助确定诊断和治疗

诊断和治疗心律失常

- 确定患者心律是否可电击复律
  - 利用 CPR 的短暂间歇分析心律（例如：在按压与通气 30：2 的通气阶段或更换胸外按压人员时）
    - ECG 可能受 CPR 干扰，表现为可电击复律的心律

VT/VF（可电击路径）

- 继续高质量的 CPR
- 尽快除颤，选择 200 J 能量或遵制造商建议
- 每次除颤后立即恢复胸外按压
  - **不要检查脉搏或心律**
- 如果初次除颤后仍为可电击心律，继续进行 CPR 并静脉注射肾上腺素 1 mg，每 3 ～ 5 min 可重复一次
- 考虑静脉注射 40 U 加压素，代替 1 次剂量的肾上腺素
- **每 2 min 除颤一次**
- 考虑抗心律失常药
  - 胺碘酮 300 mg IV
  - 利多卡因 100 mg IV
- 寻找 VT/VF 的可治性原因
  - 尖端扭转型室性心动过速
    - 给予硫酸镁（$MgSO_4$），2 g IV
  - 高钾血症（参见事件 40，高钾血症）
    - 给予 10% 氯化钙（$CaCl_2$），500 ～ 1000 mg IV
    - 给予 50% 葡萄糖，50 g IV 和短效胰岛素，10 U IV
  - 局麻药中毒（参见事件 52，局麻药全身毒性反应）
    - 给予 20% 脂肪乳剂（Intralipid）
  - MI（参见事件 15，急性冠脉综合征）

如果心律转变为不可电击节律，切换至 PEA/ 心搏停止路径

PEA/ 心搏停止（非可电击路径）

继续高质量的 CPR

肾上腺素，1 mg/ 每 3 ～ 5 min IV

考虑静脉注射 40 单位加压素，代替 1 次剂量的肾上腺素

寻找 PEA/ 心搏停止的可治性原因

低血容量（参见事件 1，急性出血；事件 9，低血压）

快速静脉输液，排除隐匿性出血，对大量出血或严重贫血患者应输注血液制品

使用 TEE 或 TTE 评估容量状态

腔静脉受压导致前负荷不足

解除气腹

使妊娠子宫左倾

腹部肥胖患者从俯卧位改为仰卧位

解除外科压迫

如果出现呼吸叠加（自发呼气末正压），断开呼吸回路并适当调节通气

低氧血症（参见事件 10，低氧血症）

使用纯氧进行通气

听诊呼吸音

吸引气管导管

再次确认是否存在 $ETCO_2$

张力性气胸（参见事件 35，气胸）

听诊单侧呼吸音

TTE 上胸膜滑动征消失

颈静脉怒张或气管偏斜

在第 2 肋间隙，锁骨中线使用针头紧急减压

针头减压后患者需要行胸腔引流

冠状动脉血栓形成（参见事件 15，急性冠脉综合征）

不明原因的心脏停搏可能继发于 MI；考虑应用 TEE 或 TTE 评估整体心肌功能和节段性室壁运动异常

毒素（包括输液）

确认静脉和挥发性麻醉药已停用

检查所有的药物输注

确认药物和给药速度是否正确

如果不是必需药物，则停止输注

如果存在 LAST 的可能（参见事件 52，局麻药全身毒性反应）

使用 20% 脂肪乳剂（Intralipid）

对于任何脂溶性局麻药过量的情况，考虑使用脂肪乳剂

进行毒理学筛查

心脏压塞

使用 TEE 或 TTE 排除心包积液

如果存在心包积液，进行紧急心包穿刺

电解质和酸 / 碱异常

进行实验室检查（ABG 和生化检查）

评估酸中毒、高钾血症、低钾血症、低血糖、低钙血症

静脉气体栓塞（venous gas embolism，VGE）（参见事件 24，静脉空气栓塞）

急性低血压伴 $ETCO_2$ 下降

用盐水覆盖手术区域

回抽 CVP 导管（如果有）

PE（参见事件 21，肺栓塞）

肺动脉高压

使用 TTE 或 TEE 评估右心室（right ventricular，RV）功能

高热

排除 MH（参见事件 45，恶性高热）

低体温（参见事件 44，低体温）

不间断胸外按压的同时不断对患者进行重新评估

自主循环恢复的指标，包括

ECG 和可触及的脉搏或血压

脉搏血氧饱和度波形

$ETCO_2$ 增加

考虑在复苏后采用低温措施进行脑保护

并发症

胃内容物误吸
肝破裂
气胸或血胸
肋骨骨折
缺氧性脑损伤
死亡

推荐阅读

1. Neumar RW, Otto CW, Link MS, et al. 2010 American Heart Association guidelines for cardiopulmonary resuscitation and emergency cardiovascular care science. Part 8: adult advanced cardiovascular life support. Circulation 2010;122:S729-67.
2. Moitra VK, Gabrielli A, Maccioli GA, O'Connor MF. Anesthesia advanced circulatory life support. Can J Anesth 2012;59:586-603.

3. 困难气管插管

定义

有经验的麻醉医师在前两次尝试中均未成功完成气管插管，则发生了困难气管插管。

原因

困难气道的解剖因素
　　牙齿完整
　　肥胖 / 颈短
医师因素
　　气道管理经验不足
　　无法有效应对迅速恶化的情况
设备因素

对设备不熟悉

备用或替代的气道工具或插管设备准备不足

典型情况

存在任何使直接喉镜暴露困难的解剖因素的患者

颈粗短

上颌切牙突出

颈部或下颌活动受限

甲颏距短

孕晚期

与气管插管困难相关的先天性综合征

气道感染

获得性解剖异常

气道内源性或外源性肿瘤

头部和（或）颈部放射治疗后

肢端肥大症

病态肥胖

睡眠呼吸暂停病史

气道狭窄

颈部明显肿胀或血肿压迫气道

预防

仔细评估气道解剖

Samsoon 和 Young 的改良 Mallampati 分级

Ⅰ级：可见软腭、悬雍垂、扁桃体、喉（同 Mallampati Ⅰ级）

Ⅱ级：可见软腭、悬雍垂、喉

Ⅲ级：仅可见软腭及悬雍垂基底部

Ⅳ级：仅可见硬腭（同 Mallampati Ⅲ级）

Ⅲ级和Ⅳ级气道与气管插管难度增加相关

评估其他的患者因素
　　患者配合气道管理计划的能力
　　面罩通气的困难程度（例如：有胡须、无牙）
　　SGA 放置的困难程度（例如：张口受限）
　　建立外科气道的困难程度（例如：颈部后仰受限、甲状腺肿）
配备困难气道车，包括必需的耗材和设备
困难气道及插管失败流程的训练和实践（如条件允许，可使用模拟演练）

表现

可预料的或已知的困难气管插管
　　既往有困难气道或困难气管插管的病史
　　气道评估分级为 Samsoon 和 Young 分级的Ⅲ或Ⅳ级
　　存在其他困难插管的解剖特征
非预料的困难气管插管
　　经验丰富的麻醉专家经过两次尝试均插管失败
　　　　可能是由于喉镜显露困难或气管导管难以进入气管引起的

类似事件

气道正常，但由于使用喉镜的医师经验不足导致插管失败

处理

已预料的困难气道

小心谨慎
　　查阅之前的麻醉记录，重点关注气道处理
　　进行仔细的气道评估；如果仍然不确定如何操作，应制订备选方案
　　考虑使用其他麻醉方式替代全身麻醉，但应谨记，如果发生重大并发症或麻醉效果不完善，气道处理会遇到困难

如果已知或可预料的困难气道，应考虑进行清醒纤维支气管镜（简称纤支镜）插管
在大多数情况下，这是最安全的选择
如果先前直接喉镜的尝试导致了出血、分泌物增多或组织水肿，清醒插管会更难进行
给予格隆溴铵 0.4 mg IV，减少气道分泌物
口咽部处理
4% 利多卡因表面喷洒，必要时重复使用
注意局麻药的总剂量
考虑口咽部使用 Williams 通气管，并应用纤维支气管镜插入 6.0 ～ 8.0 型号的气管导管
避免过度镇静
清醒气管插管也可以在表面麻醉下使用视频辅助喉镜进行
制订应急计划并准备相关的设备（困难气道车）
多个喉镜叶片（不同型号的 Miller 和 Macintosh 叶片）
多种型号的气管导管（至少额外准备两根气管导管，分别比预计的型号小 1 号和 2 号）
插管探条，气道导引装置
SGA（例如：LMA）
插管型 LMA
视频辅助喉镜
光纤支气管镜
环甲膜切开套件（需要由经过训练的专业人员进行操作）
如果预计环甲膜切开困难或不可能，考虑心肺转流术（cardiopulmonary bypass，CPB）备用

非预料的困难气道

寻求帮助（例如：能够建立外科气道的麻醉专业人员、麻醉技术人员和外科医师）
寻求困难气道车
援助人员到达后，让他们帮助安装备用气道设备
应用纯氧进行面罩通气；如果没有面罩通气困难，可以考虑环状软

骨加压

评估通气与氧合是否充分

放置口咽或鼻咽通气道

考虑双人面罩通气技术

如果可以进行面罩通气

优化患者的插管体位

随后应该由最有经验的人进行喉镜检查

最多进行三次气管插管的尝试

考虑使用视频辅助喉镜插管

使用导丝或探条

如果气管导管难以通过气管，选择更小型号的气管导管

考虑放置 SGA 用作主要的通气设备或用作通过 Aintree 交换导管进行纤维支气管镜插管的导管

考虑在睡眠状态下进行纤维支气管镜插管

考虑使用插管型 LMA

如果可能，考虑恢复自主呼吸并唤醒患者；转换为清醒插管或取消手术

如果无法进行面罩通气或插管

尝试放置 SGA

如果成功，考虑唤醒患者，或者继续使用 SGA 完成手术，或者如前所述尝试使用有 Aintree 交换导管的设备进行气管插管

如果 SGA 通气失败，尽早采取紧急环甲膜切开或气管切开术，而不应等到出现血氧饱和度急剧下降

随访

非预料的困难插管后，应确保告知患者相关问题，并建议其领取 MedicAlert 手环（http://www.medicalert.org），以提醒将来的麻醉专业人员患者的困难插管病史

并发症

气道结构损伤
气道出血
气道反射消失或喉痉挛导致气道阻塞
低氧血症
食管插管
胃膨胀
胃内容物反流误吸
尝试插管时对颈椎的损害

推荐阅读

1. Launcelott GO, Johnson LB. Surgical airway. In: Hung O, Murphy MF, editors. Management of the difficult and failed airway. 2nd ed. New York: McGraw-Hill; 2012, chapter 13.
2. Phero JC, Patil YJ, Hurford WE. Evaluation of the patient with a difficult airway. In: Longnecker DE, Newman MF, Brown DL, Zapol WM, editors. Anesthesiology. 2nd ed. New York: McGraw-Hill; 2012, chapter 10.
3. Apfelbaum JL, Silverstein JH, Chung FF, et al. Practice guidelines for management of the difficult airway: an updated report by the American Society of Anesthesiologists Task Force on management of the difficult airway. Updated by the Committee on Standards and Practice Parameters. Anesthesiology 2013;118:251-70.

4. 紧急（快速）麻醉诱导

定义

紧急麻醉诱导以促使立即开始挽救生命的干预措施。

原因

导致立即需要挽救生命的外科干预的灾难性事件

典型情况

创伤

即刻（stat）剖宫产
血管灾难性事件（例如：主动脉瘤破裂）
急诊手术探查
　　心脏压塞
　　吻合口破裂
急诊介入手术
坏死性筋膜炎

预防

对患者进行复苏治疗后再行麻醉和手术
手术室和麻醉机功能齐全，且处于备用状态
医护人员胜任工作，器械齐全
对即刻和紧急手术病例，进行训练和实践（如条件允许，可使用模拟演练）

表现

因急诊手术，即刻联系手术室、ICU、急诊科、导管室、产房等相关科室
患者可能在没有任何通知的情况下到达手术室
即刻联系患者床旁，并做紧急去手术室的决定

处理

待麻醉团队及护理人员准备好后，再将患者从监护及复苏区域转运到手术室。

寻求帮助

　　麻醉专业人员
　　护理人员（刷手护士及巡回护士）
　　技术支持人员（麻醉及手术技师）
　　外科助手

准备麻醉设备

如果患者已经在手术室，安排专人对患者进行监护

打开麻醉机和监护仪

如果时间允许，进行**完整的**麻醉机自检

至少确保麻醉机可以进行正压通气

确保吸引器可用

确认有自动充气式气囊 / 面罩（简易呼吸囊）

确认有气道工具，包括口咽通气道、气管导管、可用的喉镜柄及喉镜片

确认有声门上气道工具（例如：喉罩）和探条，以备可能的困难气道

确认有视频辅助喉镜

准备药品

麻醉诱导药（例如：氯胺酮、依托咪酯、丙泊酚）

肌松药（如无禁忌证，选用琥珀胆碱）

急救药物［麻黄碱、去氧肾上腺素和（或）肾上腺素］

获取简单病史并进行体格检查

信息可以来自患者、病历或者患者的照护者

核查重要的实验室检查结果

核查血样是否已送至血库进行交叉配血

再次评估并确认患者处于危及生命的情况中

如不是医疗必须，避免快速诱导

评估患者是否有过敏的药物

评估患者主要的心肺疾病（例如：心脏瓣膜病、低射血分数、哮喘、慢性阻塞性肺疾病）

进行气道检查

监护

确定哪个静脉通路和管路可用

必要时开放额外的静脉通路

如果不能迅速开放静脉通路，考虑骨髓腔内置管

连接 ECG、NIBP、脉搏血氧饱和度及现有的有创监测

在诱导之前进行动脉置管（如果还没有）

由熟练的人员进行操作

麻醉诱导

在开启监护仪并连接监护的同时给患者进行预充氧

对于产科患者，确保子宫左倾

按饱胃处理

考虑口服枸橼酸合剂 30 ml

依据患者血流动力学参数及合并症情况调整诱导药物剂量

如果血流动力学不稳定，考虑将氯胺酮或依托咪酯作为诱导药物

预充氧的同时给予快速静脉补液

优先选择视频辅助喉镜进行气管插管

打开设备

有合适管芯的气管导管

在患者头侧备好喉镜、气管导管和吸引器

进行快速诱导插管（rapid sequence intubation，RSI），同时压迫环状软骨

如果看不见声门或不能置入气管导管，则调整压迫环状软骨的力度

通过 $ETCO_2$ 及听诊确认气管导管位置

如果插管失败，换用视频辅助喉镜（参见事件 3，困难气管插管）

诱导后

监护患者

预判并处理可能导致患者循环不稳定的原因

必要时给予血管收缩药和液体

考虑应用 TEE 监测心脏充盈及心功能

根据需要，开放额外的静脉通路

维持适当的麻醉深度

平衡术中知晓与血流动力学不稳定的风险

根据需要，获取 RBCs 及其他血液制品

根据需要，监测 ABG、血糖及乳酸

合理应用抗生素

并发症

胃内容物误吸
困难插管
麻醉中知晓
心脏停搏

推荐阅读

1. Gray LD, Morris CG. The principles and conduct of anaesthesia for emergency surgery. Anaesthesia 2013;68(Suppl. 1):14-29.

5. 食管插管

定义

食管插管是指在插管时将气管导管置入食管，或在气管插管后气管导管经气管移位至食管。

原因

气管插管时声门显露困难
气管导管置入困难
正确气管插管后气管导管位置改变
在口咽腔放置或取出物体时，气管导管位置移动

典型情况

困难气管插管或者“盲插”后
经验不足的操作人员进行气管插管时

对患者进行头颈部操作后

在患者食管中置入或者拔出物体后［例如：TEE 探头或鼻胃管（nasogastric tube，NGT）］

经鼻气管插管

预防

应用合适的插管技术充分显露声门

直视下看见气管导管通过声门

移动或摆放患者头部之前，仔细固定好气管导管

在每次体位改变及对气管导管进行操作后，都要再次检查气管导管的位置

应用纤维支气管镜插管时，要看到隆嵴

使用视频辅助喉镜进行困难插管或确认气管导管位置

表现

在最初几次呼吸后无 $ETCO_2$ 波形，或者波形幅度很低

肺部听诊无呼吸音或呼吸音不清晰

上腹部可闻及呼吸音或气过水声

手控或机械通气时顺应性异常

气管导管套囊正常充气后仍有漏气

对于清醒患者，在气管导管套囊充气后仍能持续发声

通过直接喉镜或视频辅助喉镜观察到气管导管在食管中

无法在胸骨上窝触摸到气管导管套囊

胃内容物向上反流至气管导管内

晚期表现

- 氧饱和度降低及发绀
- 低血压
- 心动过缓、室性早搏（premature ventricular contractions，PVCs）、快速心律失常，心脏停搏
- VT/VF

类似事件

二氧化碳监测仪功能障碍或采样管连接断开
呼吸音听诊困难
气管导管完全或部分脱出（参见事件 37，非计划性拔管）
支气管插管（参见事件 30，支气管插管）
严重支气管痉挛（参见事件 29，支气管痉挛）
气管导管扭结（参见事件 7，高吸气峰压）
气管导管套囊破裂或不能充气

处理

气管插管后 10 min 内出现的低氧血症必须考虑是否发生了食管插管，除非监护仪显示持续正常的 $ETCO_2$ 波形或者视频辅助喉镜下明确看见气管导管通过声门。

诱导前对患者进行预充氧；检查 ETO_2

　　给予纯氧通气，直到气管导管的位置确定

气管插管后再次确认导管位置

　　将气管导管套囊充气，检查是否漏气
　　观察监护仪的 $ETCO_2$ 波形是否正常
　　在腋下及胃部听诊呼吸音
　　观察是否存在双侧胸廓起伏
　　手控通气；评估储气囊的顺应性
　　通过直接喉镜或视频辅助喉镜检查气管导管的位置
　　如果难以确定气管导管位置，寻求帮助
　　　　让助手准备纤维支气管镜以确认气管导管位置以及置入气管导管

如果不能确定气管导管位置并且患者氧饱和度持续下降

　　拔出气管导管，通过面罩或 SGA 给予患者纯氧通气

如果确认是食管插管

　　拔出误置的气管导管
　　若患者血氧饱和度＜ 95%，通过面罩或 SGA 给予患者纯氧通气

使用视频辅助喉镜重新置入一个新的气管导管

如果首次气管插管遇到困难或再次气管插管失败（参见事件 3，困难气管插管）

如果患者血氧饱和度＜95%，通过面罩给予患者纯氧通气

寻求帮助和困难气道工具

准备置入 SGA（例如：LMA）

考虑唤醒患者进行清醒气管插管

准备进行纤维支气管镜引导插管

准备进行外科气道

气管插管后，插入胃管使胃排空

并发症

低氧血症

高碳酸血症

心脏停搏

反复喉镜检查造成的气道、咽部及口腔损伤

胃内容物误吸

高血压、心动过速

心肌缺血、心肌梗死

推荐阅读

1. Salem MR. Verification of endotracheal tube position. Anesthesiol Clin North America 2001;19:813-39.

6. 吸入 CO_2 浓度升高

定义

吸入 CO_2 浓度升高是指在吸入气体中存在 CO_2。

原因

麻醉呼吸回路中 CO_2 吸收减少
麻醉呼吸回路中 CO_2 清除减少（例如：新鲜气体流量过低）
患者 CO_2 生成增加（例如：MH、发热）
麻醉呼吸回路中外源性 CO_2 增加

典型情况

CO_2 吸收剂耗尽
麻醉机呼吸回路中的单向阀卡在开放位置（失去功能）
无重复吸入（nonrebreathing）回路中新鲜气体流量过低
自主呼吸患者的 CO_2 采样管置于手术铺单下（例如：呼出气体冲洗不充分）
CO_2 旁路吸收罐位置错误
假象（例如：传感器进水，采样率太低）
呼吸回路安装错误（例如：Bain 回路）
$ETCO_2$ 采样口位置错误
外源性 CO_2
麻醉气体经过 CO_2 吸收罐

预防

进行全面的麻醉机使用前检查，包括 CO_2 吸收剂
在需要时更换 CO_2 吸收剂
使用前检查麻醉机单向阀功能是否正常

表现

CO_2 吸收剂变成紫色（耗尽）
　　并非每次吸收剂耗尽都会发生颜色改变
$ETCO_2$ 波形不能回到零点

吸入 CO_2（$FiCO_2$）浓度过高报警
如果出现单向阀功能异常，“反流”报警
观察到单向阀功能异常

类似事件

高碳酸血症（参见事件 32，高碳酸血症）
呼吸回路阀门卡在开放位置（参见事件 61，回路中吸气阀卡在开放位置）
故障的气体供应（参见事件 65，故障的氧气供应）
监护仪故障（例如：零点校准错误）

处理

保证氧合与通气
将新鲜气体流量增大到 10 L/min 以减少 $FiCO_2$
如果检测到或怀疑 CO_2 吸收剂耗尽，及时更换 CO_2 吸收剂，即使没有观察到颜色改变
检查单向阀功能是否正常，必要时更换单向阀
若旁路阀未正确安装（可见于某些旧款麻醉机），更换为包括 CO_2 吸收器的组件
寻找外源性 CO_2（例如：CO_2 气瓶）
当吸入 CO_2 的原因不能被迅速发现和纠正时
- 使用备用的通气设备（例如：自动充气式气囊或无重复吸入回路）
- 应用静脉麻醉药维持麻醉
- 必要时，在协助下整体更换麻醉机

并发症

高碳酸血症
- 心律失常
- 高血压和心动过速

精神状态改变

颅内压（intracranial pressure，ICP）升高

知晓

更换麻醉机的并发症

心脏停搏

推荐阅读

1. Pond D, Jaffe RJ, Brock-Utne JG. Failure to detect CO_2-absorbent exhaustion: seeing and believing. Anesthesiology 2000;92:1196.
2. Kodali BS. Capnography outside the operating rooms. Anesthesiology 2013;118:192-201.

7. 高吸气峰压

定义

高吸气峰压是指在正压通气期间气道峰压升高超过 5 cmH_2O 或气道峰压（PIP）超过 40 cmH_2O。

原因

呼吸回路问题

　　机械 / 手控通气开关位置错误

　　吸气、呼气或放气阀门卡在关闭位置

　　有意或无意的在呼吸回路中加入呼气末正压通气（positive end expiratory pressure，PEEP）

　　呼吸回路或麻醉废气处理（waste anesthesia gas disposal，WAGD）系统的管路扭结或连接错误

　　麻醉机单向阀或调节阀故障，使高压气体直接进入呼吸回路

　　回路关闭时使用快速充氧

　　快速充氧开关卡在“开”的位置

腹压增高

腹腔镜手术气腹
肥胖
俯卧位
腹水
孕晚期

气管导管问题

气管导管扭结
异物、分泌物或黏液阻塞气管导管
支气管、食管或黏膜下插管
膨出的气管导管套囊阻塞气管导管末端
气管导管内壁异常导致狭窄

肺顺应性降低

胃内容物误吸
支气管痉挛
肺不张
胸壁或膈肌顺应性降低
肺水肿
气胸
输血相关性急性肺损伤（transfusion-related acute lung injury，TRALI）
呛咳或气管导管不耐受

药物诱发的问题

阿片类药物导致的胸壁僵直
肌松药不足
MH

典型情况

麻醉诱导期间
气管插管后即刻
浅麻醉
腹腔镜手术中

调整患者体位或头位后
调整气管导管后
COPD 或哮喘患者
增加呼吸回路组件后
胸腔或胸腔周围手术期间或手术后

预防

优化 COPD 和哮喘患者的药物治疗
使用前仔细检查呼吸回路及气管导管
小心地置入气管导管并使套囊位于刚过声门的位置
维持足够的麻醉深度及肌松程度
在满足手术需要的前提下维持最低气腹压
谨慎在呼吸回路中增加组件
完善麻醉计划以减少患者支气管痉挛、肺不张及分泌物增加的风险
优化通气模式，降低气道峰压
尽量减少俯卧位患者的腹部压迫

表现

高气道峰压报警
手控通气时储气囊顺应性降低
分钟通气量或潮气量低于设定的参数
　　压力控制通气时尤为明显
　　吸气时胸廓几乎无运动
　　呼吸音减弱或异常
吸气时呼吸机声音异常
$ETCO_2$ 波形幅度降低或异常
氧饱和度下降
高气道峰压继发的严重低血压，表现为对血管收缩药及正性肌力药不敏感
心动过速

类似事件

气道压力计或气道压报警故障
气胸（参见事件 35，气胸）

处理

增加 FiO_2 至 100%，并再次确认存在 $ETCO_2$

核对 PIP

调整麻醉机至手控通气［调节可调节限压阀（adjustable pressure limiting，APL）］

　评估肺部 / 呼吸回路顺应性

如果有低血压，断开呼吸回路以排除内源性 PEEP

使 Y 型接头与气管导管断开，并挤压储气囊

　如果气道压仍高，则说明呼吸回路阻塞

　　使用备用的通气设备（无重复吸入回路、自动充气式气囊或口对气管导管通气）

　　让其他人帮助更换呼吸回路或解除呼吸回路梗阻

　如果气道压降低则说明问题出在气管导管或肺，而非呼吸回路

听诊患者双侧胸部

　听诊呼吸音是否对称，是否有哮鸣音或爆裂音（啰音）

　如果呼吸音不对称

　　检查气管导管以排除支气管插管（参见事件 30，支气管插管）

　　检查血压和心率，触诊气管，叩诊胸腔，排除气胸（参见事件 35，气胸）

　如果呼吸音对称但不正常

　　如有哮鸣音，考虑存在支气管痉挛（参见事件 29，支气管痉挛）

　　如有爆裂音，考虑存在肺水肿（参见事件 20，肺水肿）

排除气管导管阻塞

　经气管导管置入吸痰管，吸出分泌物

　如果吸痰管能顺利通过，气管导管阻塞的可能不大

如果气管导管确定阻塞

抽空气管导管套囊，再试一次

考虑置入纤维支气管镜检查气管导管和气道

如果无法解除阻塞

考虑使用换管导芯更换气管导管

保留气管导管以供之后检查

重新置入一个新的气管导管

将问题通知手术团队并排查所有可能的原因

检查可引起胸部顺应性降低的其他原因

麻醉深度或肌松不足

气腹压过高

异常体位或过度手术牵拉

患者体位改变（例如：从俯卧位体位垫滑下）

患者的解剖畸形（例如：脊柱侧后凸）

MH（参见事件45，恶性高热）

并发症

气压伤

气胸

纵隔气肿

低血压、心血管损伤

低氧血症

严重时，心脏停搏

高PIP解除后，静脉补液、血管收缩药及正性肌力药的延迟作用造成的高血压及心动过速

推荐阅读

1. Gadsden J, Jones DL. Events. In: Gadsden J, Jones DL, editors. Anesthesiology oral board flash cards. New York: McGraw-Hill; 2011.
2. Dorsch JA, Dorsch SE. Hazards of anesthesia machines and breathing systems. In: Dorsch JA, Dorsch SE, editors. Understanding anesthesia equipment. 5th ed. Philadelphia: Lippincott Williams & Wilkins; 2008. p. 404-30.

8. 高血压

定义

高血压是指动脉血压较基础值升高 20% 以上，或动脉血压绝对值超过年龄校正上限。

原因

既往存在高血压
- 原发性高血压
- 继发性高血压（例如：肾性高血压、内分泌异常、先兆子痫）

儿茶酚胺释放
- 喉镜检查或气管插管刺激
- 手术刺激
- 麻醉复苏
- 低氧血症
- 高碳酸血症
- 降压药急性停药反应
- 自主神经反射异常
- 嗜铬细胞瘤
- 甲状腺危象
- 类癌综合征
- MH
- 膀胱过度充盈

颅内压（intracranial pressure，ICP）升高导致的 Cushing 反应

使用血管收缩药

未按预期给予麻醉药（例如：静脉注射、输液泵或挥发性麻醉药给药失败）

容量过负荷

后负荷急性增高（例如：主动脉阻断）

典型情况

慢性高血压患者的麻醉
全身麻醉诱导及复苏期间
麻醉深度相对手术刺激水平不足
血管收缩药的应用
长时间上止血带
妊娠期高血压患者
急性药物中毒（例如：可卡因）
停药反应

预防

术前充分治疗高血压
- 降压药应用至手术当日
  - 考虑在手术当日停用血管紧张素转换酶抑制药（angiotensin-converting enzyme inhibitor，ACEI）和血管紧张素受体阻滞药（angiotensin receptor blocker，ARB），以降低术中低血压的风险
- 如存在严重的高血压，应考虑推迟择期手术［例如：收缩压（systolic blood pressure，SBP）＞200 mmHg 或舒张压（diastolic blood pressure，DBP）＞110 mmHg］
- 如果存在器官功能障碍，应推迟择期手术［例如：心肌缺血、充血性心力衰竭（congestive heart failure，CHF）、神经功能障碍］

考虑连续监测有创动脉血压
考虑应用 TTE 评估心肌缺血及心力衰竭情况
考虑口服可乐定作为术前药
对于已知高血压的患者，应避免使用氯胺酮进行诱导
预判手术刺激较强的时间点并提前加深麻醉
避免高血容量［例如：经尿道前列腺切除术（transurethral resection of the prostate，TURP）］

8

仔细滴定血管活性药物
维持正常水平的氧合与通气
正确使用血压监测设备
术后避免重度疼痛、低氧血症或膀胱过度充盈
尽量缩短血管收缩药输注泵和患者之间的管路长度，输注时使用载液以避免无意间将积聚在管路中的血管收缩药注入患者体内
　　考虑使用单独的静脉通路进行药物输注

表现

动脉血压高或升高（收缩压、舒张压或平均动脉压）
如果高血压是由于浅麻醉，患者可能出现
　　呼吸急促，如果是自主呼吸
　　心动过速
　　出汗
　　流泪
　　瞳孔扩大
　　体动

心动过缓可能是压力感受器激活引起的，特别是如果高血压是由自主神经反射障碍、ICP 升高或使用血管收缩药（例如：去氧肾上腺素）引起

类似事件

血压测量系统假象
　　NIBP 设备运动假象
　　NIBP 袖带过小
　　动脉血压换能器故障或归零错误
　　换能器位置低于患者心脏水平
　　测量的共振假象

给药错误（参见事件 63，给药错误）
MH（参见事件 45，恶性高热）
妊娠期高血压疾病（参见事件 88，先兆子痫和子痫）
急性药物中毒
急性停药反应
甲状腺毒症（参见事件 49，甲状腺危象）
嗜铬细胞瘤
类癌综合征
ICP 升高
自主神经反射障碍（参见事件 17，自主神经功能失调）

处理

明确高血压的存在

- 如果使用 NIBP
  - 重复测量
  - 检查 NIBP 系统假象
  - 考虑将无创血压袖带移至另一侧肢体测量
  - 手动测量血压
- 如果使用动脉测压
  - 检查换能器高度
  - 动脉换能器调零
  - 冲洗动脉管路
  - 与 NIBP 对照
  - 检查动脉管路没有扭结

检查药物使用

- 如果患者正在输注血管活性药或静脉麻醉药
  - 检查输液管路（从管路起始点至患者）
  - 检查输注设备是否正确设置，并正按照预期的速度输注
  - 仔细检查药物剂量
  - 检查药物输注的浓度

检查静脉载液是否按正常速度输注

检查静脉输液是否断开或渗漏

如果正在应用挥发性麻醉药

检查蒸发罐是否正确设置

检查蒸发罐中麻醉药的剩余量

检查麻醉药的吸入浓度

确保充足的氧合与通气

检查 ABG 以明确是否存在低氧血症或高碳酸血症（参见事件 10，低氧血症；事件 32，高碳酸血症）

评估麻醉深度

评估麻醉深度的临床征象

寻找新的手术刺激

必要时加深麻醉 / 镇痛

增加挥发性麻醉药或静脉麻醉药剂量

静脉注射负荷剂量阿片类药物

静脉注射负荷剂量麻醉药

如果进行的是连续区域阻滞麻醉，则通过导管给予局麻药

要求外科医师在手术区域进行局部麻醉

考虑使用脑电图（electroencephalogram，EEG）评估麻醉深度

对于不明原因的单纯高血压

减少外科刺激（例如：为自主神经反射障碍的患者排空膀胱）

检查高血压的继发表现［例如：心动过速、ST-T 改变（参见事件 12，ST 段改变）］

如果需要额外的治疗，考虑

加深麻醉

β 受体阻滞药（哮喘及 COPD 患者慎用）

拉贝洛尔 5 ～ 10 mg bolus IV

艾司洛尔 10 ～ 50 mg bolus IV

美托洛尔 1 ～ 2 mg bolus IV

氢氯噻嗪 2 ～ 4 mg bolus IV

硝酸甘油 0.1 ～ 2 μg/（kg · min）IV

硝普钠 0.1 ～ 3 μg/（kg · min）IV
钙通道阻滞药
维拉帕米 2.5 mg IV，可增加剂量
地尔硫䓬负荷剂量 0.25 mg/kg IV，给药时间超过 2 min。如果需要，可在负荷剂量后予 10 ～ 25 mg/h 持续泵注
尼卡地平 3 ～ 15 mg/h IV
α 受体阻滞药
酚妥拉明 0.5 ～ 1 mg IV（参见事件 17，自主神经功能失调）
检查液体管理
如果存在液体过负荷可能，给予呋塞米 5 ～ 10 mg IV
检查膀胱充盈；如果膀胱充盈，置入导尿管
ICP 升高需要紧急处理
甘露醇 0.5 g/kg IV
呋塞米 5 ～ 10 mg IV
过度通气，将动脉血二氧化碳分压（$PaCO_2$）控制在 25 ～ 30 mmHg
短时间内进行神经外科手术干预
排除 MH 的可能（参见事件 45，恶性高热）

并发症

心肌缺血 / 心肌梗死
心律失常
CHF/ 肺水肿
手术出血量增加
手术视野变差（例如：内镜手术）
知晓（如果麻醉过浅）
ICP 升高
血管吻合口破裂
脑出血（包括动脉瘤破裂）或高血压脑病

推荐阅读

1. Levy JH. Management of systemic and pulmonary hypertension. Tex Heart Inst J 2005;32:467-71.
2. Paix AD, Runciman WB, Horan BF, Chapman MJ, Currie M. Crisis management during anaesthesia: hypertension. Qual Saf Health Care 2005;14:e12.
3. Howell SJ, Sear JW, Foex P. Hypertension, hypertensive heart disease and perioperative cardiac risk. Br J Anaesth 2004;92:570-84.

9. 低血压

定义

低血压是指动脉血压较基础值下降 20% 以上，或收缩压绝对值低于 90 mmHg，或平均动脉压绝对值低于 60 mmHg。

原因

前负荷降低
- 低血容量（例如：出血，包括隐性出血）
- 外科操作导致静脉回流受阻
- 胸腔内压力增高（例如：气胸）
- 患者体位变化或妊娠期子宫压迫
- PE
- 心脏压塞
- 原发心脏疾病（例如：舒张功能障碍、瓣膜反流）

心肌收缩力下降
- 心肌抑制药物（例如：麻醉药）
- CHF（例如：心肌病）
- 心肌缺血 / 心肌梗死
- 低氧血症
- 瓣膜性心脏病
- 后负荷突然增加

体循环血管阻力（systemic vascular resistance，SVR）降低

药物作用（例如：麻醉药、血管扩张药）
休克（例如：脓毒症、过敏性休克、神经源性休克）
内分泌因素（例如：肾上腺危象、甲状腺功能减低、低血糖、嗜铬细胞瘤切除后）
机械后负荷急剧改变

心律失常
心动过速或心律不齐（心室不能完全充盈）
心动过缓

典型情况

麻醉诱导后和手术切皮前
低血容量（例如：创伤、慢性高血压）
椎管内麻醉
发生大量体液转移的手术
大血管手术或大血管周围的手术
使用 ACEIs 或 ARBs 的患者
长期滥用苯丙胺的患者
有心血管病史的患者
仰卧位以外的体位（尤其是肥胖患者）
气腹
心律失常发作期

预防

术前仔细评估患者心血管状态，检查
病史和容量状况
心率加快或体位性低血压
CVP 或颈静脉充盈情况
术前血细胞比容

确保麻醉诱导前患者血管内容量充足
考虑在麻醉诱导及椎管内麻醉前，给予患者液体负荷

对于易发生术中低血压的高危患者，在诱导前置入动脉导管
尽早对比有创血压与 NIBP
避免麻醉药过量
对于椎管内麻醉患者，尽早处理心动过缓
对于会造成低血压的药物应缓慢给药（例如：万古霉素）
对于单次神经阻滞麻醉，应使用最合适的局麻药剂量；对于连续神经阻滞麻醉，则应仔细滴定局麻药
仔细监测外科操作并评估出血量
术前停用 ACEIs 和 ARBs

表现

血压低或血压下降（收缩压、舒张压或平均动脉压）
- NIBP 测量值低或不断循环测量
- 动脉血压波形变平或数值低

精神状态改变［清醒患者出现恶心和（或）呕吐］
外周脉搏微弱或消失
氧饱和度降低或无法获得满意的读数
心律失常，包括窦性心动过速
$ETCO_2$ 下降
尿量减少
心音减弱
皮肤花斑

类似事件

血压测量系统假象
- NIBP 设备运动假象
- NIBP 袖带尺寸不合适
- 血压换能器错误
- 换能器位置高于患者心脏水平

动脉管路连接不紧密
桡动脉痉挛或锁骨下动脉狭窄
侧卧位患者两侧手臂血压不同

处理

排除会快速致死，而又容易被忽视的严重低血压的原因：出血（隐性出血）、麻醉药过量、心肌缺血、梗阻性肥厚型心肌病、气胸、内源性 PEEP、过敏、外科原因（例如：气腹、压迫下腔静脉）

确保充足的氧合与通气

检查氧饱和度

如果氧饱和度低或低血压严重，增加 FiO_2

听诊呼吸音（参见事件 35，气胸；事件 16，过敏反应和类过敏反应；事件 29，支气管痉挛）

检查气道压（参见事件 7，高吸气峰压）

确认患者是低血压

再次重复测量 NIBP

冲洗动脉管路

触诊脉搏并检查 CO_2 波形图

如果没有脉搏，开始 CPR（参见事件 2，心脏停搏）

寻求帮助，准备急救车和除颤仪

如果脉搏有力且其他生命体征平稳，考虑假象或一过性低血压

重新测量 NIBP，确认血压袖带没有受压

在其他位置测量血压（例如：下肢）

人工测量血压

重新调零动脉血压换能器

检查换能器在正确的高度

确保换能器与监护仪连接正确

检查动脉管路是否断开或三通打开或连接不紧

减少或停用所有血管扩张药（包括麻醉药）

如果怀疑过敏反应，立即停用可疑的过敏原，并给予肾上腺素和静

脉补液（参见事件 16，过敏反应和类过敏反应）

扩充循环血容量

抬高患者下肢至高于心脏水平或使患者头低脚高位（Trendelenburg position）

快速静脉输液

如果患者有 CHF 病史，则少量多次补液并经常重新评估

使用晶体液、胶体液或血液制品进行快速扩容

如果需要持续液体复苏治疗，确保有足够大口径的静脉通路

寻求帮助

如果外周静脉开放困难，可考虑骨髓腔内置管

与外科医师沟通

检查牵拉导致静脉受压

检查持续出血或隐匿性出血

讨论是否需要其他外科专家帮助或是否需要中止手术

使用血管收缩药处理低血压

麻黄碱 5 ～ 50 mg IV

去氧肾上腺素 50 ～ 200 μg IV

肾上腺素 10 ～ 100 μg IV

血管加压素 1 ～ 4 U IV

必要时重复使用以维持血压

如果需要持续给药，考虑输注血管收缩药

对于脓毒症患者或继发于使用 ACEIs 和 ARBs 的低血压患者，考虑静脉注射亚甲蓝

考虑静脉注射糖皮质激素（参见事件 38，艾迪生病危象）

氢化可的松 100 mg bolus IV，每 8 h 重复给药

明确并纠正低血压的潜在原因

考虑置入动脉导管及导尿管（如果没有）

使用 TEE 或 TTE 评估患者心脏充盈情况和心功能

考虑置入肺动脉导管辅助容量管理

检查尿量、血细胞比容和液体平衡

考虑在大动脉置入动脉导管（通常是股动脉），尤其当桡动脉

血压与患者整体状况不匹配时

进行 ABG 及实验室检查，包括血红蛋白（hemoglobin，Hgb）、电解质、血钙、乳酸、心肌酶、血型和交叉配血（参见事件 46，代谢性酸中毒；事件 13，脓毒症患者）

评估心肌情况

检查 ECG 和（或）TEE/TTE，评估心肌缺血的征象（参见事件 12，ST 段改变）

并发症

心肌缺血 / 心肌梗死

脑缺血

急性肾损伤

过量补液造成的 CHF 或肺水肿

对低血压假象或一过性变化的治疗造成的高血压

心脏停搏

推荐阅读

1. Bijker JB, van Klei WA, Vergouwe Y, et al. Intraoperative hypotension and 1-year mortality after noncardiac surgery. Anesthesiology 2009;111:1217-26.
2. Morris RW, Watterson LM, Westhorpe RN, Webb RK. Crisis management during anaesthesia: hypotension. Qual Saf Health Care 2005;14:e11.
3. Moitra V, Gabrielli A, Maccioli GA, O'Connor MF. Anesthesia advanced circulatory life support. Can J Anesth 2012;59:586-603.
4. Subramaniam B, Talmor D. Echocardiography for management of hypotension in the intensive care unit. Crit Care Med 2007;35:S401-7.
5. Pollard JB. Cardiac arrest during spinal anesthesia: common mechanisms and strategies for prevention. Anesth Analg 2001;92:252-6.

10. 低氧血症

定义

氧饱和度下降超过 5%，氧饱和度绝对值低于 90%，动脉氧分压

（partial pressure of arterial oxygen，PaO_2）绝对值低于 60 mmHg。

原因

低 FiO_2

相对（不能满足患者的状况）

绝对（将氧气传送到呼吸回路出现问题）

肺泡通气不足

通气 / 血流（ventilation/perfusion，$\dot{V}/\dot{Q}$）不匹配

解剖分流

过高的代谢需氧量

低心输出量（cardiac output，CO）

弥散功能障碍（通常是慢性，而非急性）

典型情况

任何原因导致的通气不足

镇静、全身麻醉或区域阻滞麻醉期间不能维持患者呼吸道通畅

全身麻醉期间通气量不足（例如：气腹手术）

病态肥胖

患者肺泡–动脉（alveolar-arterial，A-a）氧分压差增大

既往肺部疾病

肺水肿

胃内容物误吸

肺不张

肺栓塞

单肺通气

高龄或低龄患者更易存在影响氧合的解剖或生理异常

预防

麻醉前仔细检查麻醉机、氧分析仪和报警系统

让患者预吸氧 3 min，以达到 ETO_2 ＞ 80%
　或者让患者深呼吸 10 次
　考虑让患者在头低脚高位预吸氧，尤其是对于功能残气量（functional residual capacity，FRC）较低的患者（例如：肥胖患者）
监测并酌情调节 FiO_2 和通气量以维持患者氧合
考虑在机械通气时增加 5 cmH_2O 的 PEEP
当患者合并肺部疾病或拟行非仰卧位的手术时，全麻期间应避免过长时间的自主通气
术前充分评估体位对患者心肺功能的影响（例如：机器人前列腺切除术中的头低脚高位）

表现

脉搏血氧饱和度仪显示氧饱和度低或下降是低氧血症的主要表现
脉搏血氧饱和度仪在以下情况下会出现异常
　低体温
　末梢循环差
　由于电刀、体动、环境照明、接触不良、蓝色或黑色的指甲油或染料（例如：亚甲蓝、靛蓝）导致的假象
发绀或术野血液颜色发黑
　临床上能观察到的发绀需要还原血红蛋白增加且超过 5 g/dl，此时对应的血氧饱和度为 85%，该表现可被贫血所掩盖
麻醉状态下，受麻醉药物影响，循环和呼吸系统对低氧血症的反应会变得迟钝
低氧血症的晚期征象包括：
　心动过缓
　心肌缺血 / 心律失常
　心动过速
　低血压
　心脏停搏

类似事件

脉搏血氧饱和度仪的假象
血气分析的血样为静脉血
高铁血红蛋白血症
低心输出量

处理

除非已发现其他确定因素，氧饱和度降低即提示存在低氧血症

气管插管后 10 min 内出现的低氧血症必须考虑可能是食管插管，除非监护仪显示持续正常的 $ETCO_2$ 波形或者直接喉镜/视频辅助喉镜下明确看见气管导管通过声门

提高 FiO_2 至 100%

提高氧流量以迅速提高呼吸回路中的氧浓度

确认 FiO_2 为 100%

检查通气量是否足够

检查 $ETCO_2$ 值

维持合适的潮气量（6 ~ 8 ml/kg 预测体重）并酌情调整呼吸频率（respiratory rate，RR）

考虑设定 5 cmH_2O 的 PEEP，以防止肺不张发生

检查气管导管的位置

直视下气管导管套囊通过声门或通过纤维支气管镜观察气管环和隆嵴

必要时调整气管导管位置

检查 PIP

高 PIP（参见事件 7，高吸气峰压）

切换至手控通气，评估肺顺应性

如果循环稳定，可通过大潮气量手控通气进行膨肺

听诊呼吸音，观察双侧胸廓是否对称性起伏以排除支气管痉挛、支气管内插管及气胸（参见事件 29，支气管痉挛；事件 30，支气管插管；事件 35，气胸）

低 PIP

检查漏气（参见事件 69，麻醉呼吸回路大量漏气）

听诊呼吸音并评估双侧胸廓运动的对称性

考虑呼吸机与患者自主呼吸不协调

检查神经肌肉阻滞程度，并根据需要追加肌松药

进行 ABG 检查，若可疑一氧化碳中毒或高铁血红蛋白血症，加测碳氧血红蛋白

检查生命体征

确认脉搏氧饱和度仪功能正常

不要只关注脉搏氧饱和度仪的功能。应仔细监护患者，同时排除假象和一过性变化

排除电刀干扰造成的异常

检查并尝试调整探头位置（例如：从手指换到耳垂）

注意避免外界光线的干扰

评估脉搏氧饱和度仪的信号强度

更换备用氧饱和度仪或使用便携脉搏氧饱和度仪以确认读数

如果问题仍未解决，寻找动静脉分流增加的原因

胃内容物误吸（参见事件 28，胃内容物误吸）

大面积肺不张 / 异物吸入

肺栓塞（参见事件 21，肺栓塞）

支气管痉挛（参见事件 29，支气管痉挛）

过敏反应（参见事件 16，过敏反应和类过敏反应）

先天性心脏病心内分流增加

胸腔积液或 CHF 加重（参见事件 20，肺水肿）

气胸（参见事件 35，气胸）

通过置入吸痰管检查气管导管的扭结或阻塞

如果吸痰管不能通过，要除外气管导管扭结、套囊堵塞管口或管腔内堵塞

进行积极的肺部清洗

经气管导管置入吸痰管吸痰

可经气管导管打入约 3 ml 生理盐水以稀释黏稠的分泌物

　　应用纤维支气管镜辅助肺部清洗
维持足够的循环血容量，维持心输出量和 Hgb 水平
排除 MH（参见事件 45，恶性高热）
如果低氧血症持续，通知外科医师
　　检查牵拉引起通气功能损害
　　如果低氧血症恶化，外科医师应停止对长骨进行固髓或扩髓
　　降低腹腔镜手术中的气腹压力
　　若考虑是体位变动导致的通气障碍，应迅速将患者转回仰卧位（例如：俯卧位、头低脚高位、截石位）
　　单肺通气期间，对非通气侧肺进行膨肺（参见事件 33，单肺通气时的低氧血症）
尽快终止手术
安排转运至 ICU，进行术后治疗
对于已拔出气管导管的患者，考虑残余神经肌肉阻滞或阿片类药物作用导致的通气不足

并发症

神经损伤，表现为意识障碍、昏迷、麻醉苏醒延迟
心律失常
低血压
心动过缓
心脏停搏

推荐阅读

1. Szekely SM, Runciman WB, Webb RK, Ludbrook GL. Crisis management during anaesthesia: desaturation. Qual Saf Health Care 2005;14(3):e6:1-6.
2. Acute Respiratory Distress Syndrome Network. Ventilation with lower tidal volumes as compared with traditional tidal volumes for acute lung injury and the acute respiratory distress syndrome. New Engl J Med 2000;342:1301-8.

11. 手术室火灾

定义

手术室火灾包括除气道着火以外的所有在手术室发生的火灾。

原因

手术室火灾的发生需要以下三要素同时存在：

- 氧化剂
- 火源
- 可燃物

典型情况

火源包括

- 电刀
- 激光
- 光纤或其他光源

靠近火源的高浓度氧化剂（O_2 或 N_2O）

- 头部、颈部和胸部手术

火源操作错误

使用易燃（含酒精）的消毒液或药膏

易燃的患者覆盖物（例如：手术铺单和毯子）

电路故障导致的电火花

预防

制订手术室火灾应急预案

考虑通过模拟，进行手术室火灾处理的训练和实践（或进行预演练习）

在每一个案例中评估火灾风险

对于需要中度以上镇静或增加 FiO_2 的头部、颈部和胸部手术的患

者，考虑使用喉罩或气管导管

如果必须在火源附近使用开放的氧气

在保证氧饱和度可接受的前提下使用**最低浓度**的氧气

当存在高火灾风险时，不要使用 100% 的氧气进行鼻导管或面罩吸氧

使用氧气混合器

使用麻醉机提供的混合气体

使用回路中 Y 型接头后的混合气体

使用 5 ～ 10 L/min 流量的空气将手术铺单下的呼吸回路内氧气洗出

更换手术器械以降低着火风险（例如：超声刀或双极电凝）

改进手术铺单技术，以尽量减少铺单下的氧气积聚

对手术室的电气设备进行日常维护，如发现故障，立即停止使用

在易燃的消毒液完全干燥后再进行手术铺单

及时关闭火源，仅在使用时打开

湿化在火源附近使用的纱布和其他易燃物

存在火灾高危风险时，准备一盆生理盐水或灭菌水以灭火

在每个手术室配备适合的灭火器

使用不易燃的患者覆盖物

表现

冒烟

肉眼可见的手术铺单或手术室布品烧焦

肉眼可见火焰或闪光

灼热感

电气设备或手术灯发出电火花

爆炸

火灾报警

类似事件

医院其他地方着火
电刀造成的烟雾或气味
蒸汽管路泄漏

处理

有关气道着火，参见事件 25，气道烧伤
立即警示手术室的所有人员
停止手术操作
阻断氧化剂的流动
去除手术铺单以及患者身上所有燃烧的和易燃的物品
　　可能需要使用灭火器对手术铺单灭火
往患者着火处倒生理盐水或灭菌水，或使用（对伤口安全的）CO_2 灭火器
　　避免向电气设备倒水
如果火仍未扑灭
　　激活医院火灾报警器
　　在保证安全的前提下继续灭火
　　在保证安全的前提下关闭并拔出所有电气设备的插头
　　使用合适类型的灭火器
如果不能迅速控制火势
　　如可能，将患者搬离手术台
　　通知其他手术间的人员
　　待人员撤出后，隔离该手术间以阻断火和烟雾
　　　　关闭手术间的门和其他出入口
　　　　关闭管道气体（此项操作可能影响到其他手术间）
　　　　考虑关闭受灾术间的空调和通风系统
　　准备疏散整个手术室
　　在保证安全的前提下继续使用灭火器和消防栓灭火

评估和治疗患者和手术室人员的伤情
- 检查烧伤、出血或其他伤情
- 维持无自主呼吸患者的通气
  - 使用静脉致遗忘药或麻醉药
- 使用转运监护仪监护患者

更换损坏的设备，尤其是生命支持设备

后续
- 保存可疑的设备或材料以备调查
- 向激光安全委员会总结汇报激光引发的火灾
- 按规定向各级政府部门报告火灾的情况

并发症

烧伤

烟雾吸入

断开挥发性麻醉药造成的浅麻醉或知晓

推荐阅读

1. Apfelbaum JL, Caplan RA, Barker SJ, et al. Practice advisory for the prevention and management of operating room fires: an updated report by the American Society of Anesthesiologists Task Force on operating room fires. Anesthesiology 2013;118:271-90.
2. ECRI Institute. New clinical guide to surgical fire prevention. Health Devices 2009;38:330.

12. ST 段改变

定义

ECG 上 ST 段较等电位抬高或压低。

原因

冠状动脉灌注不足，不能满足心肌需氧量

急性心肌缺血或心肌梗死
心肌挫伤
急性心包炎
电解质紊乱（低钾血症、高钾血症或高钙血症）
颅脑损伤或 ICP 升高，包括蛛网膜下腔出血
低体温（低于 30℃）
心肌的电除颤损伤
急性高血压危象
自发性冠状动脉夹层（spontaneous coronary artery dissection，SCAD）：通常见于绝经前妇女
早复极（正常变异）

典型情况

既往冠心病（coronary heart disease，CHD）或主动脉瓣狭窄的患者
任何急性的心肌氧需或氧供改变，包括心动过速、心律失常、高血压、低血压、低氧血症、血液稀释、冠状动脉痉挛、冠状动脉支架阻塞、冠状动脉夹层或冠状动脉血栓
颅脑或胸部损伤后
经阴道分娩或剖宫产期间

预防

仔细评估和优化 CAD 患者的药物治疗
- 长期使用 β 受体阻滞药的患者继续使用 β 受体阻滞药
- 围术期继续使用他汀类药物
- 与外科医师沟通抗血小板药物（例如：阿司匹林、氯吡格雷等）的围术期应用方案
- 高危患者术前可考虑加用 β 受体阻滞药

仔细管理血流动力学和血细胞比容，以优化心肌氧供需平衡
识别和评估术前即存在的 ST 段异常
在麻醉开始前打印 ECG 记录，以便在麻醉期间进行对比

表现

ST 段较等电位抬高或压低

若 ST 段改变由心肌缺血引起，则可能出现以下症状和体征：

- 心前区疼痛，且向手臂和咽喉部放射
- 呼吸困难
- 恶心和呕吐
- 意识或认知功能异常
- 心律失常［PVCs、房性早搏（premature atrial contractions，PACs）、心房颤动（atrial fibrillation，AF）、VT 或 VF］
- 低血压
- 新发或加重的二尖瓣反流
- 心室充盈压升高
- 肺动脉楔压出现 V 波
- TEE 或 TTE 显示的全心室或节段性室壁运动异常
- ECG 上出现 Q 波

类似事件

ECG 假象

- ECG 电极位置不正确
- 心脏相对电极的位置发生改变，可见于患者体位改变或外科操作所致

心脏传导通路改变

左心室肥厚

药物作用

心室起搏

左心室室壁瘤

急性心包炎

急性 PE

高钙血症

高钾血症

处理

除非有其他证据，否则所有的 ST 段改变都应认为是由心肌缺血引起的。

确认 ST 段的改变

评估电极位置及 ECG 分析仪的设置

评估监护仪上的多个 ECG 导联

查阅和对比术前 ECG 和 ST 段

从监护仪上记录心电节律

行 12 导联 ECG 检查

考虑 TEE 或 TTE 检查，以评估新发的节段性室壁运动异常

确保充足的氧合与通气

增加 FiO_2 至 100%

检查脉搏血氧仪

检查 CO_2 分析仪

如果氧合与通气存在异常，检查 ABGs

治疗心动过速和（或）高血压

心动过速是导致心肌需氧量增加的最主要原因；因此要在避免低血压的前提下尽可能减慢心率

适当加深麻醉

考虑使用 β 受体阻滞药

艾司洛尔 10 ～ 30 mg bolus IV，50 ～ 300 μg/（kg · min）输注

拉贝洛尔 5 ～ 10 mg bolus IV，必要时重复使用（警惕低血压）

美托洛尔 1 ～ 5 mg bolus IV，必要时重复使用

低血压或射血分数严重降低的患者应避免使用 β 受体阻滞药。患有哮喘或 COPD 的患者应慎用 β 受体阻滞药

治疗高血压

硝酸甘油（nitroglycerin，NTG）

12

舌下含服（吸收不确定，可引起低血压）

透皮贴剂，1 ～ 2 英寸贴于胸壁（起效慢）

静脉输注，0.25 ～ 2 μg/（kg · min）（滴定至起效）

低血压或者近期服用磷酸二酯酶抑制剂的患者禁用

钙通道阻滞剂

地尔硫䓬 IV，负荷量为 0.25 mg/kg，给药时间 2 min 以上；如果需要，可在负荷量后以 10 ～ 25 mg/h 的速度静脉输注

治疗低血压和（或）心动过缓

优化循环血容量

使用 TEE 或 TTE 评估患者的容量和心功能

根据需要，使用正性肌力药增强心肌收缩力

正性肌力药可能增加心肌需氧量，加重心肌缺血

麻黄碱 5 ～ 10 mg IV，可增加剂量

多巴酚丁胺 2.5 ～ 10 μg/（kg · min）静脉输注（可能因为舒张血管作用造成低血压）

多巴胺 2.5 ～ 10 μg/（kg · min）静脉输注

肾上腺素 10 ～ 100 ng/（kg · min）静脉输注

在低血压和心动过缓得到纠正前，应避免使用 NTG 及钙通道阻滞药

考虑联合输注去氧肾上腺素和 NTG

告知外科医师

讨论尽早中止手术

讨论转运至 ICU 进行术后治疗

讨论转运至心导管室进行经皮冠状动脉介入治疗（percutaneous coronary intervention，PCI），包括可能需要进行抗凝和抗血小板治疗

如果怀疑出现 ST 段抬高型心肌梗死（ST segment elevation myocardial infarction，STEMI）或治疗效果不佳，即刻请心内科会诊（参见事件 15，急性冠脉综合征）

如果发生严重低血压或心源性休克，考虑置入主动脉球囊泵（intra-

aortic balloon pump，IABP）

送血标本到实验室，进行 ABG、血细胞比容、血糖、电解质、肌酸激酶（creatine kinase，CK）及其同工酶、肌钙蛋白检测

治疗心肌缺血以外的导致 ST 段改变的潜在原因

并发症

MI

心律失常

心脏停搏

推荐阅读

1. Hollenberg SM, Parrillo JE. Myocardial ischemia. In: Hall JB, Schmidt GA, Wood LD, editors. Principles of critical care. 3rd ed. New York: McGraw-Hill; 2005, chapter 25.
2. Goldberger AL. Electrocardiography. In: Longo DL, Fauci AS, Kasper DL, et al, editors. Harrison's principles of internal medicine. 18th ed. New York: McGraw-Hill; 2012, chapter 228.
3. Skidmore Kimberly L, London MJ. Myocardial ischemia: monitoring to diagnose ischemia: how do I monitor therapy? Anesthesiol Clin North America 2001;19:651-72.
4. London MJ, Hur K, Schwartz GG, Henderson WG. Association of perioperative β-blockade with mortality and cardiovascular morbidity following major noncardiac surgery. JAMA 2013;309:1704-13.

13. 脓毒症患者

定义

脓毒症是指严重感染导致的全身炎症反应综合征（systemic inflammatory response syndrome，SIRS）。

原因

爆发性感染

- 肺炎
- 腹腔感染
- 肾感染

血源性感染

典型情况

高龄和低龄患者

免疫功能低下患者

需要在 ICU 治疗的患者

ICU 容易发生导管相关性感染（例如：CVP 导管、导尿管、气管导管）

也与以下因素相关

外科手术（例如：坏死性筋膜炎、碎石术）

胰腺炎

爆发性肝衰竭

使用多种抗生素的患者

中毒性休克综合征

过敏反应 / 类过敏反应

蚊虫叮咬、输血反应、重金属中毒

被污染的静脉输注的溶液或药物

预防

进行多学科联合质量改进计划以减少感染的发生

每次接触患者前、后洗手

预防中心静脉导管相关性血源感染（central line associated bloodstream infections，CLABSI）

按照疾控中心的指导意见留置 CVP 导管

减少静脉脂质输注时间和 CVP 导管使用时间

开展呼吸系统护理以减少发生呼吸机相关性肺炎（ventilator-associated pneumonia，VAP）的风险

预防误吸

除非有禁忌，否则将床头抬高 30° ～ 40°

避免胃过度膨胀

避免计划外拔管和再次插管
使用可吸痰的带套囊的气管导管
尽量减少带管时间
每日评估能否脱机
使用脱机方案
对医护人员进行 VAP 培训
对 VAP 进行主动监控
尽可能选择无创通气
使用氯己定进行口腔护理
对耐甲氧西林的金黄色葡萄球菌（methicillin-resistant staphylococcus aureus，MRSA）进行筛查，并对感染者进行隔离
尽量减少导尿管留置时间
皮肤护理评估
遵循伤口护理操作
预防压疮
预防消化性溃疡
对重症患者进行感染筛查以便尽早治疗
执行和遵循脓毒症集束化处理（如处理部分所述）
每日重新评估患者情况，以确定抗生素是否可以降级，从而预防细菌耐药的发生，减少药物毒性，降低成本

表现

感染（无论确诊还是疑似）
全身指标
T ＞ 38℃或＜ 36℃
心率＞ 90 次 / 分
呼吸急促
精神状态改变
水肿或液体正平衡

高血糖

炎症指标

白细胞（white blood cell，WBC）计数＞ 12 000，或＜ 4000 cells/μl，＞ 10% 杆状核细胞

C 反应蛋白升高

血液中存在降钙素原

血流动力学指标

SBP ＜ 90 mmHg，MAP ＜ 70 mmHg，DBP ＜ 40 mmHg

静脉氧饱和度（venous oxygen saturation，SvO_2）＞ 70%

心指数＞ 3.5 L/min

器官功能障碍指标

低氧血症

少尿

肌酐增加

凝血功能紊乱

肠梗阻

血小板减少症

高胆红素血症

组织灌注指标

乳酸增加

毛细血管充盈不佳

皮肤花斑

SIRS 可发生于没有感染表现的情况下，当出现以下两种或以上症状时应考虑 SIRS 可能：

T ＞ 38℃或＜ 36℃

心率＞ 90 次 / 分

呼吸频率＞ 20 次 / 分

WBC 计数＞ 12 000 或＜ 4000 cells/μl，或＞ 10% 杆状核细胞

脓毒症：SIRS 合并确诊或疑似的感染

严重脓毒症：继发于已确诊或者疑似感染的急性多器官功能障碍综合征（multiple organ dysfunction syndrome，MODS）

脓毒性休克：严重脓毒症合并低血压，且低血压经液体复苏治疗不能逆转（分布性休克）

在脓毒性休克中，高 CO 低 SVR、低血压和局部血流再分配是导致组织灌注不良的原因

MODS

严重脓毒症导致多器官功能障碍

死亡率 30% ～ 100%

类似事件

失血性休克（例如：多发伤、消化道出血）（参见事件 1，急性出血）

急性 MI（参见事件 15，急性冠脉综合征）

卒中

过敏反应（参见事件 16，过敏反应或类过敏反应）

脊髓损伤（spinal cord injury，SCI）

13

处理

迅速的诊断和合理的治疗可以改善脓毒症患者的预后。在脓毒症的治疗中，急诊、麻醉、外科、内科及重症监护各科医师之间的清晰沟通是至关重要的。

拯救脓毒症运动，集束化治疗

3 h 内完成：

检测乳酸水平

在使用抗生素之前留取血培养

给予广谱抗生素

对低血压或乳酸≥ 4 mmol/L 的患者，给予 30 ml/kg 的晶体液

6 h 内完成：

对于初始液体复苏效果不佳的低血压患者，给予血管收缩药

对于液体复苏后仍持续低血压或乳酸仍≥ 4 mmol/L 的（脓毒性休克）患者

持续给予静脉输液和血管收缩药治疗直到

MAP ≥ 65 mmHg

CVP ≥ 8 mmHg

$ScvO_2$ ≥ 70%

尿量≥ 0.5 ml/（kg · h）

血清乳酸水平正常

抗菌治疗方案复杂，应请感染科会诊指导治疗

对于严重脓毒症或脓毒性休克的患者，尽早开始抗病毒治疗

每天重新评估患者抗菌治疗方案，以尽早降级抗生素

高降钙素原水平与严重脓毒症相关

降钙素原水平低或降低可用于指导抗生素治疗

确定并治疗脓毒症来源

一旦确诊，选用创伤最小的干预措施（例如：经皮穿刺引流，而非脓肿切开引流）

如果怀疑导管相关性血源感染，拔除或置换血管内的导管

严重脓毒症患者的液体治疗

首选晶体液

初始剂量为晶体液 30 ml/kg

避免使用羟乙基淀粉

可能需要大量液体

当患者需要十分大量的晶体液时，可加用白蛋白

严重脓毒症患者的升压治疗

去甲肾上腺素 10 ～ 100 ng/（kg · min）静脉输注

可加用肾上腺素 10 ～ 100 ng/（kg · min）静脉输注，也可能替换去甲肾上腺素

血管加压素 0.03 U/min 静脉输注，可与去甲肾上腺素联用使用，以提高 MAP 或减少去甲肾上腺素剂量

多巴胺 2 ～ 10 μg/（kg · min）静脉输注

脓毒症患者不建议使用去氧肾上腺素治疗，除非

去甲肾上腺素导致严重心律失常

已知 CO 高且血压持续低的患者

当使用其他药物（例如：血管加压素）未能使 MAP 达标时，作为补救方案

所有使用血管收缩药的患者均应留置动脉导管

糖皮质激素

如果通过给予液体和血管收缩药，患者可以复苏，则不建议全身性应用糖皮质激素

如果患者经液体复苏后仍持续低血压，考虑给予氢化可的松 200 mg/d IV（参见事件 38，艾迪生病危象）

待患者不再需要血管收缩药维持血压后，逐步减停糖皮质激素

血液制品的给予

当患者没有合并心肌缺血、严重低氧血症或急性出血时，建议在 Hgb ＜ 7.0 g/dl 时考虑输注红细胞，使成人患者 Hgb 维持在 7.0 ～ 9.0 g/dl 之间

给予血小板

当血小板计数小于 10 K/μl 时，预防性给予

如果患者有严重的出血风险，且血小板计数＜ 20 K/μl

若患者存在活动性出血或正在进行手术或有创性操作，且血小板计数＜ 50 K/μl

血糖控制

每 1 ～ 2 h 监测血糖，并通过静脉注射胰岛素处理高血糖

目标血糖控制在 140 ～ 180 mg/dl

推荐阅读

1. NIH Sepsis Fact Sheet. Available from: http://www.nigms.nih.gov/Publications/factsheet_sepsis.htm. [accessed 03.07.13].
2. Dellinger RP, Levy ML, Opal S, et al. Surviving Sepsis Campaign: international guidelines for management of severe sepsis and septic shock—2012. Crit Care Med 2013;41:580-637.
3. Levy MM, Dellinger RP, Townsend SR, et al. The Surviving Sepsis Campaign: results of an international guideline-based performance improvement program targeting severe sepsis. Crit Care Med 2010;38:367-74.
4. Wacker C, Prkno A, Brunkhorst FM, Schlattmann P. Procalcitonin as a diagnostic marker for sepsis: a systematic review and meta-analysis. Lancet Infect Dis 2013;13:426-35.

14. 创伤患者

定义

创伤患者所受到的危及生命的伤害往往会影响多个器官系统，通常需要立即进行复苏，建立气道，外科干预以挽救生命。

原因

机动车事故（motor vehicle accidents，MVAs）

穿透伤

　　枪伤

　　刀伤或其他刺伤

坠落伤

挤压伤

中枢神经系统（central nervous system，CNS）损伤

　　钝挫伤

　　急性加速或减速损伤

典型情况

MAVs

枪伤

工伤

坠落伤

虐待（儿童、老人、家庭暴力）

预防

在美国，创伤是儿童、青少年和年青成年人死亡的主要原因，全国每年约有 6000 万人受到创伤。创伤的预防是极其重要的公共卫生问题。

创伤中心需要拥有随时可用的
- 一个手术间
- 功能完备的麻醉机
- 胜任的工作人员
- 药品和复苏设备
- 输血治疗

对整个团队进行系统性和协作性培训，有利于提高对创伤急诊的响应能力和患者的生存率
- 提前做好麻醉、外科及护理团队成员的任务分配
- 采用模拟技术，针对创伤患者进行训练和实践
- 值班前进行团队会议有助于明确各自的角色并提高应对危重患者的能力

表现

即刻电话联系创伤诊室或急诊室

创伤患者的临床表现是多样化的，取决于受伤的类型和程度以及去往急诊室的转运方式

评估患者的生命体征，并做好患者不平稳的应急预案
- 低血压、高血压、心动过速、心动过缓
- 氧合与通气问题
- 疼痛
- 精神状态的改变

类似事件

严重内科或外科急症（例如：腹主动脉瘤破裂）

处理

严重内科或外科急症患者的紧急处理往往遵循以下原则，尽管严格意义上他们并非都是“创伤”患者。

所有响应创伤呼叫来到现场的成员应明确自己的角色及任务

在患者到达之前准备好创伤诊室

- 创伤诊室的设备
  - 防护设备
    - 手术衣
    - 护目镜
    - 手套
    - 口罩
    - 防 X 线铅衣
  - 除颤仪和急救车
  - 气道工具
    - 连接到高流量氧源的自动充气式气囊和面罩
    - 确认吸引器可以使用
    - 检查气道工具（口咽通气道、气管导管、喉镜柄和不同型号的喉镜片）
    - 应对困难气道的视频辅助喉镜
    - 应对困难气道的 SGA 和探条
    - $ETCO_2$ 监测设备
    - 外科气道工具（例如：环甲膜穿刺套件）
    - 麻醉机——检查并确认可以使用
      - 在最初的复苏之后，多数患者需要转运至创伤手术室进行急诊手术
  - 静脉输液设备
    - 快速输注设备和管路
    - 静脉和骨髓腔内穿刺套件
- 药物
  - 麻醉诱导药（例如：氯胺酮、依托咪酯、丙泊酚）
  - 肌松药（例如：琥珀胆碱，除非有禁忌证）
  - 血管收缩药（肾上腺素、麻黄碱、去氧肾上腺素）

创伤中心可能收到伤亡预警（可能有多名伤者）

证实患者是否心脏停搏

若患者已经心脏停搏，启动BLS/ACLS/儿科高级生命支持（pediatric advanced life support，PALS）/高级创伤生命支持（advanced trauma life support，ATLS）（参见事件2，心脏停搏；事件94，儿科患者心脏停搏）

麻醉角色

如果患者能够交流
获取简要病史和体格检查（包括过敏史）
评估患者可见的创伤，尤其是气道附近可能造成气道处理困难的伤口
确保充足的氧合与通气：检查氧饱和度
评估患者的气道保护能力
评估意识水平
创伤患者通常需要紧急麻醉诱导和气管插管
如果是可预料的困难气道，让其他麻醉人员帮忙
创伤小组连接监护仪的同时，给患者预吸氧
假定患者是饱胃状态并存在药物滥用
根据患者的生命体征及合并症，减少诱导药物剂量
压迫环状软骨进行RSI
视频辅助喉镜是气管插管的第一选择
指定一名创伤小组成员轴线固定患者颈部
当遇到气管插管困难时，调整环状软骨的压迫手法和力度（参见事件3，困难气管插管）
维持适当的麻醉深度，平衡知晓与血流动力学不稳定的风险
根据患者血流动力学情况和出血量给予适当的静脉液体和血管收缩药
评估是否需要额外静脉通路、动脉导管或者CVP管路，并且在留置管路时给予帮助
评估患者的疼痛水平
使用小剂量短效阿片类药物
平衡患者疼痛和血流动力学不稳定的风险
对于血容量不足的患者，很小剂量的阿片类药物就可

能导致低血压

护理角色

应用基础监护设备测量生命体征

将下列指标告诉麻醉及外科团队

心率

血压

氧饱和度

在双侧留置大口径的静脉输液通路（例如：14 g 或 16 g）

协助麻醉团队管理气道，开放额外的静脉通路并进行其他特殊监护

必要时，协助外科医师开放外科气道，留置胸管，开腹或其他手术

充当计时员，明确记录各项复苏事件的时间，包括给药、电除颤等

确保有可用的血液、血液制品以及快速输注系统

条件允许时，启动 MTP

创伤外科角色

确保主要病史采集完成并开始复苏（ATLS 的 ABCDE）

A 开放气道（Airway）并注意保护颈椎

B 呼吸（Breathing）和通气

识别并治疗张力性气胸、大量血胸、连枷胸、心脏压塞等

C 循环（Circulation）和控制出血

识别低血容量休克并开始输血

控制出血

D 伤残（Disability）评估（神经系统评估）

评估意识水平、瞳孔大小和对光反射、定位征和 SCI 水平

E 充分暴露（Exposure）和环境控制

使患者充分暴露以利于全面检查

避免低体温

如果需要，准备建立外科气道

如果需要，准备建立静脉或骨髓内输液通路

一旦主要病史采集完成，应立即进行复苏治疗稳定患者病情，以便进行下一步处理

进行进一步检查

全面地评估患者的损伤

识别潜在内脏损伤部位，寻找腹腔内脏器挫伤和膨胀、连枷胸、气胸、颅脑损伤（格拉斯哥昏迷评分）

关于患者的紧急复苏和诊断需要，做出关键决策

腹腔穿刺，留置胸腔引流管，开腹探查，主动脉钳夹或其他操作，FAST 筛查

评估是否需要转运患者以行 CT 检查、介入操作或手术治疗

请其他外科进行必要的会诊

准备寻求其他人员的帮助（麻醉、外科、护理）

团队成员之间的沟通至关重要：跟进并了解复杂且不断变化的情况和很多必须要完成的任务可能十分困难

创伤团队内部明确、有回应的沟通是必需的

做好将患者转运至 CT 室、介入导管室或手术室的准备

如果需要转运患者到主手术室

另一个麻醉团队需要为急诊手术准备好手术室。参见事件 4，紧急（快速）麻醉诱导

提高室温以保证患者的核心温度＞ 35℃

做好大量复苏的准备

晶体液和血液制品

CVP 管路

用于管路留置的超声机器

快速输注系统

确认血库已启动 MTP 或有足够的血液

大量出血的手术间处理（参见事件 1，急性出血）

准备好处理酸中毒和进一步出血

并发症

胃内容物误吸
困难插管
麻醉下知晓
大量出血
凝血功能紊乱
肺水肿
多器官功能衰竭
TRALI
脓毒症
心脏停搏
死亡

推荐阅读

1. Gray LD, Morris CG. The principles and conduct of anaesthesia for, emergency surgery. Anaesthesia 2013;68(Suppl. 1):14-29.
2. Varon AJ, Smith CE, editors. Essentials of trauma anesthesia. Cambridge, Mass: Cambridge University Press; 2012.
3. Diez C, Varon AJ. Airway management and initial resuscitation of the trauma patient. Curr Opin Crit Care 2009;15:542-7.
4. Advanced Trauma Life Support (ATLS) for doctors: student manual with DVD. 8th ed. Chicago: American College of Surgeons; 2008.

第6章 心血管事件

JOHANNES STEYN and JOHANNES DORFLING
郭梦倬 译 吉晓琳 高志峰 校

15. 急性冠脉综合征

定义

急性冠脉综合征（acute coronary syndrome，ACS）是心肌氧供需之间的急性失衡，可导致缺血和梗死。ACS分为不稳定型心绞痛、非ST段抬高型心肌梗死（non–ST segment elevation myocardial infarction，NSTEMI）或ST段抬高型心肌梗死（ST segment elevation myocardial infarction，STEMI）。

原因

全部或大部分冠状动脉阻塞
- 冠状动脉阻塞导致原发ACS
  - 斑块破裂伴血栓形成
  - 由于内皮功能障碍或药物摄取（例如：可卡因、血清素受体激动剂）导致的冠状动脉痉挛
  - 冠状动脉栓塞
  - 冠状动脉夹层
  - 主动脉夹层
- 继发ACS
  - 心肌氧需增加
  - 心肌氧供减少

典型情况

已知 CAD 病史或存在动脉粥样硬化危险因素的患者（男性、高血压、高脂血症、糖尿病、周围血管疾病、吸烟、CAD 家族史）
心肌氧需增加
　　心动过速、发热、严重高血压或甲状腺功能亢进
心肌氧供减少
　　体循环低血压、低氧血症或贫血
其他因素（例如：结节性多发性动脉炎、川崎病）

预防

术前评估心肌功能和储备，并优化药物治疗
　　如果可能，改善心脏危险因素
　　优化 β 受体阻滞药和他汀类药物治疗
　　与外科团队合作，进行抗血小板治疗（例如：阿司匹林、氯吡格雷）
　　　　对于置入冠状动脉支架的患者，其抗血小板治疗需要与心脏内科医师和外科医师联合管理
　　　　　　患者可能需要“桥接治疗”（例如：替非罗班和肝素），以减少围术期支架内血栓形成的风险
对于存在不稳定型心绞痛或近 6 个月有 MI 病史的患者，应避免进行择期手术和麻醉
麻醉期间优化血流动力学和血细胞比容
　　维持心肌氧供
　　防止心肌氧需增加
通常不建议在择期手术前进行血运重建［冠状动脉旁路移植术（coronary artery bypass grafting，CABG）或 PCI］
　　请心脏内科和心脏外科会诊

表现

清醒患者

- 胸痛、压榨感或放射到手臂和下颚的不适
  - 女性、糖尿病患者和老年人可能表现为非典型的胸痛（例如：上腹痛、剧痛、疲劳或呼吸困难）或完全没有症状
- 恶心、出汗、心悸、晕厥
- 心脏停搏

ECG

- ST 段抬高或压低
- 传导异常（例如：左束支传导阻滞或完全性房室传导阻滞）
- T 波高尖
- 进展为 T 波倒置和 Q 波形成
- 心律失常，包括 PVCs，VT 或 VF

心脏生物标志物

- 肌钙蛋白 I，肌钙蛋白 T 和肌酸激酶同工酶（CK-MB）增加
- MI 的诊断要求具备 ECG 改变或症状，因为其他疾病也可能出现心脏生物标志物升高

血流动力学异常

- 低血压
- 心动过速
- 心动过缓
- TEE 或 TTE 可见的新发节段性室壁运动异常
- 充盈压升高［CVP、肺毛细血管楔压（pulmonary capillary wedge pressure，PCWP）］

MI 的诊断标准

- 心肌缺血的症状
- ECG 改变
  - ST 段改变
  - Q 波
  - 新发的左束支传导阻滞

新发的节段性室壁运动异常

心脏生物标志物的升高和（或）降低，包括

肌钙蛋白 I

肌钙蛋白 T

CK-MB

类似事件

PE（参见事件 21，肺栓塞）

食管痉挛、肋软骨炎、急腹症

原发性肺部疾病（例如：肺炎、肺梗死）

急性主动脉夹层

非缺血性 ST 段或 T 波改变（参见事件 12，ST 段改变）

ECG 假象

电极片位置不正确

患者体位改变或手术操作可能会改变电极片与心脏相对位置

处理

告知外科医师

通过 ECG 监护仪上的导联明确诊断

确保充足的氧合与通气

优化血流动力学——增加心肌氧供的同时，减少心肌氧需

治疗低血压。通过使用血管收缩药和静脉输液增加 DBP

去氧肾上腺素 50 ～ 200 μg IV

去氧肾上腺素 10 ～ 100 μg/min 静脉输注

维持最佳循环血容量

治疗心动过速

确保足够的麻醉深度

如果除外心脏衰竭，可给予 β 受体阻滞药

艾司洛尔 10 ～ 30 mg IV

艾司洛尔 25 ～ 200 μg/（kg · min）静脉输注

美托洛尔 1 ～ 5 mg IV

钙通道阻滞药

地尔硫䓬负荷剂量 0.15 ～ 0.25 mg/kg IV，之后 5 ～ 15 mg/h 静脉输注

改善心肌侧支血流，减少室壁张力

硝酸甘油 0.2 ～ 2 μg/（kg · min）静脉输注

低血压或近期服用磷酸二酯酶抑制剂的患者请勿使用

实验室检查

ABG、HCT、电解质、心脏生物标志物

其他监测

动脉导管、中心静脉导管、TEE

给予阿司匹林（经口、经鼻胃管或经直肠）325 mg

根据 ACLS 原则治疗心律失常（参见事件 19，非致命性室性心律失常）

如果发生 STEMI

即刻请心脏介入科会诊，并通知心导管室

尽快终止手术并将患者转运到心导管室

评估和治疗心源性休克

考虑使用血管收缩药和（或）正性肌力药物治疗以改善终末器官灌注

多巴胺 2 ～ 10 μg/（kg · min）静脉输注

去甲肾上腺素 10 ～ 100 ng/（kg · min）静脉输注

对于药物支持没有反应的患者，考虑使用 IABP 机械支持或经皮置入左心室辅助设备（left ventricular assist device，LVAD）

考虑抗血小板治疗和抗凝治疗

权衡近期手术的出血风险与 ACS 死亡率降低的获益；需要与心脏内科医师和心脏外科医师商讨

预约 ICU 床位，以进行术后治疗

并发症

心力衰竭
心律失常
心脏停搏
血栓栓塞并发症
乳头肌功能障碍或断裂
室间隔或心室壁破裂

推荐阅读

1. Antman EM, Anbe DT, Armstrong PW, et al. ACC/AHA guidelines for the management of patients with ST-elevation myocardial infarction: a report of the American College of Cardiology/American Heart Association Task Force on Practice Guidelines (committee to revise the 1999 guidelines for the management of patients with acute myocardial infarction). Circulation 2004;110:e82-e292.
2. Anderson JL, Adams CD, Antman EM, et al. ACC/AHA 2007 guidelines for the management of patients with unstable angina/non-ST-Elevation myocardial infarction: a report of the American College of Cardiology/American Heart Association Task Force on Practice Guidelines (writing committee to revise the 2002 guidelines for the management of patients with unstable angina/non-ST-elevation myocardial infarction) developed in collaboration with the American College of Emergency Physicians, the Society for Cardiovascular Angiography and Interventions, and the Society of Thoracic Surgeons endorsed by the American Association of Cardiovascular and Pulmonary Rehabilitation and the Society for Academic Emergency Medicine. J Am Coll Cardiol 2007;50:e1-e157.
3. Thiele H, Sick P, Boudriot E, et al. Randomized comparison of intra-aortic balloon support with a percutaneous left ventricular assist device in patients with revascularized acute myocardial infarction complicated by cardiogenic shock. Eur Heart J 2005;26:1276-83.
4. Eagle KA, Guyton RA, Davidoff R, et al. ACC/AHA 2004 guideline update for coronary artery bypass graft surgery: a report of the American College of Cardiology/American Heart Association Task Force on Practice Guidelines (committee to update the 1999 guidelines for coronary artery bypass graft surgery). Circulation 2004;110:e340-e437.

16. 过敏反应和类过敏反应

定义

过敏反应和类过敏反应均为严重的变态反应，起病迅速，可导致死亡。

过敏反应（免疫学）过程涉及抗原和 IgE 抗体；该过程需要既往对该抗原致敏

类过敏反应（非免疫性）主要由组胺介导；第一次接触诱发物

时即可能发生

补体活化可能伴随以上两种反应发生

原因

已致敏的机体再次接触该过敏原时，可产生抗原特异性的 IgE（过敏反应）

首次接触诱因时即发生变态反应（类过敏反应）

典型情况

确切的发病率是未知的，1 万到 2 万例麻醉患者中发生 1 例。在美国，每年因发生过敏反应而死亡的人数约为 1500 例。

已知的过敏或对某一特定物质敏感，或在某种条件下对某一物质更易发生反应的患者

对鱼类过敏且既往使用过鱼精蛋白或接受鱼精蛋白-锌胰岛素治疗的患者，对鱼精蛋白更易发生过敏反应

既往对非药物致敏原过敏的患者，在麻醉期间发生过敏反应风险较高

暴露于可引发过敏反应或类过敏反应的物质后

神经肌肉阻滞药（占麻醉相关过敏反应的 60%）

乳胶（占麻醉相关过敏反应的 20%）

抗生素（占麻醉相关过敏反应的 15%，青霉素和头孢菌素占抗生素诱导过敏反应的 70%）

阿片类药物

氨基酯类局麻药

血液和血液制品

碘化造影剂

氯己定制剂溶液

经常接触乳胶者

医疗健康工作人员

接受过多次外科手术的患者
需要多次膀胱导尿的患者
SCI 患者
慢性病患者

预防

既往有过敏史的患者应避免使用已有过敏记录的药物
在医疗过程中尽量减少使用乳胶产品（在美国，许多机构已将多数产品替换为无乳胶材质）。
如果患者有乳胶过敏史，需要建立无乳胶环境
避免接触或使用乳胶设备
使用非乳胶手术手套
使用注射器 / 三通或单向阀注射药物
请勿将针头插入需多次使用的装有天然橡胶塞的药瓶
将瓶盖完全取下
使用玻璃安瓿瓶（如果有）
使用带有玻璃柱塞的玻璃注射器或带有非乳胶柱塞的塑料注射器（查阅制造商所使用的材料。）
仔细了解患者既往过敏史、特异反应性、哮喘或明确乳胶暴露史
尽可能避免输注血液或血液制品
输血前仔细核对患者信息和血液制品信息是否一致
若已知有过敏反应风险的患者必须使用某一特定药物，需要预防性给药
糖皮质激素
地塞米松 20 mg IV 或甲泼尼龙 100 mg IV
H_1 受体拮抗剂
苯海拉明 25 ～ 50 mg IV
给予药物的试验剂量
如果患者出现严重过敏，需要请变态反应科医师会诊

表现

过敏反应可能急性发作，并且后果严重。严重低血压、PIP 升高、低氧血症是最常见的始发症状，但不一定同时出现。

心血管系统
- 清醒患者可能主诉头晕或意识丧失
- 严重低血压
- 心动过缓——可能为始发症状
- 心律失常
- 心脏停搏

呼吸系统
- 清醒患者可能主诉呼吸困难或胸闷
- 低氧血症
- 肺顺应性降低
- 严重支气管痉挛

皮肤——可能被手术铺单遮盖
- 皮肤潮红、荨麻疹、风团、瘙痒

黏膜、结膜、嘴唇、舌头和悬雍垂水肿

类似事件

麻醉药过量（参见事件 72，挥发性麻醉药过量）
肺水肿（参见事件 20，肺水肿）
其他原因引起的低血压（参见事件 9，低血压）
急性冠脉综合征（参见事件 15，急性冠脉综合征）
心脏压塞（参见事件 18，心脏压塞）
静脉空气栓塞（参见事件 24，静脉空气或气体栓塞）
血管迷走神经性反应
脓毒性休克（参见事件 13，脓毒症患者）
给药错误（参见事件 63，给药错误）
喘鸣（参见事件 36，术后喘鸣）

PE（参见事件 21，肺栓塞）
胃内容物误吸（参见事件 28，胃内容物误吸）
气胸（参见事件 35，气胸）
支气管痉挛（参见事件 29，支气管痉挛）
给药后出现与过敏反应无关的皮肤表现
输血反应（参见事件 50，输血反应）
脂肪栓塞综合征
羊水栓塞（参见事件 81，羊水栓塞）

处理

停止给予任何可疑致敏原

保留血液制品以进行检验

移除与患者接触的所有含乳胶的制品

告知外科医师并寻求帮助

检查外科医师是否已向体腔内注射或灌注了某种物质

如果情况严重，考虑中止手术

过敏反应可能为双向过敏反应，可以在初始治疗成功后复发

确保充足的氧合与通气

给予纯氧

若尚未插管，进行气管插管

气道可能会迅速水肿，使插管（或拔管）更困难或无法完成

治疗低血压

肾上腺素是治疗过敏反应的首选药物

对于轻度至中度低血压患者，给予肾上腺素 10 ～ 50 μg IV，可增加剂量，并在必要时以增加的剂量重复给药

对于心脏衰竭或心脏停搏患者，给予肾上腺素 500 ～ 1000 μg bolus IV，并在必要时重复给药（参见事件 2，心脏停搏）

若儿茶酚胺类药物无效，给予血管加压素 10 ～ 40 U IV；若为无脉性心脏停搏，则遵循 ACLS 无脉性心脏停搏的处理

原则
可能需使用去甲肾上腺素
对接受 β 受体阻滞药治疗且对肾上腺素无反应的患者，胰高血糖素 1 ～ 5 mg IV 可能有作用
若儿茶酚胺类药物及血管加压素均无效，考虑亚甲蓝 10 ～ 50 mg IV

快速扩容

将患者调整为头低脚高位
可能需要立即输注大量液体（数升晶体液）
确保足够的静脉通路

如果发生严重低血压，需减少或停止使用麻醉药物

如果发生支气管痉挛

给予支气管扩张剂
沙丁胺醇定量吸入气雾剂（MDI），5 ～ 10 吸（puffs）
如果患者血压正常，考虑使用挥发性麻醉药舒张支气管

给予 H_1 和 H_2 组胺受体拮抗剂

苯海拉明 50 mg IV
雷尼替丁 50 mg IV

给予糖皮质激素

对于急性发作无明显作用，但可降低病情进展的风险
地塞米松 20 mg bolus IV 或甲泼尼龙 100 mg bolus IV

在排除其他原因后，考虑乳胶过敏

确保移除手术区域中所有与患者接触的乳胶制品（仔细核查其中是否含乳胶成分）
手术手套
导尿管
通过乳胶瓶塞抽取的药物
通过有创监护参数指导容量管理和血管收缩药的使用
动脉导管
CVP 或 PA 导管
TTE 或 TEE

导尿管

在发病后 2 h 内抽取患者血样检测肥大细胞类胰蛋白酶水平，以确诊过敏反应

术后转入 ICU 继续观察和治疗

建议患者出院后于变态反应专科就诊

并发症

插管、通气或维持氧合困难

血管收缩药引起的高血压、心动过速

ARDS

肾衰竭

心脏停搏

缺氧性脑损伤

死亡

推荐阅读

1. Dewachter P, Mouton-Faivre C, Emala CW. Anaphylaxis and anesthesia. Anesthesiology 2009;111:1141-50.
2. Harper NJ, Dixon T, Dugué P, et al. Working Party of the Association of Anaesthetists of Great Britain and Ireland. Suspected anaphylactic reactions associated with anaesthesia. Anaesthesia 2009;64:199-211.
3. Sampson HA, Muñoz-Furlong A, Bock SA, et al. Symposium on the definition and management of anaphylaxis: summary report. J Allergy Clin Immunol 2005;115:584-91.
4. Mertes PM, Malinovsky JM, Jouffroy L, et al. Reducing the risk of anaphylaxis during anesthesia: 2011 updated guidelines for clinical practice. J Investig Allergol Clin Immunol 2011;21:442-53.

17. 自主神经功能失调

定义

自主神经功能失调（autonomic dysreflexia，AD）是一种由慢性 SCI 水平以下的有害刺激触发的，大量而不受控制的反射性交感神经放电。

原因

膀胱或尿路扩张（例如：尿路器械、感染或结石）
下消化道刺激（例如：由于任何原因引起的肠扩张）
在麻醉 / 镇痛作用不充分情况下，进行 SCI 水平以下的外科手术
皮肤刺激（例如：压疮、嵌甲症、紧身衣物）
暴露于极端温度
药物（例如：鼻部减充血剂、拟交感神经药物、米索前列醇）

典型情况

SCI 患者，通常在损伤后至少 6 周
SCI 水平等于或高于 T6 的患者（脊髓损伤水平越高，程度越严重，发病率越高）
泌尿外科手术期间，比如膀胱置管、膀胱镜或膀胱压力容积测定
下消化道疾病患者（例如：便秘、痔疮、肛裂）
直肠或结肠手术期间
椎管内麻醉、区域阻滞麻醉或全身麻醉后恢复期
待产和分娩期间

预防

获取 SCI 患者的完整病史。患者通常知道引起反应的部分刺激因素
尽量避免已知的会触发 AD 的刺激
检查血压基线值，用于与围术期血压水平进行对比
对于存在 AD 风险的患者，考虑术前预防用药
　　可乐定 0.2 ～ 0.4 mg 口服，术前
　　硝苯地平 10 mg 舌下含服，术前即刻
　　酚苄明 10 mg 口服，每日 3 次，每日总剂量最大 60 mg
　　哌唑嗪 6 ～ 15 mg 口服
为患者手术治疗提供完善的区域阻滞或全身麻醉以及充分的术后镇痛

表现

严重收缩期和舒张期高血压急性、阵发性发作

- 大多数 SCI 患者的正常血压较低，因此需参考患者静息时血压的变化
- 手术部位出血量增加
- 反射性心动过缓（也可能会出现心动过速和心律失常）

交感神经高反应性的其他表现

- SCI 水平以下：皮肤发凉苍白，竖毛肌收缩，痉挛性肌肉收缩和肌张力增加，阴茎勃起
- SCI 水平以上：出汗，皮肤血管舒张和潮红，瞳孔散大，鼻腔和结膜充血，眼睑回缩

如果患者清醒

- 剧烈头痛，视物模糊，鼻塞，呼吸困难，恶心或焦虑

类似事件

浅麻醉

血管收缩药过量

SCI 孕妇发生先兆子痫 / 子痫（参见事件 88，先兆子痫和子痫）

其他原因引起的术中高血压（参见事件 8，高血压）

嗜铬细胞瘤

偏头痛和丛集性头痛

处理

确认血压；检查交感神经高反应性的其他体征和症状

通知外科医师并要求停止手术刺激（例如：膀胱引流）

调整患者体位为头高脚低位，以减少下肢静脉回流

如果患者处于全身麻醉状态

- 增加麻醉深度
  - 增加挥发性麻醉药的浓度

追加阿片类药物（例如：芬太尼 25 ～ 50 μg IV）

如果高血压持续存在，给予快速起效且持续时间短的药物

酚妥拉明 2 ～ 10 mg IV，滴定至起效

硝普钠 0.2 ～ 1.0 mg/（kg・min）静脉输注，在动脉压监测下滴定至起效

AD 可能发生于麻醉苏醒期和恢复期

如果患者清醒

对于轻中度高血压：

硝酸甘油 0.4 mg/ 喷入口腔

2% 硝化甘油膏，在高于 SCI 水平的皮肤上涂抹 1 英寸（译者注：约 2.5 cm）

卡托普利 25 mg，舌下含服

硝苯地平 10 mg 胶囊，咬碎吞服

对于重度高血压：

酚妥拉明 2 ～ 10 mg IV，滴定至起效

硝普钠 0.2 ～ 2.0 mg/（kg・min）静脉输注，在动脉压监测下滴定至起效

若 AD 症状缓解，可继续进行手术（存在 AD 复发可能）

如果经过治疗，AD 不能缓解

尽可能中止手术

开放额外的外周静脉或中心静脉通路，以便于使用强效的血管扩张药

进行动脉导管置管（如果尚未进行）

并发症

心肌缺血或心肌梗死

肺水肿

高血压脑病或卒中

房性和室性心律失常、心脏传导阻滞

癫痫、昏迷、颅内或蛛网膜下腔出血

手术出血量增加
给予血管扩张药治疗后的继发性低血压
心脏停搏

推荐阅读

1. Hambly PR, Martin B. Anaesthesia for chronic spinal cord lesions. Anaesthesia 1998;53:273-89.
2. Krassioukov A, Warburton DE, Teasell R, Eng JJ. A systematic review of the management of autonomic dysreflexia after spinal cord injury. Arch Phys Med Rehabil 2009;90:682-95.
3. Milligan J, Lee J, McMillan C, Klassen H. Autonomic dysreflexia: recognizing a common serious condition in patients with spinal cord injury. Can Fam Physician 2012;58:831-5.
4. Skowronski E, Hartman K. Obstetric management following traumatic tetraplegia: case series and literature review. Aust N Z J Obstet Gynaecol 2008;48:485-91.
5. Blackmer J. Rehabilitation medicine: 1. Autonomic dysreflexia. CMAJ 2003;169:931-5.

18. 心脏压塞

定义

心脏压塞是由于心包腔内血液、血块或液体积聚，限制了心室充盈从而影响患者血流动力学。

原因

心脏手术后出血
凝血功能障碍
心脏穿孔
风湿性或自身免疫性疾病
心包恶性肿瘤或肿瘤转移
心包感染，通常为败血症的并发症之一
慢性肾衰竭
放射性心包积液

典型情况

- 原发性
- 医源性
  - 心脏手术后
    - 即使在心包开放和纵隔引流管通畅的情况下，血栓也可能导致心脏压塞
  - CVP 导管的侵蚀，尤其是右心房壁
  - 侵入性心脏操作
    - PCI
    - 心脏电生理相关操作
    - 经皮瓣膜修复 / 置换术
- 创伤，包括枪击伤（可能起病隐匿）
- 恶性肿瘤
- 终末期肾病
- 胶原血管疾病（例如：系统性红斑狼疮、硬皮病）
- MI 后（心肌破裂，抗凝或溶栓治疗的并发症）
- 细菌感染（例如：结核）
- 主动脉夹层
- 纵隔放射治疗

预防

- 在心胸外科手术中及手术后做好止血
- 纠正凝血功能异常状态
- 放置中心导管及起搏器导线时需谨慎
  - CVP 导管尖端应在上腔静脉（superior vena cava，SVC）与右心房的交界处
  - 置入 CVP 导管后行胸片（chest x-ray，CXR）检查，以确认导管位置
- 治疗并控制易致患者发生心包积液的潜在因素

大量心包积液患者需在术前行心包穿刺术

表现

Beck 三联征（心音遥远、颈静脉怒张、低血压）
心动过速、低心输出量
脉压减小、奇脉明显
 通常奇脉患者 SBP 在吸气时的降低值小于 10 mmHg
心脏舒张期充盈压相对较高（右心房压力、肺动脉舒张压、肺动脉楔压）
呼吸困难、端坐呼吸
心脏手术后
 在低心输出量患者的鉴别诊断中注意考虑心脏压塞可能
 心包引流量增加而纵隔胸引流量减少
TEE 或 TTE 可见心包积液，结合以下特征
 心房和（或）心室塌陷
 随呼吸变化的室间隔运动异常
 IVC 过度充盈（即 TTE 未见 IVC 随吸气塌陷）
低振幅 ECG 伴有 ST 改变和（或）电交替
CXR 可见心脏轮廓增大且呈瓶形

类似事件

充血性心力衰竭
缩窄性心包炎
哮喘或 COPD 加重期（参见事件 29，支气管痉挛）
低血容量
ACS（参见事件 15，急性冠脉综合征）
急性主动脉夹层
PE（参见事件 21，肺栓塞）
急性右心室梗死

张力性气胸（参见事件 35，气胸）
限制性心肌病
自发性 PEEP

处理

心包顺应性降低，心包内液体积聚的快慢与症状发作速度相关。150 ～ 200 ml 血液或液体的快速积聚会严重损害心肌功能。

确保充足的氧合与通气

- 使用无重复吸入面罩吸氧

扩容并维持循环容量

- 确保足够的静脉通路
- 必要时考虑另外置入大口径的静脉导管
- 快速补充 250 ～ 500 ml 晶体液

根据需要进行有创监测

- 动脉导管
- CVP 导管，以监测和给药
- PA 导管，以监测心脏充盈压和心输出量

循环支持

- 去氧肾上腺素 100 ～ 200 μg IV；可根据需要重复使用并增加剂量
- 肾上腺素 5 ～ 10 μg IV；可根据需要重复使用并增加剂量
- 血管加压素 1 ～ 2 U IV；可根据需要重复使用并增加剂量
- 去甲肾上腺素 8 ～ 16 μg IV；可根据需要重复使用并增加剂量
- 必要时开始输注血管收缩药

使用 TEE 或 TTE 明确诊断

如果患者情况稳定，考虑 CXR

应用并连接体外除颤电极片

如果患者近期曾行心胸外科手术

- 及时通知心脏外科医师
- 立即开胸以缓解心脏压塞

准备手术室以行纵隔探查手术

通知护理人员和体外循环灌注师

如果患者近期未行心胸外科手术

在剑突下行心包穿刺术

此操作可能引流足量液体，以便急诊手术前暂时改善患者状况

抽吸未见液体不能排除心脏压塞

若怀疑患者心脏压塞且病情稳定

查阅患者的病史

检查患者的凝血功能

PT 和 PTT

血小板计数

血小板功能

ACT

血栓弹力图（thromboelastogram，TEG）

使用有创监测技术

进行 CXR、TEE 或 TTE 检查以明确诊断

请心脏内科和（或）心胸外科医师会诊以明确诊断

心脏压塞患者的麻醉管理

血流动力学目标：尽量维持患者较快心率（心动过速），容量充足（高血容量）和较高血管张力（增加 SVR）

维持心率在 90 ～ 140 次 / 分范围内

优化充盈压以补偿因麻醉诱导引起的血管扩张效应

给予液体（250 ～ 500 ml 晶体液）

如果预期手术暴露困难，考虑股静脉和股动脉插管以便行紧急 CPB

尽可能长时间保持自主呼吸，以利于增加静脉回流并维持心输出量

正压通气时，使用低气道压并避免使用 PEEP，使静脉回流减少的程度最小

考虑在麻醉诱导前进行备皮、消毒和手术铺单
麻醉时应避免使用抑制交感神经的药物
 氯胺酮 0.25 ～ 1 mg/kg IV
  仍应预料到用药后可能对血流动力学的影响
 应用琥珀胆碱 1 ～ 2 mg/kg IV，进行气管插管
 如能耐受，给予额外的静脉麻醉药
  氯胺酮 10 ～ 20 mg
  芬太尼 25 ～ 50 μg
  咪达唑仑 0.25 ～ 0.5 mg
纠正代谢性酸中毒
预判压塞解除后患者可能出现的反跳性血压升高或血流动力学恢复正常的情况
 使用其他麻醉药（例如：挥发性麻醉药）

并发症

心律失常
心肌缺血或心肌梗死
心包穿刺并发症
 气胸、血胸
 心肺挫裂伤
感染
心脏停搏

推荐阅读

1. Oliver WC, Mauermann WJ, Nuttall GA. Uncommon cardiac diseases. In: Kaplan JA, Reich DL, Savino JS, editors. Kaplan's cardiac anesthesia: the echo era. 6th ed. Philadelphia: Saunders; 2011, p. 710-3.
2. O'Connor CJ, Tuman KJ. The intraoperative management of patients with pericardial tamponade. Anesthesiol Clin 2010;28:87-96.
3. Grocott HP, Gulati H, Srinathan S, et al. Anesthesia and the patient with pericardial disease. Can J Anesth 2011;58:952-66.
4. Soler-Soler J, Sagrista-Sauleda J, Permanyer-Miralda G. Management of pericardial effusion. Heart 2001;86:235-40.
5. Spodick DH. Current concepts. Acute Cardiac Tamponade. NEJM 2003;349:684-90 Review article.

19. 非致命性室性心律失常

定义

非致命性室性心律失常起源于心室，以宽 QRS 波群（例如：PVC、VT 和尖端扭转型心动过速）为特征。

原因

心室肌自律性异常
折返机制
药物毒性反应
R on T 现象（在 T 波的顶点发生 PVC 或起搏尖刺波，引起 VT）
电解质异常

典型情况

PVCs 在健康人群中并不少见，在喝茶、咖啡、饮酒、吸烟或情绪激动后更易发生
合并下列疾病的患者
- 心肌缺血或心肌梗死
- 心力衰竭和心肌病
- 低氧血症和（或）高碳酸血症
- 钾离子水平异常和（或）酸碱代谢障碍
- 低镁血症
- 二尖瓣脱垂
- 麻醉深度与手术刺激程度不相符

心脏受到机械刺激
- 心胸外科手术中对心脏的操作
- PA 导管通过 RV

急性高血压和（或）心动过速

急性低血压和（或）心动过缓

药物

　　洋地黄类药物毒性

　　三环类抗抑郁药物毒性

　　氨茶碱类药物毒性

　　抗心律失常药物（奎尼丁、普鲁卡因胺、丙吡胺）

低体温（核心温度低于 32℃）

预防

认识和治疗术前室性心律失常

纠正电解质紊乱

确认患者正在服用已知会引起室性心律失常的药物

避免 / 减少对心脏的机械刺激

避免 / 减少血流动力学波动

表现

PVC

　　ECG 表现为宽大 QRS 波群，之前无 P 波

　　　　PVCs 时心脏可能无法有效射血或无明显可触及的脉搏

　　　　通常 PVC 和下一个正常心脏搏动之间存在一个代偿间歇

VT

　　表现为连续三个或更多的 PVC，且心率＞ 100 次 / 分

　　　　在某些 VT 时，机体仍可维持有效循环且不会恶化为致死性心律失常

尖端扭转型室性心动过速

　　出现多形性 VT 且 QRS 轴持续改变方向，频率为 5 ～ 20 次 / 周期

　　与 QT 间期延长有关

类似事件

ECG 假象
室上性心律失常伴差异传导（参见事件 23，室上性心律失常）
房室折返性心律失常
束支传导阻滞，尤其在心动过速时
起搏节律

处理

确保充足的氧合与通气
检查心律的血流动力学效应
触诊外周脉搏
检查血压
检查动脉波形（如果已有动脉导管）
测量并维持正常体温
维持适当的麻醉深度
如果心律失常导致明显的血流动力学障碍
分析可能的潜在病因
实验室检查［例如：ABG、电解质、全血细胞计数（complete blood count，CBC）、心肌酶］
12 导联 ECG
考虑 TEE 或 TTE 检查，评估心脏功能和可能的缺血
PVCs
对于有症状的频发 PVC，可考虑使用 β 阻滞剂或抗心律失常药物治疗（例如：利多卡因、氟卡尼、胺碘酮、索他洛尔）
VT
血流动力学不稳定的 VT 应行非同步电复律治疗（参见事件 2，心脏停搏）
血流动力学稳定的单形性 VT

考虑行紧急同步电复律，因为有发生血流动力学不稳定或室颤的风险
双相除颤仪：200 J
单相除颤仪：360 J
药物治疗
胺碘酮缓慢静脉注射，150 mg bolus，时间大于 10 min，随后以 1 mg/min 的速度输注 6 h
利多卡因 1.5 mg/kg IV，随后以 1 ～ 4 mg/min 的速度输注
尖端扭转型室速
如果血流动力学不稳定，进行非同步电复律
双相除颤仪：200 J
单相除颤仪：360 J
如果血流动力学稳定
给予硫酸镁 2 g IV，时间大于 2 min
考虑超速起搏（频率约 100 bpm）
考虑异丙肾上腺素滴定至心率达 100 次 / 分左右静脉输注
考虑苯妥英 250 mg IV，时间大于 5 min
停用可能导致 QT 间期延长的药物

并发症

非致死性心律失常进展为致死性心律失常
器官灌注不足
治疗引起的不良反应
VF
高钾血症或快速补钾导致心脏停搏
利多卡因药物毒性反应
异丙肾上腺素引起低血压
心脏停搏

推荐阅读

1. European Heart Rhythm Association, Heart Rhythm Society, Zipes DP, et al. ACC/AHA/ESC 2006 guidelines for management of patients with ventricular arrhythmias and the prevention of sudden cardiac death: a report of the American College of Cardiology/American Heart Association Task Force and the European Society of Cardiology Committee for Practice Guidelines (writing committee to develop guidelines for management of patients with ventricular arrhythmias and the prevention of sudden cardiac death). J Am Coll Cardiol 2006;48:e247-e346.
2. Lin D, Callans DJ. Nonsustained VT during exercise testing: causes and work-up. Am Coll Cardiol Curr J Rev 2003; Nov-Dec 57-60.
3. Bikkina M, Larson MG, Levy D. Prognostic implications of asymptomatic ventricular arrhythmias: the Framingham Heart Study. Ann Intern Med 1992;117:990-6.
4. Griffith MJ, Linker NJ, Garratt CJ, et al. Relative efficacy and safety of intravenous drugs for termination of sustained ventricular tachycardia. Lancet 1990;336:670-3.

20. 肺水肿

定义

肺水肿是指肺间质和肺泡中液体积聚。

原因

心源性肺水肿
　　肺毛细血管静水压升高所致
非心源性肺水肿
　　由肺毛细血管膜通透性增加，ARDS 或毛细血管胶体渗透压降低所致
负压性肺水肿
　　因上呼吸道阻塞从而用力吸气所致（喉痉挛、上呼吸道肿瘤或异物）
间质和肺泡中正常或过多的液体超出淋巴系统清除能力

典型情况

心源性肺水肿
　　心肌功能障碍

急性心肌缺血或心肌梗死
急性瓣膜功能障碍
严重高血压
液体超负荷
CHF 患者
肾功能不全或肾衰竭患者
大量液体复苏
可发生于手术后 2 ～ 3 天，液体在体内发生转移时
伴有液体快速吸收（例如：TURP 期间）
非心源性肺水肿（例如：ARDS）常继发于
脓毒症（最常见的院内原因）
肺炎（最常见的院外原因）
胃内容物误吸
创伤（例如：双肺挫裂伤、严重肺组织损伤、吸入烟尘）
大量输血
TRALI
医疗原因（例如：血液和造血干细胞移植、急性胰腺炎、药物或酒精过量、使用纳洛酮拮抗阿片类药物）
溺水
羊水栓塞
CPB 后
肺切除术后
神经源性肺水肿（可继发于严重的头部外伤、卒中、蛛网膜下腔或颅内出血、颅脑手术）
复张性肺水肿（例如：从胸膜腔排出大量液体或空气）
再灌注性肺水肿（肺移植术后）

预防

优化围术期医疗管理
仔细监测补液情况

对存在肺水肿或 CHF 风险的患者，进行有创血流动力学监测
在 TURP 期间，监测可能的液体吸收的征象
治疗 ARDS 中的潜在问题

表现

生命体征
- 低血压、高血压、心动过速和心律失常

体格检查
- 听诊时肺部可闻及细小爆裂音（啰音）

肺部表现
- 氧饱和度降低
- A-a 梯度升高
- 气管导管内或面罩下可见血清样肺水肿液体
- 清醒患者
  - 即使氧饱和度正常，仍表现为呼吸困难、气短、躁动
  - 随后可能发生低氧血症
- 机械通气患者
  - 肺顺应性降低
  - 容量模式通气时，PIP 升高
  - 压力模式通气时，潮气量减少

心源性肺水肿患者
- 心脏充盈压升高
  - 颈静脉怒张
  - CVP 增高
  - PCWP 增高
- CXR
  - 间质及肺泡内液体增加
  - 心影增大
  - 肺纹理增多
  - Kerley B 线

肺间质浸润

肺野“变白”

非心源性肺水肿患者

心脏充盈压正常或降低

CXR

肺纹理增多

血管周围套状改变

Kerley B 线

肺间质浸润

肺野“变白”

类似事件

支气管痉挛（参见事件 29，支气管痉挛）
过敏反应（参见事件 16，过敏反应和类过敏反应）
气管插管（参见事件 30，支气管插管）
气管导管扭结或阻塞（参见事件 7，高吸气峰压）
气胸、张力性气胸（参见事件 35，气胸）
肌松残余
给药错误（参见事件 63，给药错误）

处理

增加 FiO_2

使用高流量无重复吸入面罩

必要时，进行持续气道正压（continuous positive airway pressure，CPAP）或双水平气道正压（bilevel positive airway pressure，BiPAP）辅助通气

对于插管患者，吸纯氧并考虑加用 PEEP

评估呼吸力度和通气充足

评估患者是否有寻找辅助呼吸肌做功、呼吸急促、血流动力学障碍、精神状态改变

对于存在吸氧无法改善的低氧血症且合并肺水肿、精神状态改变或呼吸衰竭的患者，需行气管插管（如还未插管）

检查是否存在气胸（参见事件 35，气胸）

对于术后患者，如果呼吸费力，考虑肌松残余可能

进行 ABG、CXR、ECG 检查

通过 TEE 或 TTE 评估心肌功能

心源性肺水肿患者

降低心脏前负荷

让清醒患者取直立坐位

若无手术或低血压禁忌，可将麻醉后患者调整为头高脚低位

给予呋塞米 10 ～ 20 mg bolus IV（对于已行利尿剂治疗的患者，需增加剂量）

考虑留置导尿管

给予吗啡 2 mg IV，可增加剂量（自主呼吸患者需慎用，避免发生呼吸抑制）

若患者无明显低血压，给予 NTG 0.25 ～ 1 μg/（kg · min）静脉输注

改善心肌收缩力

停用心肌抑制药物（例如：挥发性麻醉药），并用其他药物替代

进行有创血流动力学监测（动脉导管，CVP 导管，PA 导管）

可给予正性肌力药物支持

多巴胺，3 ～ 10 μg/（kg · min）

多巴酚丁胺，5 ～ 10 μg/（kg · min）

米力农静脉注射，50 μg/kg 负荷剂量（给药时间大于 10 min），输注速度为 0.375 ～ 0.75 μg/（kg · min）

肾上腺素，10 ～ 200 ng/（kg · min）

考虑使用 IABP

非心源性肺水肿患者

同心源性肺水肿并治疗潜在诱因

若发生支气管痉挛，可雾化吸入 β_2 受体激动剂（参见事件 29，支气管痉挛）

尽快终止手术，并将患者转运至 ICU 进一步治疗

根据临床诊断请相关科室进行紧急会诊

对于重症难治的患者，考虑使用体外膜氧合（extracorporeal membrane oxygenation，ECMO）

并发症

过度利尿或前负荷降低引起的低血容量和低血压

电解质紊乱

代谢性和（或）呼吸性酸中毒

心脏停搏

推荐阅读

1. Walkey AJ, Summer R, Ho V, Alkana P. Acute respiratory distress syndrome: epidemiology and management approaches. Clin Epidemiol 2012;4:159-69.
2. Krodel DJ, Bittner EA, Abdulnour R, et al. Case scenario: acute postoperative negative pressure pulmonary edema. Anesthesiology 2010;113:200-7.

21. 肺栓塞

定义

肺栓塞（pulmonary embolism，PE）是指肺动脉被来源于心血管系统其他位置的栓子部分或完全阻塞。

原因

可能会导致 PE 的栓子

血凝块

脂肪

羊水
气体
肿瘤

典型情况

深静脉血栓（deep venous thrombosis，DVT）形成
- 近期大手术史
- 老年人——患病风险随年龄增长呈指数增加
- 恶性肿瘤（尤其是转移性肿瘤）
- 产后
- 既往 DVT 病史或下肢静脉功能不全
- 长期制动
- CHF 或近期 MI 病史
- 脾切除后的血栓形成倾向（高凝或血栓前期）并伴有反跳性血小板或红细胞增多
- 肥胖

脂肪栓塞
- 多发性骨折、长骨骨折或骨盆骨折
- 骨髓腔钻孔
- 全关节置换术中向骨髓腔内高压注射

预防

存在 DVT 风险的患者，建议根据不同的风险水平采取相应的预防措施。
- 肝素 5000 U 皮下注射，术前 1 ～ 2 h，并每间隔 6 ～ 8 h 一次，直至患者可以走动
- 依诺肝素 30 ～ 40 mg 皮下注射，每天两次
- 口服抗凝剂（例如：华法林，于术前一天服用首剂）
    - 通过国际标准化比值（international normalized ratio，INR）

监测抗凝水平
弹力袜（单独使用不能保护高危患者）
间歇式气压靴
对 DVT 导致 PE 风险高的患者，放置 IVC 滤器
药物治疗不能预防 DVT 时
如果存在抗凝药禁忌

表现

大范围 PE 可能表现为严重的血流动力学失代偿或心脏停搏（PEA 或心搏停止）。
如果患者仍有意识
呼吸困难、胸痛和咯血
低血压和心动过速
通常有低氧血症或 A-a 梯度升高
胸部听诊闻及细小爆裂音（啰音）、喘鸣音或胸膜摩擦音
CXR 通常是正常的，但可能出现血管直径改变、血管“切断”征，以及低灌注、肺不张和（或）胸腔积液区域的射线可透性增加
如果患者已行全身麻醉
如果患者是自主呼吸，表现为呼吸急促
低血压和心动过速
即使吸入纯氧，仍表现为低氧血症、A-a 梯度增加或发绀
$ETCO_2$ 降低（通常是突然变化且变化幅度取决于栓塞的严重程度）
CVP 和 PA 压增加
急性右心衰竭
ECG 改变
右心劳损、ST-T 改变、心动过缓、PEA、心搏停止、$S_1Q_3T_3$ 表现或新发右束支传导阻滞（right bundle branch block，RBBB）
脂肪栓塞

低氧血症三联征、精神状态改变、瘀点性皮疹（通常在颈部和上半身）

血小板减少症

通常发生于受伤后 24 ～ 72 h

尿液、痰或视网膜血管中可能存在脂肪粒

羊水栓塞（amniotic fluid embolism，AFE）

常发生于分娩期间或产后不久，其特征是心源性休克、低氧血症、呼吸衰竭、DIC、昏迷和癫痫

类似事件

其他原因引起的低氧血症（参见事件 10，低氧血症）

其他原因引起的低血压（参见事件 9，低血压）

无效腔通气增加

肺动脉高压

右心衰竭

过敏反应和类过敏反应（参见事件 16，过敏反应和类过敏反应；事件 24，静脉气体栓塞；事件 81，羊水栓塞）

处理

在全身麻醉期间，PE 的诊断可能很困难。

确保充足的氧合与通气

吸氧

未行气管插管的患者：

使用无重复吸入面罩吸入纯氧

考虑行气管插管、机械通气及加用 PEEP

已行气管插管的患者：

纯氧通气

考虑加用 PEEP

ABG 检测

难以通过 $ETCO_2$ 评估通气是否充分

循环支持

扩容

静脉注射或输注正性肌力药物

麻黄碱 5 ～ 20 mg IV，必要时重复给药

肾上腺素 10 ～ 50 μg IV，必要时重复给药

多巴胺、多巴酚丁胺、米力农或肾上腺素静脉输注（参见事件 9，低血压）

进行有创监测，用于诊断和处理

动脉导管

TEE 或 TTE，尤其是用于右心功能的评价

PA 导管（可进行混合静脉氧饱和度和连续心输出量监测）

若存在肺动脉高压伴右心衰竭，可考虑使用 NTG 静脉输注，0.25 ～ 1 μg/（kg · min），以扩张肺血管

如果发生心脏停搏

进行 CPR（参见事件 2，心脏停搏）

考虑紧急经皮 CPB 或 ECMO

考虑紧急肺动脉取栓术

请肺科或重症监护专家紧急会诊，商讨治疗方案

明确诊断

排除其他原因导致的低氧血症、无效腔通气增加及血流动力学障碍（参见事件 10，低氧血症）

进行 CT 扫描、通气 / 灌注扫描或肺血管造影检查

如果确诊为肺动脉血栓栓塞

请肺科或重症监护专家紧急会诊，商讨治疗方案；对于严重 PE，可急诊行介入治疗

抗凝或溶栓治疗可防止栓塞进展，但若有潜在的出血部位或近期曾行外科手术，则需谨慎实施

如果无抗凝药物禁忌，给予肝素 5000 U IV，随后以 1000 U/h 的速度输注，以维持 aPTT 至少高于正常值两倍

对于接受充分抗凝治疗的复发 PE 患者或对抗凝药物禁忌的患

者，置入 IVC 滤器

并发症

肺梗死

咯血

心脏停搏

抗凝治疗的出血相关并发症

推荐阅读

1. Banks DA, Manecke GR, Maus TM, et al. Pulmonary thromboendarterectomy for chronic thromboembolic pulmonary hypertension. In: Kaplan JA, Reich DL, Savino JS, editors. Kaplan's cardiac anesthesia: the echo era. 6th ed. Philadelphia: Saunders, 2011, p. 769-76.
2. Agnelli G, Becattini C. Acute pulmonary embolism. N Engl J Med 2010;363:266-74.
3. Conde-Agudelo A, Romero R. Amniotic fluid embolism: an evidence-based review. Am J Obstet Gynecol 2009;201:e1-e13 (**Erratum in** Am J Obstet Gynecol 2010;202:92).
4. Konstantinides S. Acute pulmonary embolism. N Engl J Med 2008;359:2804-13.

22. 窦性心动过缓

定义

窦性心动过缓是指成年人心率小于 60 次 / 分，且冲动起源于窦房结。

原因

无心脏疾病患者的生理反应

　　正常睡眠期间

　　高强度的体能活动

　　迷走神经兴奋

　　低体温

无心脏疾病患者的病理反应

　　阻塞性睡眠呼吸暂停（obstructive sleep apnea，OSA）

ICP 升高（Cushing 反射）

甲状腺功能减退

低氧血症

高血压引起的反射性心动过缓

药物反应

心脏疾病患者的病理反应

病态窦房结综合征

家族遗传病（例如：心脏起搏点离子通道变异）

急性心肌缺血或心肌梗死

典型情况

给予导致心动过缓的药物后

阿片类药物（尤其是芬太尼、舒芬太尼）

β 肾上腺素受体拮抗药

钙通道阻滞药

抗胆碱酯酶药物

α_2 受体激动药（例如：可乐定、右美托咪定）

刺激迷走神经时

牵拉眼球或腹膜（包括气腹）

喉镜检查和气管插管

膀胱置管

高血压所致的压力感受器反射

蛛网膜下腔麻醉或硬膜外麻醉期间（阻滞平面达 T1 ～ T4 水平，会抑制心脏交感神经）

电休克疗法

急性心肌缺血或心肌梗死的患者

预防

存在迷走神经反射风险的患者，术前预防性应用抗胆碱能药物

阿托品 0.4 mg（成人）肌内注射

格隆溴铵 0.2 mg（成人）肌内注射

蛛网膜下腔麻醉或硬膜外麻醉期间，积极治疗心动过缓，并早期使用阿托品 0.4 ~ 0.6 mg IV

此类患者心动过缓可迅速进展为心搏停止

牵拉腹膜或眼外肌及刺激颈动脉窦引起的迷走神经反射通常无法避免

告知外科医师患者发生心动过缓，并让其松开压迫和牵拉

静脉注射阿托品或格隆溴铵，并严密观察

如有必要，重复此步骤

维持正常的电解质水平

表现

心动过缓可以被很好地耐受，尤其是病程进展较慢时。心动过缓急性发作更易出现相应症状。

心动过缓

ECG

脉搏血氧仪

动脉血压

外周脉搏触诊

低血压

交界性或特异性心室逸搏

有意识的患者

恶心、呕吐

精神状态改变

类似事件

监护仪假象

监护仪 QRS 波计数或脉搏血氧饱和度信号故障

ECG 导联断开或故障

脉搏血氧饱和度探头移位或故障

漏搏（二度Ⅰ型和Ⅱ型房室传导阻滞）

三度房室传导阻滞
起搏器故障
　　导线断裂
　　导线断开
　　设置不当（例如：输出过低、灵敏度过高）
房颤 / 房扑伴灌注不良或心室率低

处理

积极治疗因蛛网膜下腔麻醉或硬膜外麻醉所致的心动过缓，此类患者可能毫无征兆地迅速进展为心脏停搏。

明确存在心动过缓，并评估其对血流动力学的影响
　　检查心率
　　检查血压
　　检查脉搏血氧仪
　　外周脉搏触诊

观察手术区域，以分析手术相关原因
　　如果是手术刺激所致，提醒外科医师停止刺激

告知外科医师患者出现心动过缓症状

如果患者心动过缓同时伴有严重症状（严重低血压、意识丧失、癫痫发作），去除可能的原因

确保充足的氧合与通气
　　吸纯氧并停用所有挥发性麻醉药
　　处理气道（患者可能需要气管插管）
　　　　长时间低氧血症易发生心动过缓

寻求帮助

治疗措施
　　阿托品 0.4 ～ 0.6 mg IV，每 3 ～ 5 min 可重复使用，总剂量不超过 3 mg
　　多巴胺 2 ～ 10 μg/（kg · min）静脉输注
　　肾上腺素 10 μg bolus IV，必要时增加剂量并重复使用

必要时，给予肾上腺素 5 ～ 100 ng/（kg · min）静脉输注
如果静脉注射肾上腺素无效，开始心脏起搏
经皮（新型除颤仪通常具备起搏功能）
清醒患者可能需要镇静、镇痛
经静脉（有效，但紧急情况下很难实施）
必要时开始 CPR（参见事件 2，心脏停搏）
如果心动过缓伴有轻中度症状（血压轻度下降、恶心、呕吐或轻微感觉改变）
麻黄碱 5 ～ 10 mg IV，可增加剂量，必要时可重复使用
阿托品 0.4 mg IV，必要时可重复使用
格隆溴铵 0.2 mg IV，必要时可重复使用
如果心动过缓不伴有任何明显生理不适
密切监护患者

并发症

逸搏心律失常
起搏器并发症
药物治疗导致的快速性心律失常和高血压
心脏停搏

推荐阅读

1. Epstein AE, DiMarco JP, Ellenbogen KA, et al. ACC/AHA/HRS 2008 guidelines for device-based therapy of cardiac rhythm abnormalities: a report of the American College of Cardiology/American Heart Association Task Force on Practice Guidelines (writing committee to revise the ACC/AHA/NASPE 2002 guideline update for implantation of cardiac pacemakers and antiarrhythmia devices). Developed in collaboration with the American Association for Thoracic Surgery and Society of Thoracic Surgeons. Circulation 2008;117:e350-e408.
2. Stein R, Medeiros CM, Rosito GA, et al. Intrinsic sinus and atrioventricular node electrophysiologic adaptations in endurance athletes. J Am Coll Cardiol 2002;39:1033-8.
3. Neumar RW, Otto CW, Link MS, et al. Part 8: Adult advanced cardiovascular life support: 2010 American Heart Association guidelines for cardiopulmonary resuscitation and emergency cardiovascular care. Circulation 2010;122:S729-67.

23. 室上性心律失常

定义

室上性心律失常是指室上来源的异常心律。

- 窦房结（sinoatrial node，SA node）
- 心房
- 房室结（atrioventricular node，AV node）

原因

室上组织自律性增高（快速型心律失常）
折返
室上组织的自律性降低（房室结节律）

典型情况

多数房性心律失常发生于心脏正常的患者

- 运动期间
- 饮用咖啡、茶或饮酒后
- 吸烟后
- 疼痛或麻醉效果不完善
- 低血容量
- 贫血
- 发热
- 药物作用（例如：肾上腺素静脉注射）

急性心肌缺血或心肌梗死
肺或心脏手术期间或术后
预激综合征或其他具有旁路传导途径的心脏疾病
高血容量
低氧血症、高碳酸血症、酸中毒、碱中毒
发热

电解质紊乱
代谢亢进状态（例如：甲状腺功能亢进、恶性高热）
急性或慢性肺部疾病
肺栓塞
瓣膜性心脏病（例如：二尖瓣脱垂）
心包炎、心肌炎
OSA
引起儿茶酚胺分泌增加的情况（疼痛、嗜铬细胞瘤）
自主神经反射

预防

术前识别和治疗室上性心律失常患者
优化药物治疗
纠正电解质紊乱
纠正酸中毒、碱中毒、低氧血症、高碳酸血症
维持足够的麻醉深度
维持正常血容量
避免体温过高

表现

如果伴有快速心室率，可能难以确定快速型心律失常的确切病灶。
清醒患者的症状可能包括：

- 心动过速
- 心悸
- 晕厥或晕厥先兆
- 头晕
- 出汗
- 胸痛或不适
- 呼吸急促

低血压

恶心和呕吐

ECG 异常

窦性心动过速

冲动起源于窦房结

心率大于 100 次 / 分，也可能高达 170 次 / 分

围术期最常见的心律失常

窦性心律不齐

冲动来源于窦房结，心率波动在 60 ～ 100 次 / 分

PR 间期和 QRS 间期均正常，P/QRS 比率为 1 ∶ 1

吸气时心率通常增加，而呼气时降低

房性逸搏

发生于长时间的窦性间歇或窦性停搏时

心率与心房自律性相关，且通常比窦性心率慢

P 波形态不同于窦性心律 P 波，QRS 波群正常

心房早搏（atrial premature beats，APB）

冲动由左心房或右心房中的异位起搏点产生

存在 P 波，但形态与窦性 P 波不同

冲动从心房传导至房室结，其 PR 间期可能短于或长于窦性心律

在房室结，冲动可继续传导至心室传导系统，还可折返至窦房结形成窦性起搏

不完全性代偿间歇

游走性心房节律

心房内三个或更多异位起搏点形成各式形态不同的 P 波

心率通常小于 100 次 / 分；当心率超过 100 次 / 分时，心律失常称为多源性房性心动过速

节律无规律

可能与房颤混淆

与房颤的区别在于游走性心房节律存在明确的 P 波（形态不同），而房颤无 P 波

房性心动过速（atrial tachycardia，AT）

心房率范围 100 ～ 250 次 / 分，且心室率多变
搏动可能来自单个位点（特定形态的 P 波），也可能来自多个位点（P 波形态各异）
多源性心动过速的 PR 间期可能有所不同，QRS 波群通常正常
多源性心动过速常见于心力衰竭或 COPD 患者

心房扑动

规律且快速的心房去极化，心房率通常为 300 次 / 分
由于房室传导阻滞，心室率降低（通常为 2∶1，也可达 8∶1）
典型表现是锯齿样波形（F 波）
QRS 波群通常正常，而 T 波消失于 F 波中

心房颤动（房颤，atrial fibrillation，AF）

通常由来自肺静脉的起搏点快速发放冲动所致
心房快速且不规则的收缩会导致房颤
心室率可波动于 60 ～ 170 次 / 分
ECG 上无明显 P 波
QRS 波形态正常，但节律无规则
心房缺乏有效收缩，可导致 CO 和血压显著降低
心房产生血栓风险增加，可导致肺栓塞或体循环栓塞

房室结折返性心动过速（atrioventricular nodal reentrant tachycardia，AVNRT）

由房室结通路引起的折返性心动过速
规律的快速节律（120 ～ 250 次 / 分）
可无 P 波

房室折返性心动过速（atrioventricular reentrant tachycardia，AVRT）

经房室旁路的折返性心动过速（例如：Wolff-Parkinson-White 综合征）
最常见的类型是经房室结顺行传导，经旁路途径逆行传导（顺向传导）
QRS 波群变窄
下壁导联中可见反向 P 波
较少见的类型是，经旁路途径顺行传导，而房室结途径逆行传

导（逆向传导）

QRS 波群变宽

可能与室性心动过速难以区分

交界性心律

由房室结发出的冲动所致

当窦房结活动未被抑制时，P 波的出现与 QRS 波群无关（房室分离）

窦房结活动也可能被逆行性心房激活所抑制

交界性心动过速——心室率大于 100 次 / 分

交界性逸搏心律——窦房结无法产生冲动，心室率 40 ～ 55 次 / 分

类似事件

ECG 假象

右心房的人工起搏

其他快速性心律失常

处理

确保充足的氧合与通气

检查心律和血压

如果有下述情况，可能为 SVT

心率＞ 150 次 / 分

突然发作

无规律的心动过速可能为房颤

如果患者病情不稳定（收缩压＜ 80 mmHg，对于患者来说血压偏低，血压骤降或急性缺血）

告知合作团队并寻求帮助

获取急救车和除颤仪并放置除颤电极

给予血管收缩药（参见事件 9，低血压）

去氧肾上腺素 50 ～ 200 μg IV

准备立即进行同步心脏复律

若患者血流动力学稳定

诊断心律失常

触诊外周搏动

如果可以，从监护仪上打印 ECG 记录

进行 12 导联 ECG 检查

检查监护仪上的多导联 ECG，以获得最佳心房波形

如果能通过以下措施降低心室率，快速型心律失常可更容易诊断

刺激迷走神经

腺苷 6 mg bolus IV

去氧肾上腺素 25 ～ 50 μg bolus IV

艾司洛尔 10 ～ 30 mg bolus IV

治疗基础节律和（或）减慢心室率

窦性心动过速

处理心动过速的潜在原因，包括疼痛、麻醉深度不足、低血容量、贫血、炎症和药物作用

窦性心律不齐、房性逸搏和房性早搏

只要患者血流动力学稳定，可无需治疗

房性心动过速

心脏复律通常无效

排除可能的诱因（例如：儿茶酚胺）

如果无左室功能不全，考虑使用

维拉帕米 2.5 ～ 5 mg IV，必要时每 5 min 可重复使用，最大剂量 20 mg

艾司洛尔 10 ～ 30 mg IV，必要时每 3 min 可重复使用，最大剂量 100 mg

艾司洛尔 50 ～ 200 μg/（kg · min）静脉输注

胺碘酮 150 mg 缓慢静脉注射，给药时间大于 10 min

如果存在左心室功能不全，考虑使用

胺碘酮 150 mg 缓慢静脉注射，给药时间大于 10 min

地高辛 0.25 ～ 1.0 mg IV

氟卡尼、普罗帕酮、奎尼丁和丙吡胺均有效，但不良反应发生率高

心房扑动和 AF

控制心率

如果血流动力学不稳定，立即行同步心脏复律

窄 QRS 波群，有规律——50 ～ 100 J

窄 QRS 波群，不规律——120 ～ 200 J

如果失败，增加能量再行同步心脏复律

如果血流动力学稳定，需行干预措施以减缓经房室结的异位传导

如果左心室功能正常

维拉帕米 2.5 ～ 5 mg IV，必要时每 5 min 重复使用，最大剂量 20 mg

艾司洛尔 10 ～ 30 mg IV，必要时每 3 min 重复使用，最大剂量 100 mg

艾司洛尔 50 ～ 200 μg/（kg · min）静脉输注

如果左心室功能受损

胺碘酮 150 mg 缓慢静脉注射，给药时间大于 10 min

地高辛 0.25 ～ 1.0 mg IV

控制节律的治疗措施取决于心律不齐的持续时间

持续时间＜ 48 h

首选同步电复律

胺碘酮或依布利特可用于药物复律

持续时间＞ 48 h

患者存在左心房血栓脱落导致体循环栓塞的风险

如果血流动力学稳定，早期心脏复律可能有益

立即开始使用肝素

同步心脏复律前，进行 TEE 检查排除左心房血栓

AVRT 和 AVNRT

如果血流动力学不稳定，立即行同步心脏复律

窄 QRS 波群，有规律——50 ～ 100 J
窄 QRS 波群，不规律——120 ～ 200 J
如果失败，增加能量再行同步心脏复律
如果血流动力学稳定
采用刺激迷走神经或使用药物抑制房室结通路的传导，终止折返性心律失常
颈动脉窦按压
Valsalva 动作
腺苷 6 mg bolus IV，可重复静脉注射 12 mg
起效快，半衰期短；在使用腺苷期间注意观察 ECG——如果心律未改变，则较慢的心率可能会有助于更好地评估实际心律
维拉帕米 2.5 ～ 5 mg IV，必要时每 5 min 重复使用，最大剂量 20 mg
艾司洛尔 10 ～ 30 mg IV，必要时每 3 min 重复使用，最大剂量 100 mg
艾司洛尔 50 ～ 200 μg/（kg · min）静脉输注

交界性心动过速
停止使用外源性儿茶酚胺
电复律无效
维拉帕米 2.5 ～ 5 mg IV，必要时每 5 min 重复使用，最大剂量 20 mg
艾司洛尔 10 ～ 30 mg IV，必要时每 3 min 重复使用，最大剂量 100 mg
艾司洛尔 50 ～ 200 μg/（kg · min）静脉输注
避免同时使用钙通道阻滞药和 β 受体阻滞药，因其可致显著的心动过缓

VT 和室上性快速性心律失常难以区分。如果不确定，可按 VT 治疗，进行心脏复律。

并发症

器官低灌注
药物治疗引起的不良反应
心脏复律的并发症
- 心脏传导阻滞
- 转变为更危险的节律（例如：VF）
- 肺栓塞或体循环栓塞（心脏内血栓脱落）

推荐阅读

1. Fuster V, Rydén LE, Cannom DS, et al. ACC/AHA/ESC 2006 guidelines for the management of patients with atrial fibrillation: a report of the American College of Cardiology/American Heart Association Task Force on Practice Guidelines and the European Society of Cardiology Committee for Practice Guidelines (writing committee to revise the 2001 guidelines for the management of patients with atrial fibrillation). Developed in collaboration with the European Heart Rhythm Association and the Heart Rhythm Society. Circulation 2006;114:e257-e354.
2. Kwaku KF, Josephson ME. Typical AVNRT – an update on mechanisms and therapy. Card Electrophysiol Rev 2002;6:414-21.
3. Blomström-Lundqvist C, Scheinman MM, Aliot EM, et al. ACC/AHA/ESC guidelines for the management of patients with supraventricular arrhythmias–executive summary: a report of the American College of Cardiology/American Heart Association Task Force on Practice Guidelines and the European Society of Cardiology Committee for Practice Guidelines (writing committee to develop guidelines for the management of patients with supraventricular arrhythmias). Circulation 2003;108:1871-909.
4. Ferguson JD, DiMarco JP. Contemporary management of paroxysmal supraventricular tachycardia. Circulation 2003;107:1096-9.
5. Chauhan VS, Krahn AD, Klein GJ, et al. Supraventricular tachycardia. Med Clin North Am 2001;85:193-223.
6. American Heart Association. Guidelines for cardiopulmonary resuscitation and emergency cardiovascular care. Part 7.3: management of symptomatic bradycardia and tachycardia. Circulation 2005;112:IV.67-77.

24. 静脉气体栓塞

定义

静脉气体栓塞（venous gas embolism，VGE）指空气或其他气体进入通向右心或者肺血管的静脉循环系统。

原因

空气进入开放的静脉或硬脑膜窦

空气或其他气体被加压注入静脉

典型情况

手术部位位于心脏水平以上的外科手术（例如：坐位开颅手术、剖宫产术中子宫外置、肩关节镜检、髋关节置换术）

需要注入气体的外科手术（例如：腹腔镜手术）

自主呼吸时，将开放的静脉暴露于空气中的有创操作（例如：CVP导管置入或移除）

患者与高压气源相连的侵入性操作

预防

尽可能避免患者的手术区域或CVP置管部位高于心脏水平

当手术区域必须高于心脏水平时，为患者进行机械通气

在放置或移除CVP导管时，使患者处于头低脚高位

- CVP导管拔除部位停止出血后，持续按压5 min，然后覆盖敷料

加压输注前，清除输液袋和管路（例如：CPB套管、快速输注系统）中的所有空气

存在VGE风险时，可通过扩容维持较高的CVP

存在VGE风险的患者避免使用N_2O

对于VGE高危患者，考虑放置多腔CVP导管

表现

临床表现取决于栓塞的气体量、患者的身材、栓塞发生的速度和气体在血液中溶解的速度。能否及时发现依赖于当时的监测情况。

清醒患者

- 咳嗽、呼吸困难、支气管痉挛、低血压、精神状态改变和循环衰竭

清醒或麻醉患者，临床表现依赖于当时的监测情况
- ECG 改变
    - 常见快速型心律失常
    - 右心劳损表现
    - ST-T 改变
- 血流动力学变化
    - 继发于低 CO 的体循环低血压
    - 由于机械性梗阻和右心衰竭导致的 CVP 升高
    - 由于作用于血管的炎性介质释放而导致的 PA 压力增加
    - 听诊时有响亮、粗糙、连续的“磨轮”样杂音
- 肺部症状和体征
    - 爆裂音和喘鸣音
    - $ETCO_2$ 降低
    - ETN_2 增加，很少监测（需要质谱仪或拉曼散射技术）
    - 动脉氧饱和度降低
- 中枢神经系统
    - 不同机制引起的 EEG 变化
        - 低 CO 导致的脑灌注不足
        - 卵圆孔未闭（patent foramen ovale，PFO）导致脑循环的反常性栓塞
- TEE
    - 心腔中可见气体
    - 右心中检测出至少 0.02 ml/kg 的空气量
    - 可以发现心脏内的反常性栓塞（最常见的原因是 PFO）
- 心前区多普勒超声
    - 静脉气体栓塞改变了发射声波的特性和强度
    - 右心中可检测出至少 0.05 ml/kg 的气体量
- 经多腔 CVP 导管回抽的血液中可见气泡

对于静脉气体栓塞高风险的病例，应使用多种监测手段

类似事件

心肌缺血（参见事件 15，急性冠脉综合征）
脑干萎缩和缺血
非气体性 PE（参见事件 21，肺栓塞；事件 81，羊水栓塞）
低血压的其他原因（参见事件 9，低血压）
电刀、快速输液或心前区探头移动导致的多普勒超声机器的假象
空气进入呼吸气体分析仪

处理

立即通知外科医师患者可能发生 VGE

- 外科医师应检查伤口处可能的进气点
- 护士应检查手术所用的充气设备
- 关闭所有的加压气源
- 寻求帮助

明确诊断

- 检查 $ETCO_2$ 趋势记录
- 检查血压
- 仔细辨认心前区多普勒信号
- 如果可以，检查 TEE
- 听诊磨轮样杂音
- 如果可以，检查 PA 压力
- 如果有多腔 CVP 导管，尝试回抽
  - 检查回抽是否有气体
  - 如果回抽未见气体，仍然可能有 VGE
- 如果可以，检查 ETN_2

如果气体栓塞已确诊

- 再次尝试通过多腔 CVP 导管回抽气体
- 外科医师用生理盐水冲洗手术区域或用生理盐水浸湿的纱布覆盖伤口

给予纯氧

通过手控通气模拟 Valsalva 动作，以防止更多的空气进入心脏，同时可帮助外科医师判断空气进入血管的部位

快速补液

根据需要使用血管收缩药和正性肌力药以维持循环（参见事件 9，低血压）

如果可以，改变患者体位

　　首先，倾斜手术台使手术部位低于心脏水平

　　如果可以，将患者置于左倾位

考虑加用 5 cmH_2O PEEP

如果表现为严重的血流动力学障碍

如果发生心脏停搏，进行 CPR（参见事件 2，心脏停搏）

开胸后直接从心脏或大血管中抽吸空气

　　可能需要胸内心脏按压

若怀疑静脉气体栓子进入颅脑动脉系统，考虑紧急 MRI 检查和高压氧治疗（如果可以）

并发症

低血压

心肌缺血或心肌梗死

卒中

动脉循环反常性气体栓塞

　　PFO 或其他右向左分流

　　大量 VGE 通过肺毛细血管进入动脉循环

肺水肿

体位改变导致伤口污染

开胸术和 CPR 的并发症

心脏停搏

死亡

推荐阅读

1. Archer DP, Pash MP, MacRae ME. Successful management of venous air embolism with inotropic support. Neuroanesth Intensive Care 2001;48:204-8.
2. Bithal PK, Pandia MP, Dash HH, et al. Comparative incidence of venous air embolism and associated hypotension in adults and children operated for neurosurgery in the sitting position. Eur J Anaesthesiol 2004;21:517-22.
3. Mirski MA, Lele AV, Fitzsimmons L, Young TJK. Diagnosis and treatment of vascular air embolism. Anesthesiology 2007;106:164-77.
4. Muth CM, Shanck E. Gas embolism. N Engl J Med 2000;342:476-82.
5. Schubert A, Deogaonkar A, Drummond JC. Precordial Doppler probe placement for optimal detection of venous air embolism during craniotomy. Anesth Analg 2006;102:1543-7.
6. Van Hulst RA, Klein J, Lachmann B. Gas embolism: pathophysiology and treatment. Clin Physiol Funct Imaging 2003;23:237-46.

第 7 章
肺部事件

刘娴　译　吉晓琳　高志峰　校
GEOFFREY K. LIGHTHALL

25. 气道烧伤

定义

气道烧伤是指口腔到肺泡之间的气道黏膜的热损伤或化学损伤。

原因

吸入热气体
- 从呼吸回路
- 直接暴露于明火
- 暴露于烟雾或有毒气体

激光手术中气管导管被点燃

典型情况

急性烧伤患者
在咽、喉或气管支气管树中进行激光手术
使用电刀进行气管切开术
气管导管套囊破裂，导致氧化剂从肺进入上呼吸道

预防

评估**每个**病例的火灾风险
医院激光委员会负责监管与激光安全相关的问题
对医院的激光工作人员进行安全培训

在激光气道手术期间保护气管导管

　　使用“防激光”的气管导管

　　使用亚甲蓝盐水标记气管导管套囊，使其可见，避免套囊被刺破

维持空气中的低 FiO_2（小于 30%）

　　如果需要更高的 FiO_2 来维持可接受的氧饱和度

　　　　间断吸入高 FiO_2 的氧气，在术前再将氧浓度降至 30% 以下

　　　　　　与外科医师协调

　　　　　　留出几分钟的时间洗出高 FiO_2

　　如果 FiO_2 要求高，则考虑中止激光手术

在气道内及气道周围的手术（例如：扁桃体切除术）中使用带套囊的气管导管

外科医师在使用电刀前，先对口咽部进行吸引

在气管切开术中，使用手术刀或者剪刀进入气道

在气管导管着火的情况下，用钳子夹闭气管导管

保护患者，避免其暴露在手术室的火或烟中

表现

即刻表现

　　激光引燃气管导管

　　　　可见的气管导管引燃或燃烧

　　　　手术区域可闻到着火燃烧的气味

　　　　火可能会进入呼吸回路中

晚期表现

　　气道水肿或气道破裂

　　氧饱和度和 PaO_2 降低

　　肺顺应性降低

　　肺水肿

　　支气管痉挛

　　肺损伤 /ARDS

　　气管狭窄

类似事件

其他原因引起的肺水肿（参见事件 20，肺水肿）
其他原因引起的肺损伤
肺炎
支气管痉挛（参见事件 29，支气管痉挛）
部分气道阻塞

处理

对于激光引起的气管导管着火

阻断氧气进入气管导管

- 立即夹闭气管导管
- 断开患者与呼吸回路的连接

将盐水或水倒入呼吸道熄灭燃烧物

拔出气管导管

- 使用袋瓣面罩（bag valve mask，简易呼吸囊）进行纯氧面罩通气

尽快为患者重新气管插管

- 快速进展的气道水肿可能导致重新气管插管困难
  - 考虑使用气管导管换管器和更小型号的气管导管
- 如果无法重新气管插管，考虑进行环甲膜切开术或气管切开术

提供支持治疗和机械通气

- 必要时加用 PEEP，以维持氧合
- 考虑给予大剂量激素
  - 甲基泼尼松龙 0.1 ～ 1 g IV

立即请耳鼻喉科医师或胸外科医师会诊，以评估气道烧伤的程度

- 当患者稳定时，进行纤维支气管镜检查

保留所有可能有问题的设备，用于生物医学工程师检查

并发症

低氧血症 / 高碳酸血症
无法重新插管
永久性肺损伤
　　肺纤维化
　　限制性肺疾病
气管狭窄
气胸
肺炎
死亡

推荐阅读

1. APSF fire prevention algorithm. Anesthesia Patient Safety Foundation Newsletter, Winter 2012;26(3):43. <http://www.apsf.org/newsletters/pdf/winter_2012.pdf> [accessed 22.08.13].
2. American Society of Anesthesiologists Task Force on Operating Room Fires. Practice advisory for the prevention and management of operating room fires. Anesthesiology 2013;118:1-12.
3. Smith LP, Roy S. Operating room fires in otolaryngology: risk factors and prevention. Am J Otolaryngol 2011;32:109-14.
4. Lai HC, Juang SE, Liu TJ, Ho WM. Fires of endotracheal tubes of three different materials during carbon dioxide laser surgery. Acta Anaesthesiol Sin 2002;40:47-51.

26. 气道破裂

定义

气道破裂包括创伤性穿孔或气道任何部位的破裂。

原因

机械或热能破坏气道壁
　　颈部过伸，连同对于未被保护气管的直接打击
　　胸部或颈部的穿透伤
　　气管导管或气切导管的套囊对气管壁的磨损

气切导管的非正常路径置入（例如：经皮置入气切导管时）

典型情况

- 胸部损伤后
  - 在声门闭合的情况下发生钝性创伤
    - 通常表面没有外伤
  - 胸腔或颈部的穿透伤
- 使用视频辅助喉镜插管时
- 气道激光手术时
- 胸部手术期间或手术后
- 与双腔气管导管的使用相关
- 经鼻插管或器械操作
- 使用任何硬质器械进行插管
  - 使用硬支气管镜或软支气管镜时
  - 为激光手术而插入金属气管导管时
  - 硬质气管导管换管器（例如：bougie）
- 尝试喷射通气期间

预防

- 使用气道工具时，避免用力过大
- 使用视频辅助喉镜插管时，避免气管导管在口咽部进入盲腔
- 经鼻气管插管前预热鼻腔气管导管
  - 使用鼻喷雾剂收缩鼻黏膜
    - 1% 肾上腺素喷剂
    - 0.05% 羟甲唑啉喷剂
    - 4% 可卡因外用液
  - 置入气管导管前，使用润滑的鼻咽通气道扩张鼻腔
- 插管过程中，不要让管芯突出到气管导管尖端之外
- 避免气管导管套囊或双腔气管导管的支气管套囊过度充气
  - 不再需要肺隔离时，将双腔气管导管的支气管套囊放气

间断检查气管导管套囊的压力
　　特别是在使用 N_2O 的情况下
气道内镜检查、硬支气管镜检查和激光手术过程中维持患者的充分肌松
评估气道交换导管的置入深度，避免置入到隆嵴下方

表现

气道裂口或局部的气道破裂很容易被忽视，直到出现其他事件或晚期并发症（例如：支气管狭窄）才被发现。

鼻咽破裂
　　气管导管无法顺利通过鼻腔
　　通过直接喉镜在咽部看不到气管导管
　　鼻咽腔或气管导管内有血液或血性分泌物
　　盲插的经鼻气管导管无法通气
　　鼻咽部肿胀及可见的血肿

气管支气管树破裂
　　呼吸窘迫
　　　　呼吸困难
　　　　低氧血症
　　　　发绀
　　　　咯血
　　皮下气肿
　　纵隔气肿
　　气胸
　　CXR 可具有诊断性
　　　　喉或气管损伤常伴有可见的颈、纵隔气肿和皮下气肿，但不伴有气胸
　　　　支气管损伤与纵隔气肿、气胸有关，还可能与肋骨骨折有关
　　　　CXR 偶尔可见“落肺征”，横断的支气管使肺从纵隔掉落，

而不是像气胸那样朝向纵隔
经穿透伤口向胸部或颈部漏气
放置胸管后持续漏气提示支气管破裂或支气管胸膜瘘
插管后通气困难
高 PIP
呼吸音降低

类似事件

其他原因引起的气道阻塞
气胸（参见事件 35，气胸）
高 PIP（参见事件 7，高吸气峰压）
咯血（参见事件 34，大量咯血）
皮下气肿

处理

鼻咽破裂
在拔出经鼻气管导管前，通过直接喉镜或视频辅助喉镜经口插管
如果先拔出了经鼻气管导管，可能会发生严重的出血，导致插管困难或无法插管
请耳鼻喉科会诊
气管支气管树破裂
合并皮下气肿或纵隔气肿、气胸或其他严重腹部、颈部、胸部损伤的严重创伤病例的可疑气道破裂
确保充足的氧合与通气
如果出现严重的呼吸窘迫，首先处理气道，再评估破裂位置
使用直接喉镜或视频辅助喉镜进行气管插管
谨慎使用纯氧通气
评估 $ETCO_2$ 和双侧的胸腔扩张
如果怀疑困难气道（参见事件 3，困难气管插管）

准备清醒纤维支气管镜插管

准备紧急外科气道

即刻请外科会诊，进行环甲膜切开术或气管切开术

评估气道破裂的部位

对于所有严重胸部外伤的病例进行纤维支气管镜检查

需要一名有经验的支气管镜检查人员

如果可以，应在清醒局麻下进行

可以确认并诊断破裂的具体位置

可以吸除误吸物和分泌物

如果诊断气管破裂

如果可能，使气管导管前端超过破裂口

可能需要单肺通气，以维持氧合

考虑支气管封堵管或双腔气管导管

修复损伤

如果诊断支气管破裂

在纤维支气管镜引导下进行气管插管

将单腔气管导管插入未受累的支气管或经气管导管置入支气管封堵管

可能需要双腔气管导管

必要时对患者进行复苏

诊断并处理其他创伤（参见事件 14，创伤患者）

排除气胸（参见事件 35，气胸）

如果为支气管镜检查或手术，需要进行非紧急气管插管

按已预料困难插管处理（参见事件 3，困难气管插管）

可选择局麻下纤维支气管镜插管

使患者镇静

芬太尼 50 μg IV，必要时重复给药

咪达唑仑 0.5 mg IV，必要时重复给药

氯胺酮 10 ～ 20 mg IV，必要时重复

右美托咪定 0.1 ～ 0.7 μg/（kg · h）静脉输注

给予额外氧气，如有必要，手动柔和通气，避免高 PIP

需要手术修复还是保守治疗，取决于损伤的位置和程度

与耳鼻喉科和胸外科医师共同制订治疗计划

颈椎损伤患者，当拔出气管导管时，考虑进行纤维支气管镜检查以确认气管损伤

并发症

咽后脓肿

气道阻塞

低氧血症

纵隔炎

支气管破裂远端肺炎

气管或支气管狭窄

心脏停搏

推荐阅读

1. Minabres E, Burón J, Ballesteros MA, et al. Tracheal rupture after endotracheal intubation: a literature systematic review. Eur J Cardiothorac Surg 2009;35:1056-62.
2. Chow JL, Coady MA, Varner J, et al. Management of acute complete tracheal transection caused by nonpenetrating trauma: report of a case and review of the literature. J Cardiothorac Vasc Anesth 2004;18:475-8.
3. Mabry RL, Edens JW, Pearse L, Kelly JF, Harke H. Fatal airway injuries during Operation Enduring Freedom and Operation Iraqi Freedom. Prehosp Emerg Care 2010;14:272-7.
4. Cooper RM. Complications associated with the use of the GlideScope videolaryngoscope. Can J Anaesth 2007;54:54-7.
5. Fitzmaurice BG, Brodsky JB. Airway rupture from double-lumen tubes. J Cardiothorac Vasc Anesth 1999;13:322-9.

27. 前纵隔肿物

定义

前纵隔肿物是指位于心包前纵隔的良性或恶性肿瘤。

原因

胸腔内重要结构的受压
- 气管或支气管
- 心脏和大血管

典型情况

良性或恶性肿瘤
- 胸腺瘤
- 畸胎瘤
- 淋巴瘤
- 甲状腺肿瘤
- 囊性肿瘤
- 血管畸形

预防

仔细评估气道或血管受压的体征和症状
- 仰卧位的耐受性
- 评估改变患者体位时的症状表现（例如：右侧或左侧卧位）
- 进行胸部前后位（anteroposterior，AP）和侧位 CXR 和 CT 扫描，以评估肿物
- 直立位和仰卧位的流量-容积环用于评估成人气道动态压迫的价值尚有疑问

做好在麻醉诱导或气管插管期间出现气道无法通气或心脏停搏情况的准备
- 硬支气管镜备用
- 与外科医师沟通是否需要准备 CPB 或 ECMO

表现

心脏

胸痛或胸胀、咳嗽、晕厥和运动受限

肺

体位性或非体位性呼吸困难

声音嘶哑

吞咽困难

喘鸣

与恶性肿瘤相关的全身症状

上肢和面部 / 颈部肿胀（SVC 综合征）

通过 CXR 或 CT 发现的其他原因

术中表现

无法维持气道通畅

气管导管置入困难

气管导管无法通气

低氧血症

低血压

类似事件

支气管痉挛（参见事件 29，支气管痉挛）

会厌炎［参见事件 31，会厌炎（声门上炎）］

胸腔内气道阻塞

气管或支气管肿瘤

胸腔外气道阻塞

异物、急性腐败坏死性口底蜂窝织炎（又称 Ludwig 咽峡炎）、会厌炎、头 / 颈 / 颈动脉手术术后血肿

喘鸣（参见事件 36，术后喘鸣）

处理

需要胸外科或普通外科、放射科、肿瘤科、重症监护科和放射肿瘤科参与的多学科会诊。

一般原则

术前进行影像学检查

AP 和侧位 CXR

胸部 CT 扫描

TTE 评估心包积液和其他心脏、体循环或肺循环的血管受压

确保足够的输液通路

对于 SVC 综合征患者，要在下肢开放大口径静脉输液通路

考虑术前置入动脉导管

麻醉管理

局麻下可行活检、前纵隔镜或 CT 引导下活检

对于无症状的成年患者

静脉诱导并气管插管

这些患者的气道阻塞和心血管损害的风险是最小的

对于有症状的成年患者

诱导前由熟练的操作者进行硬支气管镜检查

考虑诱导前是否需要 CPB 或 ECMO

与心脏外科、心脏内科和 CPB 小组讨论方案

保留自主呼吸的七氟烷吸入诱导

给予短效肌松药前评估通气能力

使用小型号的气管导管进行气管插管

如果无法进行正压呼吸，唤醒患者并重新评估

如果气道阻塞发生

如果已插管，检查气管导管的位置

尝试硬支气管镜检查并通过支气管镜进行通气

准备好建立紧急 CPB 或 ECMO

如果循环衰竭发生

将患者变为侧卧位

如果改变体位无反应，立即进行胸骨切开术（以减轻肿物对大血管的压迫）

并发症

低氧血症
无法将气管导管置入气管
已经插管的患者无法通气
困难气管插管或硬支气管镜检查导致气道损伤
术后喘鸣
胸腔内负压过大导致肺水肿
心脏停搏

推荐阅读

1. Garey CL, Laituri CA, Valusek PA, St Peter SD, Snyder CL. Management of anterior mediastinal masses in children. Eur J Pediatr Surg 2011;21:310-21.
2. Slinger P, Karsli C. Management of the patient with a large anterior mediastinal mass: recurring myths. Curr Opin Anaesthesiol 2007;20:1-3.
3. Bechard P, Letourneau L, Lacasse Y, Cote D, Bussieres JS. Perioperative cardiorespiratory complications in adults with mediastinal mass: incidence and risk factors. Anesthesiology 2004;100:826-34, discussion 5A.
4. Hammer GB. Anaesthetic management for the child with a mediastinal mass. Paediatr Anaesth 2004;14:95-7.
5. Pompeo E, Tacconi F, Mineo TC. Awake video-assisted thoracoscopic biopsy in complex anterior mediastinal masses. Thorac Surg Clin 2010;20:225-33.

28. 胃内容物误吸

定义

胃内容物误吸是指胃内容物被吸进气管支气管树。

原因

对于不能保护自身气道的患者，胃内容物被动反流或主动呕吐

典型情况

“饱胃”或腹内压升高的患者

- 未禁食患者
- 伴有急性疼痛或使用阿片类药物的患者
- 肠梗阻
- 胃轻瘫（例如：糖尿病患者）
- 妊娠晚期
- 急性酒精中毒

胃内有大量气体的患者
- 长时间面罩或 SGA 正压通气
- 困难气管插管

胃食管连接部分功能不全的患者
- 食管裂孔疝
- 既往食管或胃手术史

肥胖
- 曾经或正在接受减肥手术的患者

喉反射或咳嗽功能受损的患者
- 意识不清
- 肌松残余的患者
- 喉或咽部的表面麻醉（例如：镇静下的上消化道操作）
- 慢性神经系统疾病（例如：多发性硬化症或卒中患者）
- 喉和喉周围的解剖异常

环状软骨加压无效的患者

近期在 ICU 或手术室拔管的患者

心脏停搏期间

预防

对于有胃内容物误吸风险的患者
- 尽量避免全身麻醉
- 尽可能推迟非急诊手术时间，等待胃排空，并等待促进胃排空和降低胃酸的药物起效
- 避免喉反射被抑制（例如：由于过度镇静或表面麻醉）

在全身麻醉诱导前即刻给予非颗粒抗酸药
柠檬酸钠 30 ml 口服
麻醉诱导前至少 30 min 给予 H_2 受体拮抗剂
法莫替丁 20 mg IV
雷尼替丁 50 mg IV
给予甲氧氯普胺 10 mg IV，以刺激胃排空
如果需要全身麻醉
在全身麻醉诱导前仔细评估患者的气道
在全身麻醉诱导前留置鼻胃管，以抽吸胃内容物
如果鼻胃管放置到位，可能会产生食管下括约肌功能不全
即使经鼻胃管抽吸后，仍可能存在胃内容物
由接受过训练且经验丰富的助手协助压迫环状软骨
压迫环状软骨直到气管导管位置被确认（参见事件 5，食管插管）
气管插管，套囊充气，以及确认位置
患者在手术结束时有误吸风险
拔管前先进行胃管抽吸
在保护性喉反射恢复后再拔管
考虑清醒插管
在确保气道安全前进行咽部表面麻醉，可能会使反流和呕吐发生时的保护性反射减弱
在患者坐位进行纤维支气管镜插管，以降低反流的可能性
如果是可预料困难气管插管且不能应用纤维支气管镜插管，考虑在局麻下进行气管切开术

表现

口咽部可见胃内容物
严重低氧血症
PIP 增加
支气管痉挛

大量气管分泌物

咳嗽、喉痉挛、啰音或胸壁凹陷

呼吸困难、呼吸暂停或呼吸过度

CXR 发现

　　15% ～ 20% 的误吸病例无明显改变

　　可能出现肺浸润和肺不张

类似事件

其他原因引起的低氧血症（参见事件 10，低氧血症）

气管导管阻塞

其他原因引起的支气管痉挛（参见事件 29，支气管痉挛）

其他原因引起的高 PIP（参见事件 7，高吸气峰压）

肺炎

肺水肿（参见事件 20，肺水肿）

ARDS

PE（参见事件 21，肺栓塞）

处理

如果在口咽或喉部可见胃内容物

　　用杨克氏吸引管（Yankauer suction tip）吸引口咽

　　气管插管

　　　　在正压通气前立即吸引气管

　　　　　　经气管导管置入吸引管

　　　　　　　　取得肺内吸入物样本，进行 pH 测定、革兰氏染色和培养

　　　　　　　　不要过度吸引气管，特别是当患者饱和度差时

确保充足的氧合与通气

　　纯氧正压通气

　　加入 PEEP 以维持氧合

如果误吸颗粒物

- 需要进行灌洗吸引或支气管镜检查，以吸出颗粒物并评估受累程度

取消择期手术，并在安全前提下最大程度限制急诊手术

提供支持治疗

- 液体管理，选择晶体液，而不是胶体液
- 给予 H_2 受体拮抗剂，以预防应激性溃疡
  - 法莫替丁 20 mg IV
  - 雷尼替丁 50 mg IV
- 进行间歇性肺灌洗（未受伤的肺纤毛会继续将颗粒物和水肿液清除至支气管）
  - 通常不建议通过气管导管进行大容量灌洗

考虑给予抗生素

- 根据肺误吸物的革兰氏染色结果选择抗生素
- 对于胃内容物细菌定植可能性高的患者（例如：使用 H_2 受体拮抗剂和质子泵抑制剂的患者和肠梗阻患者），应预防性应用抗生素

激素在急性低氧血症的治疗过程中没有显示出益处，而且还可能会影响远期的肺愈合过程

支气管扩张剂可以缓解肺损伤较少部位的大气道闭合

如果氧合无法维持，考虑 ECMO 支持

考虑肺移植

并发症

肺炎

ARDS

败血症

高 PIP 引起的气压伤

死亡

28

推荐阅读

1. Marik PE. Aspiration pneumonitis and aspiration pneumonia. NEJM 2001;344:655-71.
2. Raghavendran K, Nemzek J, Napolitano LN, Knight PR. Aspiration-induced lung injury. Crit Care Med 2011;39:1-9.
3. American Society of Anesthesiologists 2011 practice guidelines for preoperative fasting and the use of pharmacologic agents to reduce the risk of pulmonary aspiration: application to healthy patients undergoing elective procedures. An updated report by the American Society of Anesthesiologists Committee on Standards and Practice Parameters. Anesthesiology 2011;114:495-511.

29. 支气管痉挛

定义

支气管痉挛是指由于平滑肌收缩引起的中小气道的可逆性狭窄。

原因

哮喘
COPD 伴可逆的气道狭窄
气道刺激［例如：误吸、支气管炎、上呼吸道感染（upper respiratory infection，URI）］
药物副作用（例如：过敏反应或类过敏反应）

典型情况

已知有哮喘、COPD 或近期 URI 的患者
气道的机械刺激
  口咽通气道或 SGA 置入
  气管插管
  支气管插管
气道的化学刺激
  刺激性麻醉气体
  钠石灰粉尘

烟雾吸入
类癌综合征
已知可能会引起支气管痉挛的药物
β_2 受体拮抗药（拉贝洛尔、普萘洛尔）
抗胆碱酯酶药物
药物过敏（例如：抗生素、神经肌肉阻滞药、胶乳、腺苷、造影剂）
胃内容物误吸
PE（脂肪、血栓、羊水）

预防

对于处于支气管痉挛活动期的患者，取消择期手术。
当患者存在支气管痉挛风险时，避免麻醉和择期手术
急性 URI
近期有哮喘或 COPD 加重
有哮喘或 COPD 病史的患者，在麻醉前给予支气管扩张剂和（或）激素以优化治疗
在手术当日给予支气管扩张剂
诱导前吸入 β_2 受体激动药
沙丁胺醇 MDI，4 ～ 8 吸（90 μg/ 吸）
沙丁胺醇雾化剂溶液 2.5 mg/3 ml
如果已知有支气管痉挛风险的患者必须进行手术
区域麻醉可以消除气道刺激
考虑全麻下置入 SGA
考虑给予氯胺酮 1 ～ 2 mg/kg IV，进行麻醉诱导
考虑术中给予氯胺酮 0.25 mg/（kg · h）静脉输注，作为麻醉辅助药
插管前加深麻醉
丙泊酚 30 ～ 50 mg IV
给予利多卡因 1 ～ 1.5 mg/kg IV，插管前 1 ～ 3 min

29

插管前应用七氟烷进行通气
监测流量-容积环，以早期发现和治疗支气管痉挛

表现

PIP 增加
喘鸣音，通常在呼气时
如果支气管痉挛严重，可能没有喘鸣或气流
二氧化碳波形向上倾斜
$ETCO_2$ 可能消失或减少，取决于支气管痉挛的严重程度
PaO_2 和氧饱和度降低
潮气量降低，尤其在压控通气时
$PaCO_2$ 和 $ETCO_2$ 差值增加
$PaCO_2$ 增加
低血压

类似事件

胃内容物误吸（参见事件 28，胃内容物误吸）
气管导管扭结或阻塞（参见事件 7，高吸气峰压）
气胸（参见事件 35，气胸）
异物误吸（通常是单侧喘息，而不是弥漫性）
羊水栓塞（参见事件 81，羊水栓塞）
肺水肿（参见事件 20，肺水肿）
PE（参见事件 21，肺栓塞）
支气管插管（参见事件 30，支气管插管）
过敏反应和类过敏反应（参见事件 16，过敏反应和类过敏反应）
空气潴留

处理

确保充足的氧合与通气

将 FiO_2 增加至 100%
使用储气囊为患者进行短暂通气
评估肺顺应性
如果需要持续手控通气，寻求帮助
为患者进行机械通气
优化呼吸频率和吸呼比值（I∶E），以避免过度通气或自发性 PEEP

确认支气管痉挛的诊断

胸部听诊
检查气管导管位置
检查气管导管的通畅性
通过气管导管置入吸引管

对于轻度支气管痉挛

如果没有低血压，使用七氟烷加深麻醉
使用 MDI 给予 β_2 受体激动药；如果没有反应且没有心动过速，10 min 可重复一次。
任何通过气管导管给予的雾化药物，可能都需要比较大的剂量
沙丁胺醇：初始剂量，4 ～ 8 吸（90 μg/ 吸）
沙丁胺醇和异丙托溴铵联合治疗，初始剂量，8 吸

对于中重度支气管痉挛

初始治疗措施同轻度支气管痉挛
考虑胃内容物误吸的可能性
通过气管导管吸出误吸物，测定 pH 值

如果支气管痉挛不能缓解

告知外科医师

给予 β_2 受体激动药
沙丁胺醇 MDI，初始剂量为 4 ～ 8 吸（90 μg/ 吸），每 20 min 一次
沙丁胺醇雾化剂，2.5 mg/3 ml，每 20 min 一次
静脉给予支气管扩张剂

肾上腺素 0.1 μg/kg bolus IV；静脉输注，5 ～ 20 ng/（kg · min），滴定至脉搏、血压和支气管扩张有反应

硫酸镁 2 g IV

给予类固醇激素

甲泼尼龙 125 mg bolus IV

重新评估通气

避免高 PIP，以减少气压伤

改变潮气量和吸呼比，以维持氧合并尽可能减少气道压力，必要时允许高碳酸血症

检查有无空气潴留

考虑加大挥发性麻醉药量或给予肌松药，以改善人-机同步性

使用高性能的呼吸机（比如 ICU 的呼吸机）

肺顺应性 / 肺阻力可能超出麻醉机的性能范围

氦氧混合气可能改善重度支气管痉挛患者的气流

尽快停止手术

如果支气管痉挛未能完全缓解，将患者转入 ICU 进行术后治疗

如果患者未插管（例如：PACU 中的支气管痉挛）

考虑无创通气 CPAP 或 BiPAP

如前所述，进行支气管扩张剂治疗

评估呼吸做功、疲劳、精神状态改变、主观痛苦或高碳酸血症

如果治疗失败，进行气管插管

并发症

低氧血症

高碳酸血症

胸腔内压力升高引起的低血压

心律失常

气压伤

心脏停搏

推荐阅读

1. Fidkowski CW, Zheng H, Firth PG. The anesthetic considerations of tracheobronchial foreign bodies in children: a literature review of 12,979 cases. Anesth Analg 2010;111(4):1016-25.
2. Duggan M, Kavanagh BP. Perioperative modifications of respiratory function. Best Pract Res Clin Anaesthesiol 2010;24(2):145-55.
3. Woods BD, Sladen RN. Perioperative considerations for the patient with asthma and bronchospasm. Br J Anaesth 2009;103(Suppl. 1):i57-65.
4. Lazarus S. Emergency treatment of asthma. NEJM 2010;755-64.

30. 支气管插管

定义

支气管插管是指将气管导管意外插入到主支气管或肺段支气管中，从而导致一侧肺或肺段过度通气，而另一侧肺或其他肺段通气不足。

原因

气管导管最开始就放置过深
气管插管后移动头部或气管导管
头低脚高位时，纵隔向头端移位（机器人和盆腔的腹腔镜手术）
气管 / 支气管解剖异常

典型情况

在最开始进行气管插管时，对插入深度的评估不当
- 经验不足的麻醉专业人员
- 困难插管
- 通过气管切开处插管
- 患者体位改变后未检查气管导管位置（例如：头低脚高位）

某些类型的手术期间
- 神经外科手术
  - 头部位置经常改变，过伸或过曲位；屈曲可使气管导管前

进多达 3 cm

ENT 手术（例如：在喉切除术中，通过气切处拔管和再插管）

胸科手术

双腔气管导管置入过深

气管或支气管内的外科操作

儿科患者

喉与隆嵴之间的距离短

预防

使气管导管套囊的位置刚好过声带

插管后在牙齿或牙龈水平标记气管导管

将气管导管牢固地固定在患者身上

摆放患者体位时，保护好气管导管

在患者体位改变后，重新检查气管导管位置，并重新听诊双肺呼吸音

对于气管切开的患者，使气管导管套囊的位置刚好过气切口

考虑使用记号笔在造口处标记气管导管

表现

支气管插管最常见的情况是气管导管进入右主支气管。

PIP 增高

非通气侧呼吸音降低

胸廓的通气运动不对称

氧合改变

氧饱和度可能在插管后数分钟都保持或接近 100%，特别是进行预充氧和使用纯氧通气的患者

非通气侧肺不张会导致分流增加

由于分流增加，患者 A-a 梯度的增加，PaO_2 下降，饱和度降低

$ETCO_2$ 变化

根据通气侧肺通气 / 血流的比值，$ETCO_2$ 可能会上升、下降或

不变

如果使用压力控制通气，潮气量可能会减少

分流量的增加可能会延长挥发性麻醉药的血药浓度的变化时间

纤维支气管镜检查

在气管导管尖端不能看到隆嵴

肺段支气管之间的分隔可能类似于隆嵴

在 CXR 上可以看到气管导管尖端在隆嵴水平或以下

与通气侧肺相比，TTE 下非通气侧肺无胸膜滑动征

类似事件

气管导管扭结或阻塞（参见事件 7，高吸气峰压）

气胸（参见事件 35，气胸）

支气管痉挛（参见事件 29，支气管痉挛）

大叶性或节段性肺不张或塌陷

PE（参见事件 21，肺栓塞）

处理

确保充足的氧合与通气

如果患者氧饱和度低，将 FiO_2 增加到 100%

听诊两肺呼吸音的对称性

在包括腋窝在内的多个区域进行听诊

通常很难听到呼吸音，可能无法诊断支气管插管

手控通气可以评估顺应性，同时还可以听诊呼吸音

检查气管导管

检查气管导管的深度是否合适，并且在插管后没有发生改变

触摸口腔内的气管导管，检查气管导管是否扭结

如果手术区域能看到气管导管，让外科医师检查气管导管深度并检查是否扭结

确保气管导管通畅

通过气管导管置入吸引管，以排除阻塞

如果诊断为支气管插管

吸引口腔内的分泌物

套囊放气，并小心向外拔管

做好重新插管的准备

听诊双肺呼吸音是否对称

检查 PIP

重新固定气管导管

考虑喉镜（常规或视频）检查，以确定气管导管正确插入了气管

如果仍怀疑支气管插管，进行纤维支气管镜检查

如果患者插管困难

将纤维支气管镜穿过气管导管，放松套囊并小心退管，识别支气管和气管的解剖结构，同时寻找气管环

重新检查气管导管的位置，评估距隆嵴的距离

看见右上肺叶开口有助于鉴别隆嵴

CXR 检查

并发症

低氧血症

高碳酸血症

肺不张

肺不张肺或肺段的肺炎

过度通气肺的气压伤

纠正问题时发生意外拔管

推荐阅读

1. Blaivas M, Tsung JW. Point-of-care sonographic detection of left endobronchial main stem intubation and obstruction versus endotracheal intubation. J Ultrasound Med 2008;27:785-9.

31. 会厌炎（声门上炎）

定义

会厌炎（会厌上炎）是会厌和声门上结构（会厌、杓状软骨黏膜和杓状会厌襞）的感染。

原因

细菌感染
- 肺炎链球菌
- B 型流感嗜血杆菌
- A 型链球菌
- 葡萄球菌，包括耐甲氧西林的金黄色葡萄球菌

病毒感染
- 副流感病毒

免疫受损的宿主
- 假单胞菌、念珠菌

典型情况

未接种 B 型流感嗜血杆菌疫苗的 3 至 5 岁儿童
中年人
冬季发生率上升
病毒感染后继发细菌感染

预防

确保婴儿接种流感嗜血杆菌疫苗
在严重的气道受累之前，早期识别并控制感染

表现

记忆方法“4D”：吞咽困难（dysphagia）、发声困难（dysphonia）、呼吸困难（dyspnea）和流涎（drooling）

严重感染的突发症状
- 呼吸窘迫（呼吸困难）
- 中毒表现
- 心动过速、面部潮红和虚脱
- 高热
- 严重咽喉痛
- 吞咽困难
- 发声困难
- 喘鸣

流涎

外部触诊时喉部压痛

白细胞增多伴中性粒细胞增多

颈部侧位 X 线可能显示会厌水平“拇指征”（提示会厌炎）

典型的儿童体位：笔直坐立，身体前倾嗅花位

类似事件

术后喘鸣（参见事件 36，术后喘鸣）

咽后脓肿

下颌下脓肿（Ludwig 咽峡炎）

创伤性的术中吸引造成的悬雍垂水肿

椎前软组织感染

腮腺感染

血管性水肿（ACEI、C1 酯酶缺乏症）

扁桃体炎

喉气管炎
- 白喉

异物

处理

早期识别会厌炎患者至关重要。甚至在确诊之前，可能需要紧急气道控制（包括紧急气管切开术或环甲膜切开术）。多学科处置应包括耳鼻喉科医师、麻醉医师和传染病会诊医师。

吸氧

建立静脉通路

对于儿童，只有在不加重气道损害的情况下才可以进行

如果患者非紧急情况，先明确诊断

进行颈部正侧位的 X 线检查

患者应由具备气道处理能力的人员不间断地照看

对于成人，考虑由耳鼻喉科医师进行评估（比如通过鼻内镜或间接镜检查会厌）

如果患者需要紧急气道处理，或通过影像学 / 内镜确诊会厌炎后，必须在手术室内保证气道安全

会厌炎患者保证气道安全的方案

因为可能随时需要紧急建立外科气道，所以手术医师必须在手术室内

手术设备必须打开且随时可用

标记颈部解剖结构（环甲膜）

检查所有麻醉和手术设备是否到位并正常运行

喉镜

气管导管（包括比正常型号小很多的气管导管）

吸引设备

监护设备

硬支气管镜

气管切开套装

给予格隆溴铵静脉注射（根据年龄调整剂量）

患者于坐位，通过吸入七氟烷和纯氧，进行麻醉诱导

当患者失去意识时

维持自主通气

使用 CPAP（5 ～ 10 cmH_2O）

将患者从坐位改为仰卧位

建立静脉通路（如果还未建立）

确保可以耐受喉镜检查的足够的麻醉深度，可以通过以下方面进行判断

呼出的挥发性麻醉药浓度

血压和心率对于全身麻醉的反应

规律平静的腹式呼吸

考虑在喉镜检查前给予利多卡因 1 mg/kg IV

进行直接喉镜检查，以评估插管难度

建立合适的麻醉深度，以满足插管

通过直接喉镜经口或经鼻气管插管，使用比正常情况小一号到一号半的气管导管（内径 0.5 ~ 1 mm）

确保气道安全后，进行血培养并给予广谱抗生素

如果在吸入诱导或尝试气管插管时无法控制气道，应立即开始建立外科气道（环甲膜切开术或气管切开术）

患者可能需要在 ICU 中保留气管导管 24 ~ 48 h，尽管有证据表明，两剂抗生素治疗加上短时间（如 6 h）的有创气道支持可能就是有效的。

并发症

全身感染合并有机体造成的会厌炎

相邻部位的继发性感染（包括肺、纵隔、脑膜和椎旁）

感染部位脓肿或囊肿

低氧血症

高碳酸血症

负压性肺水肿

拔管后喘鸣

推荐阅读

1. Shah RK, Stocks C. Epiglottitis in the United States: national trends, variances, prognosis, and management. Laryngoscope 2010;120:1256-62.
2. Isakson M, Hugosson S. Acute epiglottitis: epidemiology and *Streptococcus pneumoniae* serotype distribution in adults. J Laryngol Otol 2011;125:390-3.

32. 高碳酸血症

定义

高碳酸血症是指血液或呼气末气体中 CO_2 水平的异常升高。

原因

CO_2 产生增多或清除减少
外源性 CO_2（注入气体）
CO_2 吸收剂耗尽
代谢性碱中毒的代偿机制

典型情况

CO_2 产生增加
- 寒战
- 发热、败血症
- MH
- 抗精神病药恶性综合征
- 甲状腺毒症
- 含高糖的肠外营养

CO_2 清除减少
- 由药物或疾病引起的中枢神经系统抑制
- 气道阻塞
- 气管导管、呼吸回路或呼吸机的机械故障
- 神经肌肉疾病或肌松药的残余效应
- 疼痛导致的潮气量减少
- 呼吸肌疲劳
- 呼吸力学改变
- 黏液水肿性昏迷
- 肺栓塞

ARDS、COPD
低 CO 状态
心脏停搏
气腹（腹腔镜和机器人手术）
CO_2 吸收剂耗尽

预防

在机械通气时，呼吸机设置恰当
潮气量 6 ～ 8 ml/kg
呼吸频率（成人）8 ～ 14 次 / 分
避免使用过量或多种呼吸抑制药物
在呼吸机和二氧化碳监护仪上设置通气不足的警报
监测吸气和呼气时的 $ETCO_2$ 水平
预期需要通过增加呼吸频率来促进腹腔镜手术和机器人手术中的 CO_2 清除
仔细监测椎管内使用阿片类药物的患者

表现

$ETCO_2$ 增加
高碳酸血症的临床征象（可能被全麻掩盖）
交感神经系统刺激
高血压
心动过速
PVCs
自主通气患者呼吸急促
半瘫痪患者试图过度通气
外周血管扩张
由于 $PaCO_2$ 升高的麻醉作用而引起的苏醒延迟

类似事件

睡眠期间动脉 $PaCO_2$ 生理性增加至 45 ～ 47 mmHg

CO_2 波形假象

处理

如果患者自主通气，在麻醉期间可能会出现短暂和轻度的高碳酸血症（$PaCO_2$ 45 ～ 50 mmHg）

确保充足氧合

如果氧饱和度低或降低，增加 FiO_2

确保充足通气

如果患者是自主通气

确保呼吸道通畅，必要时机械通气辅助

降低麻醉深度

如果需要，考虑使用拮抗药（例如：纳洛酮、氟马西尼）

如果高碳酸血症或低氧血症不能缓解，进行气管插管并开始机械通气

如果患者是机械通气

增加分钟通气量

检查呼吸机故障或麻醉呼吸回路大量漏气（参见事件 71，呼吸机故障；事件 69，麻醉呼吸回路大量漏气）

尝试使用备用设备（自动充气式气囊等）通气，同时应用 CO_2 监测系统

检查吸入 CO_2 水平；吸入 CO_2 高于 1 ～ 2 mmHg 提示存在 CO_2 重吸入，原因为

CO_2 吸收罐中的 CO_2 吸收剂耗尽

更换 CO_2 吸收剂

增加新鲜气体流量，将呼吸回路转换为半开放系统

呼吸回路中的呼吸阀功能不全（参见事件 61，回路中的阀门卡在开放位置）

外源性 CO_2 的使用

进行血气检查，以确认高碳酸血症

寻找 CO_2 产生增多的原因

脓毒血症

发热

MH（CO_2 产生将急剧增加）

对于术后早期的高碳酸血症

维持控制通气直至恢复持续且充分的自主通气

如果仍有气管导管，不要拔除

必要时进行辅助通气

如果气管导管已拔除

使用袋瓣面罩辅助通气

保持呼吸道通畅

考虑 CPAP 或 BiPAP

必要时重新插管

使用神经刺激器以确保神经肌肉阻滞完全恢复（参见事件 56，术后呼吸衰竭）

检查患者能够抬头超过 5 s

如果神经肌肉阻滞逆转不完全

追加新斯的明，最大剂量为 70 μg/kg

维持机械通气，直到确定神经肌肉阻滞完全恢复

拮抗有呼吸抑制作用的药物

纳洛酮 IV，以 40 μg 递增剂量，以拮抗阿片类药物作用

氟马西尼 IV，以 0.1 mg 递增剂量，以拮抗苯二氮䓬类药物作用

检查注射器或安瓿（参见事件 63，给药错误）

并发症

高血压和心动过速

肺动脉高压、右心衰竭

低氧血症
心律失常
心脏停搏

推荐阅读

1. Kavanagh BP, Laffey JG. Hypercapnia: permissive and therapeutic. Minerva Anesthesiol 2006;72:567-76.
2. Hanson CW, Barshall BE, Frasch HF, Marchall C. Causes of hypercarbia with oxygen therapy in patients with chronic obstructive pulmonary disease. Crit Care Med 1996;24:23-8.
3. Brockwell RC, Andrews JJ. Complications of inhaled anesthesia delivery systems. Anesthesiol Clin North America 2002;20:539-54.

33. 单肺通气时的低氧血症

定义

单肺通气时的低氧血症是指氧饱和度降低超过 5%，氧饱和度绝对值低于 90% 或 PaO_2 低于 60 mmHg。

原因

肺隔离技术失败
肺不张
分泌物或血液阻塞支气管
内源性肺疾病
肺内分流
由血管扩张药或挥发性麻醉药引起的缺氧性肺血管收缩（hypoxic pulmonary vasoconstriction，HPV）损伤

典型情况

开胸肺或心脏手术
胸腔镜手术

食管切除术
前路胸椎手术

预防

识别术中低氧血症风险增加的患者
　　在麻醉前和麻醉期间优化呼吸功能
避免或尽量减少血管扩张药的应用
　　避免挥发性麻醉药浓度＞ 1 MAC
维持足够的肌肉松弛
调节 FiO_2 以维持氧合
在通气侧肺使用 PEEP（5 ～ 7 cmH_2O）

表现

氧饱和度降低
PaO_2 降低至 100 mmHg 以下

类似事件

黏液栓
肺不张
支气管插管（参见事件 30，支气管插管）
气胸（参见事件 35，气胸）
肺水肿 /ARDS（参见事件 20，肺水肿）
脉搏血氧仪假象

处理

将 FiO_2 增加到 100%，并告知外科医师
评估肺隔离
　　确保支气管和气管的套囊已充气

进行支气管镜检查以确定双腔气管导管的位置

通过气管腔可看到左双腔管的支气管套囊刚好位于左主支气管内（右双腔管的支气管套囊位置需根据情况调整，以保证右上肺叶支气管通气）

必要时调整气管导管位置

吸引气道分泌物或血液

排除双腔管任何部位的扭结

优化通气侧肺的通气

使用大潮气量及吸气末屏气的手法进行肺复张

可能会引起低血压

给予 PEEP 或增加 PEEP 达 10 cmH_2O

检查 $ETCO_2$ 波形在呼气阶段倾斜向上

必要时调整通气速率和（或）I：E

考虑吸入支气管扩张剂治疗（参见事件 29，支气管痉挛）

对非通气侧肺吹入氧气，并重新评估氧合

对非通气侧肺应用 CPAP（2 ～ 5 cmH_2O）

如果低氧血症严重，则进行纯氧双肺通气

与外科医师沟通是否夹闭肺动脉以减少分流

保持 HPV

停止静脉注射血管扩张药

维持挥发性麻醉药＜ 1 MAC

评估低 CO 状态

进行 TEE 检查

检查动脉波形的脉压变异度

按照以上指标给予液体、血管收缩药、正性肌力药及血液

如果患者仍然不稳定，考虑暂停手术

可考虑吸入一氧化氮或依前列醇，但未广泛使用

并发症

低氧血症

通气不足（肺不张、高碳酸血症）
气压伤
低血压
肺动脉高压和右心衰竭
心脏停搏

推荐阅读

1. Karzai W, Schwarzkopf K. Hypoxemia during one-lung ventilation: prediction, prevention, and treatment. Anesthesiology 2009;110:1402-11.
2. Lohser J. Evidence-based management of one-lung ventilation. Anesthesiol Clin 2008;26:241-72.

34. 大量咯血

定义

大量咯血是指咯血量在 24 小时内 > 600 ml。

原因

肺部感染
肺部肿瘤
气道手术或组织活检
血管畸形
气管切开导管腐蚀血管系统
心血管疾病引起的肺静脉充血
PE 引起的组织坏死
慢性肺部疾病（例如：支气管扩张、囊性纤维化）
凝血功能障碍

典型情况

胸部创伤或手术
超声引导下支气管内活检
肺部感染
　　结核菌
　　曲霉菌
　　肺脓肿
肺肿瘤
　　支气管源性或转移肿瘤
　　支气管内息肉
凝血功能障碍
肺梗死
二尖瓣狭窄和（或）肺动脉高压
骨髓移植后弥漫性肺泡出血
气管切开患者发生气管无名动脉瘘
PA 导管的套囊导致 PA 破裂
胸主动脉的动脉瘤或真菌性动脉瘤，或修复过的胸主动脉瘤

预防

为胸腔或支气管内操作期间出现大咯血做好准备
避免 PA 导管过度充气和持续楔入

表现

咯血或呕血
麻醉状态下的患者气管导管中的血液不能通过吸引而清除
低氧血症
高碳酸血症
低血压
支气管痉挛

类似事件

口腔或鼻咽腔出血
呕血
暴发性肺水肿（参见事件 20，肺水肿）

处理

咯血和呕血很难区分。

通过无重复吸入面罩给予纯氧，同时应用麻醉回路、自动充气式气囊或无重复吸入回路

寻求帮助［例如：麻醉科、胸外科、呼吸内科和介入放射科（interventional radiology，IR）］

建立大口径静脉通路

抽取血液样本进行血型检查以及交叉配血、CBC 和 PT/aPTT

静脉输液，必要时给予血管收缩药（参见事件 9，低血压）

当监护设备准备好后，考虑置入有创监测（例如：动脉导管和 CVP 导管）

寻求困难气道急救车和硬支气管镜

如果已知哪侧肺出血，将患者侧卧，使“出血侧”在下面，以防止血液误吸入“健侧”肺

如果发生呼吸窘迫，给患者进行气管插管

- 插管会有困难，应该由最有经验的专业人员进行操作；如果情况允许，等待帮助和相关支持设备
- 穿戴个人防护装备（防护罩衣、手套、面罩、防护眼镜）
- 确保吸引器可用并打开
- 如果 RSI 和插管存在失败风险，尝试通过普通或视频辅助喉镜清醒插管（气道中的血液可能会造成困难）
  - 表面麻醉可能效果不显著
- 进行 RSI 和经口气管插管
  - 依托咪酯 0.2 ～ 0.3 mg/kg IV，或氯胺酮 0.5 ～ 2.0 mg/kg IV

琥珀胆碱 1.5 ～ 2 mg/kg IV
大号单腔气管导管与双腔气管导管比较
单腔气管导管可能更容易放置，并可以通过气管导管使用可弯曲支气管镜，吸引及放置支气管封堵管
双腔气管导管可以更好、更早地隔离肺并保护健侧肺免受污染，但比单腔气管导管更难放置
如果插管失败，则使用硬支气管镜建立气道
一旦插管成功
吸引气管导管
如果没有低血压，小心对患者进行镇静，以尽可能地减少呛咳并降低出血风险
芬太尼每 3 min 25 ～ 50 μg IV
咪达唑仑每 5 min 0.5 ～ 1 mg IV
使用单腔气管导管时
如果气管导管中充满血液且无法通气
尽可能将单腔气管导管在气管中推向远端，特意造成支气管插管
可以在插管过程中转动患者的头部（右耳至右肩），气管导管可能会进入左主支气管，或者将气管导管向左侧旋转 90 度，并将其插入直到感觉到阻力
如果插入了右主支气管，则可能会阻塞右肺上叶支气管开口
如果气管导管置入出血侧
通过 Bodai 连接器在气管导管内放入 Fogarty 导管，以封堵支气管，然后将气管导管退至气管
如果失败，尝试将气管导管重新置入不出血的支气管中
如果气管导管置入非出血侧
从气管导管吸除残余的血液
如果将单腔气管导管换为双腔气管导管
严重咯血时，换管可能会很困难，并且有完全失去气道控制的风险
给予肌松药
确保放置一个足够长的气道交换导管

拔出单腔气管导管，再重新插入双腔气管导管

在此过程中使用直接喉镜会有助于双腔气管导管通过喉部

通过引导管进行双腔气管导管盲插可能会有困难

纯氧通气

通过脉搏血氧仪和反复测 ABGs 监测氧合

如果可能的话，避免高气道压，以避免空气栓塞

必要时做好大量输血的准备（参见事件 1，急性出血）

请胸外科、呼吸内科和介入放射科医师会诊

支气管镜检查可能是早期诊断最合适、最方便的

CXR 可以识别可能的出血部位

高分辨率 CT 扫描是定位出血，确定病因，并指导治疗的最有效方法

如果出血不是特别严重，可进行动脉造影或支气管造影

控制出血

纠正凝血功能障碍

介入放射科医师可能能够栓塞支气管、肺和（或）肋间动脉

介入性肺部操作包括

支气管内灌注促凝剂

激光光凝

局部血管收缩药物和冰盐水滴注

用 Fogarty 球囊导管或 Arndt 支气管封堵器阻塞出血的支气管

急诊开胸术

应用于可以发现出血部位且仍有大量咯血的肺功能可代偿的患者

并发症

吸入性肺炎

低氧血症

机械通气引起的体循环空气栓塞

肺不张
低血压
带管时间延长
心脏停搏

推荐阅读

1. Maguire MF, Berry CB, Gellett L, Berrisford RG. Catastrophic haemoptysis during rigid bronchoscopy: a discussion of treatment options to salvage patients during catastrophic haemoptysis at rigid bronchoscopy. Interact Cardiovasc Thorac Surg 2004;3:222-5.
2. Ong TH, Eng P. Massive hemoptysis requiring intensive care. Intensive Care Med 2003;29:317-20.
3. Garwood S, Strange C, Sahn S. Massive hemoptysis. In: Parrillo JP, Dellinger RP, editors. Critical care medicine. Philadelphia: Mosby; 2008. p. 929-48.

35. 气胸

定义

气胸是指胸膜腔中存在气体。

原因

大气与胸膜腔相通
肺泡破裂、肺大疱或支气管破裂进入胸膜腔

典型情况

CVP 导管置入后
　　锁骨下或颈内静脉入路
区域神经阻滞
　　肋间或椎旁阻滞
　　锁骨上或锁骨下臂丛阻滞
　　星状神经节阻滞
胸膜腔附近的手术或操作

经皮，经肺或经支气管的针刺肺活检
胸腔穿刺术
肾切除术、脾切除术、食管手术或腹腔镜手术
支气管镜、纵隔镜或食管镜检查
经皮肝穿刺活检和其他介入治疗
伴或不伴肺大疱的患者发生自发性气胸
高 PIP 通气引起的气压伤
潮气量过大
呼吸回路的呼气阻塞
双腔气管导管的支气管套囊或肿瘤堵塞气管或支气管导致的球阀效应
肺实质疾病
胸部创伤
胸腔穿透伤
爆炸伤
肋骨骨折（例如：创伤，包括 CPR）
不一定是急性创伤
胸腔引流管吸引不充分患者的转运

预防

确认患者气胸的风险
如果有明显的气胸风险，避免使用 N_2O
在胸膜腔或其附近的手术和操作过程中提高警惕性
小心放置 CVP 导管
放置 CVP 导管时应使用超声引导
如果可能的话，尽量在患者接受足够的液体复苏后放置 CVP 导管
对呼吸功能差或需要保持直立位的患者，选择股静脉放置 CVP 导管
在全身麻醉之前或机械通气时，应避免选择锁骨下入路

如已选择锁骨下入路，则考虑在手术前检查 CXR 以排除气胸

如果空气缓慢积聚，早期 CXR 可能不会显示气胸

使用双腔气管导管时要谨慎

不要将支气管套囊过度充气

患者体位改变后，通过听诊和纤维支气管镜确定双腔气管导管位置

表现

在全麻期间，气胸很难诊断，因为体征和症状变化不明显。

清醒患者

咳嗽、呼吸急促和呼吸困难

低氧血症、发绀

心动过速

胸痛

麻醉状态患者

低氧血症

高碳酸血症

高 PIP，肺顺应性降低

呼吸机报警提示低分钟通气量和低潮气量，以及高 PIP

低血压、心动过速

听诊呼吸音不对称，患侧胸壁叩诊鼓音

TTE 检查

比 CXR 更为准确和敏感，但更容易发现临床上没有意义的气胸

比较两侧肺时，气胸侧的表现

缺乏胸膜滑动征和彗星尾征

口咽、面部或颈部的皮下气肿

气管偏离中线

颈部静脉可能出现扩张

腹部手术时可见一侧膈膨出

特征性的 CXR 检查结果

- 肺纹理消失
- 可见部分塌陷肺的边缘
- 纵隔向气胸的对侧偏离
- 仰卧位时，CXR 不能显示出典型的单侧透明肺
    - 纵隔周围气体或深沟征可能是气胸的唯一征象

类似事件

气管导管阻塞（参见事件 7，高吸气峰压）

支气管插管（参见事件 30，支气管插管）

支气管痉挛（参见事件 29，支气管痉挛）

胃内容物的误吸（参见事件 28，胃内容物的误吸）

呼气阀或压力安全阀卡在关闭位置（参见事件 59，回路中的呼气阀卡在关闭位置；事件 70，压力安全阀故障）

肺水肿（参见事件 20，肺水肿）

肺创伤引起的空气栓塞（参见事件 24，静脉气体栓塞）

自发性 PEEP

处理

将 FiO_2 增加到 100%

- **关闭 N_2O（如果正在使用）**

确认气胸的诊断

- 听诊胸部
- 如果可能，叩诊胸部
- 观察并感觉气管偏离中线
- 如果时间允许，进行 CXR 检查
- 进行 TTE 检查［可能需要时间去获取设备和（或）专业技能］
- 排除支气管插管、气管导管阻塞和麻醉机阀门故障

外科和麻醉团队之间的沟通对于早期诊断和治疗至关重要

评估血压和心率

如果发生无其他可能原因的严重低血压，则按可能为张力性气胸来治疗（可能挽救生命）

- 循环支持
  - 给予静脉输液推注
  - 给予血管收缩药或正性肌力药（参见事件 9，低血压）
    - 如果张力性气胸造成静脉回流减少，则药物和静脉输液可能会延迟起作用
  - 减少或停止吸入麻醉药
- 将大口径静脉导管插入呼吸音低或叩诊鼓音的一侧胸腔（针刺胸腔造口术）
  - 紧贴肋骨朝向头侧插入，以避开神经血管束
  - 在第 2 肋间锁骨中线或第 4 肋间腋中线插入
  - 如果张力性气胸缓解，可以听到“嘶嘶”声
  - 导管置入后血流动力学可能会得到改善
    - 用小口径静脉导管排气是诊断性的，但无法完全缓解张力性气胸
  - 在针刺胸腔造口术后，放置胸管或 Heimlich 阀，无论是否为正压
- 考虑双侧气胸的可能性

如果在放置胸管后发现支气管胸膜瘘（漏气）

- 增加进入麻醉回路的新鲜气体流量
- 增加分钟通气量以维持正常二氧化碳分压
- 考虑使用双腔气管导管或支气管封堵管以保证健侧肺通气
- 如果有，考虑使用高频喷射通气

并发症

低氧血症

低血压

心律失常

静脉或动脉气体栓塞
心脏停搏（PEA 或心搏停止）

推荐阅读

1. Ueda K, Ahmed W, Ross AF. Intraoperative pneumothorax identified with transthoracic ultrasound. Anesthesiology 2011;115:653-5.
2. Jalli R, Sefidbakht S, Jafari SH. Value of ultrasound in diagnosis of pneumothorax: a prospective study. Emerg Radiol 2013;20:131-4.
3. On-line video describing method of evaluating for pneumothorax by trans thoracic ultrasound, <http://www.sonosite.com/education/learning-center/58/1425> [accessed 22.08.13].

36. 术后喘鸣

定义

术后喘鸣是指由气道阻塞引起的刺耳、高调的吸气声。

原因

喉痉挛（持续的声带闭合）
喉水肿
单侧或双侧声带麻痹
肿块阻塞或压迫气道

典型情况

喉痉挛
- 麻醉苏醒期拔管后
- 喉及喉附近的分泌物（例如：血液）
- 近期 URI
- 甲状旁腺切除后低钙血症（手术后 24 ～ 48 h）

喉水肿
- 喉部手术或器械操作

大量液体复苏

体位（例如：俯卧位手术、长时间的头低脚高位，特别是腹腔镜 / 机器人手术）

继发于颈部手术（例如：前路颈椎或颈动脉手术）后的淋巴管阻塞引起的血肿或肿胀

第二产程延长，产妇出现先兆子痫或子痫，喉水肿会很严重

声带麻痹

颈部或胸部手术后喉返神经损伤

肌松残留

病变累及喉返神经（例如：转移性支气管癌）

上呼吸道有肿物、分泌物、血液或液体

近期 URI

气道手术后（例如：上消化道内镜检查或扁桃体切除术）

仪器引起的创伤（例如：鼻胃管、TEE 探头、长时间的喉镜检查）

大量吸烟者的分泌物

既往存在气道病变

遗留的外科填塞物

声带息肉或喉肿瘤

预防

给予预防性类固醇类激素，以在创伤或器械操作后，或气道手术前减少气道水肿

如果术后出现严重面部水肿，考虑延迟拔管；变为直立位直至水肿消退

确保神经肌肉阻滞被完全逆转

在拔管前后，仔细从上气道吸引分泌物

在气道手术前考虑使用预防性止涎药（格隆溴铵 0.2 ～ 0.4 mg IV）

手术结束时清除所有气道异物

在患者清醒或麻醉深度足够消除气道反射时，进行拔管

拔管后必须保持呼吸道通畅

表现

有噪音的、高音调的吸气声
吸气量减少
吸气时胸部或颈部凹陷并使用辅助呼吸肌
用力呼吸或试图咳出分泌物导致的烦躁不安和呼吸困难加重
低氧血症和发绀
$ETCO_2$ 和 $PaCO_2$ 增加

类似事件

其他原因引起的气道阻塞
支气管痉挛（参见事件 29，支气管痉挛）
会厌炎［参见事件 31，会厌炎（声门上炎）］
前纵隔肿物（参见事件 27，前纵隔肿物）
胸腔内气道阻塞
焦虑反应

处理

给予纯氧

吸引口咽，以清除分泌物

CPAP 辅助通气

- 使用麻醉呼吸回路或无重复吸入（Mapleson）回路
- 给予小剂量琥珀胆碱 0.3 mg/kg IV 或 0.6 mg/kg 肌内注射，并继续使用 CPAP 进行面罩通气

安排呼吸治疗，以协助处理

- 安装无创呼吸支持（例如：BiPAP、CPAP）
- 考虑消旋肾上腺素雾化，1 mg（1 ml）至 5 ml 盐水，每 30 min 重复一次

监测心动过速和高血压

如果可以提供，使用氦氧混合气（氦浓度 50% ～ 70%）

考虑右美托咪定 0.2 ～ 0.5 μg/（kg · h）静脉输注，以抗焦虑

如果意识水平低下，提供气道支持

托下颌

口咽或鼻咽通气道

检查神经肌肉阻滞恢复程度，必要时给予抗胆碱酯酶药物（参见事件 56，术后呼吸衰竭）

如果意识淡漠，考虑拮抗阿片类药物和苯二氮䓬类药物（参见事件 56，术后呼吸衰竭）

如果喘鸣不能解决，呼吸窘迫持续，或低氧血症进展

寻求帮助

准备紧急重新气管插管

准备开放外科气道（例如：环甲膜切开术）

特殊潜在情况的处置

颈部手术后

立即联系外科医师

去除伤口上的所有敷料

如果发现血肿，则切开伤口的缝线

后续需要对伤口进行手术探查以止血并重新缝合

如果患者的气道情况没有立即得到改善，应重新气管插管

因为气道水肿，插管可能会有困难

按困难气管插管做好准备（参见事件 3，困难气管插管）

如果患者情况稳定，在手术室进行插管

选择比手术中所使用的型号更小的气管导管

气道手术后

立即联系外科医师

给予类固醇类激素

地塞米松 8 ～ 20 mg IV

考虑消旋肾上腺素雾化，1 mg（1 ml）至 5 ml 盐水中，每 30 min 重复一次

监测心动过速和高血压

考虑呼吸道中遗留有纱布、咽喉填塞物或其他异物的可能性

准备进行气道直接检查和（或）重新插管

并发症

低氧血症

无法重新插管

困难插管引起的气道创伤

胃内容物的误吸

胸腔内负压过大导致肺水肿

为减轻颈部压力而打开手术伤口所造成的伤口污染

心脏停搏

推荐阅读

1. Bharti N. Dexmedetomidine for the treatment of severe postoperative functional stridor. Anaesth Intensive Care 2012;40:354-5.

37. 非计划拔管

定义

非计划拔管是指任何非计划的气管导管（或其他 SGA 装置）从气道移位或移出。

原因

呼吸回路、气管导管或 SGA 被机械牵拉

气道装置固定不好

型号不合适（例如：大体格成年人应用经鼻预塑形气管导管）

患者自行拔管

典型情况

当患者的位置发生变化时

　　手术台相对于麻醉机移动（例如：将手术台旋转 180 度）

　　将患者从一张床 / 手术台移动到另一张床 / 手术台上

　　摆手术体位（例如：截石位、俯卧位）

手术过程中调整头和颈部的位置

当调整麻醉机呼吸回路螺纹管或手术铺单时

在手术结束时撕下粘贴的手术铺单时

当试图重新定位气管导管时

放置或拔出鼻胃管或 TEE 探头时

在手术中重新放置荧光镜时

预防

插管后固定好气管导管

　　用安息香溶液涂抹皮肤并使其干燥

　　将气管导管牢固地固定在皮肤上

　　在牙龈或牙齿水平标记气管导管

　　避免将气管导管固定在手术台或其他设备上

　　拉长螺纹管或移动手术台，以尽可能减少拉动呼吸回路

　　在俯卧位之前使用格隆溴铵 0.2 mg IV，以防止口水使胶带松动

　　对于有胡须的患者，需要特殊处理

当患者改变体位时，将气管导管固定好或将气管导管与呼吸回路断开

摆放患者体位后，检查气管导管

移动完患者后，重新连接气管导管并打开呼吸机

使用型号合适的经鼻预塑形气管导管

进行纤维支气管镜或直接喉镜等操作过程中，将气管导管固定好

如果患者处于侧卧或俯卧位，而又需要重新插管，准备好将患者摆放为仰卧位

避免在气管导管或固定气管导管的胶布上铺盖手术铺单

表现

麻醉呼吸回路大量漏气

　　因为是不完全脱管，漏气可能会很缓慢

　　呼吸机风箱塌陷或储气囊不动

　　可能闻到挥发性麻醉药的气味

　　可能听到漏气的声音

　　可能听到低气道压、通气量不足或呼吸暂停的报警

　　气管导管套囊可能需要大量充气才能不漏气

PIP 降低或没有

通过呼吸量测定法测量的呼出气体流量减少或没有

$ETCO_2$ 降低或没有

喉镜检查时，可看到气管导管位于气管外

可能出现胃胀

低通气的晚期征象

　　低氧血症

　　高碳酸血症

类似事件

气管导管套囊破裂

麻醉呼吸回路或麻醉机连接断开或发生其他大量漏气（参见事件69，麻醉呼吸回路大量漏气）

管道供氧损失（参见事件 68，管道氧气损耗）

呼吸机故障（参见事件 71，呼吸机故障）

处理

明确诊断

　　确定是否征象是由非计划拔管、呼吸管路断开或其他问题引起的

　　　　检查呼吸回路是否断开，如果存在，重新连接

　　切换至手动通气

感觉肺和麻醉呼吸回路的顺应性

检查 $ETCO_2$ 和氧合

如果床头要转动 90° ～ 180°，寻求帮助，可能需要两个人来完成

触按气管导管的注气囊以确保套囊充气

向套囊注入更多气体，然后手动通气重新评估

补偿麻醉呼吸回路中的任何漏气

给予纯氧并增加新鲜气体流量

告知外科医师

如有必要，清理气道入口

如果气道在手术区域或附近，暂停手术并用无菌纱布覆盖伤口

使用直接或视频辅助喉镜检查，以确定气管导管的位置

重新定位或更换气管导管

考虑使用气管交换导管或纤维支气管镜重新定位气管导管

通过气管导管置入探条，如果尖端在喉部，导管将不能进入气管

如果气管导管重新定位或重新插管难以完成

如果氧饱和度低于 95%，则吸纯氧面罩通气

如果面罩通气困难或无法立即重新插管，则放置 SGA

如果需要插管，考虑通过 SGA 插管或使用插管型 LMA

如果氧饱和度改善，尝试重新插管并制订应急计划

视频辅助喉镜检查、直接喉镜检查、纤维支气管镜检查、外科气道

如果无法维持氧合，尽快进行环甲膜切开术（参见事件 3，困难气管插管）

如果患者处于俯卧位或侧卧位

寻求帮助

将转运车推入房间以便于患者重新摆放体位

如果患者的氧饱和度低于 95% 或没有 $ETCO_2$ 波形

立即将患者摆放为仰卧位，进行面罩通气和重新插管

如果患者的氧饱和度大于 95% 并且有 $ETCO_2$ 波形

继续以小潮气量和低气道压力手动通气

考虑使用纤维支气管镜检查，以确诊并重新定位气管导管

- 如果上述操作失败，将患者摆放为仰卧位，以进行面罩通气和重新插管

如果患者在开始麻醉时发生插管困难

- 寻求帮助
- 将患者摆放为仰卧位
- 纯氧面罩通气
- 准备困难插管所需的设备（参见事件 3，困难气管插管）
  - 应急计划包括 SGA、视频辅助喉镜、直接喉镜、纤维支气管镜、外科气道

考虑终止手术并唤醒患者

并发症

胃内容物的误吸

反复器械操作导致的气道创伤

食管插管

手术伤口污染

重新摆体位时，监护线或监护仪传感器断开或意外掉落

低氧血症

心脏停搏

第8章
代谢性事件

GREGORY H. BOTZ
杨雪梅　张朔　译　张鸿飞　校

38. 艾迪生病危象（急性肾上腺功能不全）

定义

艾迪生病危象或急性肾上腺功能不全，是肾上腺皮质激素相对或绝对缺乏，导致血流动力学不稳定或其他危害。

原因

原发性肾上腺功能不全（艾迪生病）
继发性肾上腺功能不全（垂体疾病）
激素合成障碍
　　依托咪酯抑制肾上腺皮质激素合成（危重症患者应谨慎使用）

典型情况

患有原发性或继发性肾上腺功能不全的患者
突然停止使用类固醇治疗
近期有类固醇治疗史，因大手术或围术期感染而出现应激
脓毒症患者对血管收缩药治疗无反应

预防

术前一年内长期接受大量类固醇治疗的患者，肾上腺皮质功能减退（泼尼松或其他等效的皮质激素每天＞5 mg，持续3周以上），术前应给予激素治疗

大手术或应激：

氢化可的松麻醉诱导前 100 mg IV，然后以 200 ～ 300 mg/d 分次给予

小手术或应激：

氢化可的松麻醉诱导前 50 mg IV，然后以 100 ～ 200 mg/d 分次给予

鉴别原发性或继发性肾上腺功能不全的患者

有严重系统性疾病的患者，经常使用皮质激素治疗时（例如：结缔组织疾病、哮喘），应高度怀疑存在肾上腺皮质功能不全

术前与患者仔细沟通，确认类固醇使用情况

表现

急性起病，或术后出现。

液体治疗和血管收缩药难以纠正的低血压或休克

低钠血症、高钾血症和低血糖

恶心和呕吐

类似事件

脓毒性休克（参见事件 13，脓毒症患者）

过敏反应（参见事件 16，过敏反应和类过敏反应）

其他原因导致的低血压（参见事件 9，低血压）

服用降压药（例如：ACEI）的患者

处理

肾上腺皮质功能不全风险的患者发生低血压或心力衰竭时

快速补充循环容量［晶体液和（或）胶体液］

给予氢化可的松静脉注射，100 mg，每 8 h 重复一次

使用生理盐水（normal saline，NS）补充 Na^+

若存在低钾血症，补充 K^+（参见事件 42，低钾血症）
给予葡萄糖纠正低血糖（参见事件 41，低血糖症）
给予血管收缩药维持血流动力学稳定，必要时给予正性肌力药
麻黄碱 5 ～ 20 mg IV，必要时增加剂量
去氧肾上腺素 100 ～ 200 μg IV，必要时增加剂量
肾上腺素 5 ～ 20 μg IV，必要时增加剂量
如果可能，确认并治疗肾上腺功能不全的潜在病因

确认低血压与其他原因无关

低血容量（参见事件 1，急性出血；事件 9，低血压）
麻醉药或药物过量（参见事件 72，挥发性麻醉药过量）
原发性心血管损伤（参见事件 15，急性冠脉综合征；事件 20，肺水肿）
高胸内压（参见事件 7，高吸气峰压）
过敏反应（参见事件 16，过敏反应和类过敏反应）

若对氢化可的松和静脉输液无反应

TEE 或 TTE 评价心脏充盈情况和功能

实验室检查

血浆电解质和葡萄糖
皮质醇和肾上腺皮质激素（adrenocorticotropic hormone，ACTH）水平（理想情况下应在使用氢化可的松之前抽血，但如果低血压已危及生命，不能因此而延迟治疗）

尽管容量复苏充分，但手术后仍依赖血管收缩药的老年患者，应怀疑出现肾上腺危象

并发症

顽固性低血压
器官灌注不足 / 功能障碍
心脏停搏
类固醇治疗引发的并发症（例如：高血糖）

推荐阅读

1. Schwartz JJ, Akhtar S, Rosenbaum SH. Endocrine function. In: Barash PG, Cullen BF, Stoelting RK, Calahan M, Stock MC, editors. Clinical anesthesia. 6th ed. Philadelphia: Lippincott Williams & Wilkins; 2009. p. 1289-91.
2. Coursin DB, Wood KE. Corticosteroid supplementation for adrenal insufficiency. JAMA 2002;287:236-40.
3. Jung C, Inder WJ. Management of adrenal insufficiency during the stress of medical illness and surgery. Med J Aust 2008;188:409-13.
4. Connery LE, Coursin DB. Assessment and therapy of selected endocrine disorders. Anesthesiol Clin North Am 2004;22:93-123.

39. 糖尿病酮症酸中毒

定义

糖尿病酮症酸中毒（diabetic ketoacidosis，DKA）是一种代谢性酸中毒，与糖尿病患者的高血糖以及血液和尿液中高酮酸有关。

原因

胰岛素绝对或相对缺乏，引起脂肪酸的动员和氧化，从而生成酮酸

典型情况

胰岛素依赖型糖尿病患者
已经给予适当的胰岛素剂量，但患者需求增加，因为
- 创伤
- 并发感染
- 容量丢失过多或液体摄入不足
- 分解代谢应激增强

胰岛素绝对缺乏
- 胰岛素剂量不足
- 外周灌注不良导致胰岛素皮下注射时吸收延迟

预防

预防 DKA（而不是预防高血糖），是糖尿病患者外科治疗的主要目的。

术前明确胰岛素依赖型患者，并优化治疗

- 恰当的围术期胰岛素治疗方案必须基于之前的胰岛素需求、患者病史、手术时间和测血糖频率
  - 多数胰岛素依赖患者应在手术当日接受适量胰岛素治疗
  - 麻醉和手术期间应保持血糖正常或轻度升高；目标是 100 ～ 180 mg/dl
  - 早期积极使用抗生素治疗感染
  - 补液或积极治疗脱水

表现

清醒患者可能主诉恶心、呕吐、饥饿、腹痛、出汗，或表现出意识混乱和（或）意识水平改变

低血容量

低血压

心动过速

代谢性酸中毒伴阴离子间隙增加

过度通气（Kussmaul 呼吸）以代偿代谢性酸中毒

多尿或少尿取决于患者潜在的容量状态

类似事件

代谢性酸中毒的其他形式（参见事件 46，代谢性酸中毒）

高渗性高血糖非酮症综合征

其他原因引起的低血容量（参见事件 9，低血压）

其他原因引起的腹痛

其他原因引起的高血糖

处理

确定诊断

采集血液和尿液样本，用于

ABGs

血糖

血清酮酸

血乳酸

血清电解质（包括 PO_4^{3-}、Mg^{2+}）

血肌酐和 BUN

血浆渗透压

CBC 及亚型检测

尿酮酸

肌钙蛋白

血培养

确保充足的氧合与通气

如果患者反应迟钝或出现呼吸窘迫，进行气管插管

补充循环容量

输注 500 ～ 1000 ml 的晶体液

额外的补液量取决于患者的反应

平均液体缺乏为 3 ～ 6 L

如果患者患有 CAD、CHF 或肾衰竭，放置动脉导管并考虑使用 CVP 导管，以评估 / 监测心脏充盈压力和容量反应性，并指导液体治疗

开始胰岛素治疗

给予常规胰岛素 10 u IV

开始常规胰岛素静脉输注，5 ～ 10 U/h

避免皮下注射胰岛素，因为通过该途径的吸收有较大差异

$NaHCO_3$ 仅用于严重酸中毒（pH 低于 7.1）（参见事件 46，代谢性酸中毒）

每 1 ～ 2 h 重复测量血糖、电解质和 ABGs，直到数值恢复正常

当血糖达到 250 ～ 300 mg/dl 时

考虑在静脉输液中加入葡萄糖

降低胰岛素输注速率，但应持续至阴离子间隙恢复正常

一旦尿量充足，补充 K^+（参见事件 42，低钾血症）

多数 DKA 患者全身 K^+缺乏较多

根据实验室检测结果，补充 PO_4^{3-}、Mg^{2+}

治疗潜在病因（感染、脓毒症、MI 等）

请内科或内分泌科会诊，协助患者围术期管理

考虑暂时推迟紧急手术，以充分救治患者

取消择期手术

并发症

低血压

低血糖

低钾血症

高钾血症

肺水肿

血栓事件

推荐阅读

1. Schwartz JJ, Akhtar S, Rosenbaum SH. Endocrine function. In: Barash PG, Cullen BF, Stoelting RK, Calahan M, Stock MC, editors. Clinical anesthesia. 6th ed. Philadelphia: Lippincott Williams & Wilkins; 2009. p. 1300.
2. Kitabchi AE, Umpierrez GE, Miles JM, Fisher JN. Hyperglycemic crises in adult patients with diabetes. Diabetes Care 2009;32:1335-43.
3. Dagogo-Jack S, George MM, Alberti K. Management of diabetes mellitus in surgical patients. Diabetes Spectrum 2002;15:44-8.

40. 高钾血症

定义

高钾血症是指血清 $K^+ > 5.5$ mEq/L。

原因

K^+摄入过多
- 经胃肠外或经口补充K^+剂过量
- 大量输血
- 给予高钾心脏停跳液

K^+排出减少
- 肾衰竭
- 肾上腺功能不全
- 保钾利尿剂
- 给予 ACEIs（间接降低醛固酮分泌）

K^+从组织向血浆转移
- 广泛组织损伤（肌肉挤压损伤、溶血、内出血）
- 使用琥珀胆碱（肾衰竭、急性 SCI、上运动神经元紊乱、长期卧床或严重烧伤患者）
- 呼吸性或代谢性酸中毒
- 含有高K^+的移植器官快速释放K^+入血
- 高钾性周期性麻痹
- 恶性高热（MH）
- 假性高钾血症通常继发于静脉穿刺引起的机械性损伤

典型情况

重大创伤
主动脉阻断钳松开
心脏和移植手术
静脉补钾
肾衰竭患者，无论是否正在行肾透析治疗
烧伤患者
大量输血患者
罕见于正在接受氨基己酸治疗的患者

预防

高危患者使用恰当的补钾方案
对于钾释放过多的易感患者，避免使用琥珀胆碱
对于存在高钾血症风险的患者，经常监测血清钾离子浓度
使用持续 ECG 监测
谨慎补钾，维持在生理水平即可
避免代谢性或呼吸性酸中毒
对存在高钾血症的肾衰竭患者术前进行透析
输注血液制品时，可使用血液加温装置，以避免溶血和高钾血症

表现

血清 K^+ 高于 6.5 mEq/L 时常出现 ECG 异常和心律失常
- T 波高尖
- PR 间期延长、P 波消失或心房停搏
- 完全性心脏传导阻滞
- QRS 波群宽大畸形
- 室性心律失常（正弦波型）
- 心室颤动或心搏停止
  - 如果血清 K^+ 迅速升高，可能立马出现室颤或心搏骤停

骨骼肌无力

类似事件

标本处理错误
- 静脉穿刺技术不佳导致血液标本溶血
- 在实验室中发生体外溶血

血小板增多或白细胞增多症患者
使用琥珀胆碱后暂时升高

处理

如果麻醉诱导后的 ECG 改变提示高钾血症

给予患者过度通气

给予 10%$CaCl_2$ 500 ～ 1000 mg IV

停止给予任何含 K^+溶液

静脉补 K^+

乳酸林格液（含 K^+ 4.0 mEq/L）

浓缩红细胞（packed red blood cells，PRBCs）

确诊通过标准试管凝集试验（standard tube agglutination test，STAT）测定血清 K^+

对于中重度高钾血症（血清 K^+大于 6.0 mEq/L）

提高血液 pH 值

过度通气，除非患者禁忌

给予 NaHCO3 50 ～ 150 mEq IV

抽血测量 ABG

治疗潜在的代谢性酸中毒（如果有）

给予 10%$CaCl_2$ 500 ～ 1000 mg IV

给予 50% 葡萄糖 50 g IV，和常规胰岛素 10 u IV

给予吸入 β_2 受体激动药

沙丁胺醇定量吸入，6 ～ 10 吸

利尿

补液

给予袢利尿剂静脉注射（例如：呋塞米 5 ～ 20 mg）

患者可能需要留置导尿管

请肾病科或内科医师紧急会诊，以进行急诊腹膜透析或血液透析

轻度高钾血症（血清 K^+小于 6.0 mEq/L）

监测血清 K^+的变化趋势，每 1 ～ 2 h 一次。如果症状持续或 K^+水平升高，应积极治疗

经直肠或经口给予阳离子交换树脂

并发症

心律失常
心室颤动
治疗的并发症
　　低钾血症
　　碱中毒
　　高渗血症
　　低血糖或高血糖
　　透析相关问题（血管通路，肝素相关）

推荐阅读

1. Prough DS, Funston JS, Svensen CH, Wolf SW. Fluids, electrolytes and acid–base physiology. In: Barash PG, Cullen BF, Stoelting RK, Calahan M, Stock MC, editors. Clinical anesthesia. 6th ed. Philadelphia: Lippincott Williams & Wilkins; 2009. p. 313-4.
2. Strom S. Hyperkalemia. In: Roizen MF, Fleisher LA, editors. Essence of anesthesia practice. 3rd ed. Philadelphia: Saunders; 2010. p. 190.
3. Elliott MJ, Ronksley PE, Clase CM, Ahmed SB, Hemmelgarn BR. Management of patients with acute hyperkalemia. CMAJ 2010;182:1631-5.
4. Weisberg LS. Management of severe hyperkalemia. Crit Care Med 2008;36:3246-51.

41. 低血糖症

定义

低血糖症是指血糖水平＜ 70 mg/dl。

原因

葡萄糖生成不足
葡萄糖过度利用
糖异生功能受损

典型情况

患者葡萄糖摄入不足

　　长期饥饿

　　术前禁食

　　终止静脉营养

患者存在代谢性疾病

　　激素缺乏

　　糖原途径中的酶缺乏

　　获得性肝疾病

患者服用改变糖代谢的药物

　　口服降血糖药

　　酒精

　　普萘洛尔

　　水杨酸盐类

患者体内胰岛素过多

　　胰岛素注射

　　胰岛素瘤

　　母亲为糖尿病患者的新生儿

上消化道手术后的“倾倒综合征（dumping syndrome）”

预防

术前确认并治疗低血糖风险患者

　　术前优化患者代谢状态

　　经常监测这些患者的血糖水平

接受胰岛素治疗的糖尿病患者，术前输注含葡萄糖溶液

　　手术当日减少胰岛素剂量

手术当日早晨避免口服降糖药

围术期继续高营养或用 10% 葡萄糖溶液代替

表现

全身麻醉或使用 β 受体阻滞药可能掩盖低血糖。

CNS

- 清醒患者：
  - 精神状态改变、易怒、发抖
  - 头痛
  - 嗜睡
  - 癫痫发作
- 麻醉的患者：
  - 癫痫发作
  - 全身麻醉后苏醒困难

交感神经系统兴奋

- 高血压
- 出汗
- 心动过速

心血管衰竭是低血糖的晚期征象

类似事件

浅麻醉

低氧血症（参见事件 10，低氧血症）

TURP 综合征（参见事件 43，低钠血症和低渗透压）

其他原因造成的癫痫发作（参见事件 57，癫痫发作）

其他原因导致的全身麻醉后苏醒困难（参见事件 55，术后精神状态改变）

处理

确定诊断

通过 STAT 检测血糖水平

治疗可疑或已知低血糖症

低血糖的治疗风险较低，但治疗失败则会造成严重后果

等待检验结果的同时，给予 50% 葡萄糖静脉注射，1 ml/kg

开始 10% 葡萄糖静脉输注，1 ～ 2 ml/（kg · h）

停止或减量使用胰岛素或其他降血糖药物

经常监测血糖

纠正潜在的代谢问题

如果静脉输注 50% 葡萄糖后无改善，则考虑其他原因所致的 CNS 异常

并发症

CNS 损伤

心脏停搏

过量给予葡萄糖造成高血糖和高渗透压

推荐阅读

1. Schwartz JJ, Akhtar S, Rosenbaum SH. Endocrine function. In: Barash PG, Cullen BF, Stoelting RK, Calahan M, Stock MC, editors. Clinical anesthesia. 6th ed. Philadelphia: Lippincott Williams & Wilkins; 2009. p. 1300.
2. Smiley DD, Umpierrez GE. Perioperative glucose control in the diabetic or nondiabetic patient. South Med J 2006;99:580-9.
3. Lipshutz AKM, Gropper MA. Perioperative glycemic control: an evidence-based review. Anesthesiology 2009;110:408-21.

42. 低钾血症

定义

低钾血症是指血 K^+浓度＜ 3.0 mEq/L。

原因

GI 缺乏或丢失

饮食摄入不足

鼻胃管引流

腹泻、回肠造口引流或呕吐引起的 GI 丢失

肾排泄

利尿治疗

盐皮质激素或糖皮质激素作用过度

肾小管疾病

Mg^{2+}消耗

细胞内外 K^+转移

代谢性或呼吸性碱中毒

胰岛素作用

低钾性周期性麻痹

醛固酮增多症

β_2受体激动药和 α 肾上腺素受体拮抗药促使 K^+进入细胞内

典型情况

急性低钾血症对患者安全的威胁大于慢性低钾血症。

腹泻、呕吐或为较大肠道手术做肠道准备的患者

接受利尿剂特别是袢利尿剂治疗的患者

心脏手术后

高钾血症治疗后

过度通气

胰岛素利用度增强

β 肾上腺素兴奋性增强（例如：给予沙丁胺醇和多巴酚丁胺后）

预防

对接受排钾型利尿剂治疗的患者补充 K^+

术前肠道准备期间静脉补充液体和电解质

CPB 期间及之后应监测血清 K^+并按需补充

避免低镁血症

避免血钾迅速降低的情况发生

- 过度通气
- 代谢性碱中毒
- β_2 肾上腺素兴奋

表现

血清 K^+ 浓度小于 3.0 mEq/L

心脏

- ECG 异常（血清 K^+ 低于 3.5 mEq/L 时异常）
  - PVCs
  - T 波平坦或倒置
  - U 波振幅升高
  - ST 段压低
  - 心动过速
  - 如果合并低钾血症，洋地黄毒性会显著恶化
- AV 心律失常
  - 心脏传导异常
  - 心脏停搏

神经肌肉

- 神经肌肉阻滞药物敏感性增加
- 骨骼肌无力引起
  - 呼吸衰竭
  - 瘫痪
- 胃肠道活动减弱，出现麻痹性肠梗阻

肾

- 多尿
- 代谢性碱中毒

类似事件

实验室检验错误

其他原因引起的心律失常
非去极化肌松药拮抗不充分
ST-T 波异常的其他原因（参见事件 12，ST 段改变）

处理

如果血清 K^+ 大于 3 mEq/L 且 ECG 无异常，补 K^+ 治疗前应谨慎考虑是否进行择期手术。

如果血清 K^+ 低于 3 mEq/L，应推迟择期手术并口服补充 K^+

　　口服补钾 20 ～ 80 mEq/d

对于紧急或急诊手术，如果血清 K^+ 低于 3.0 mEq/L，或如果患者有症状

麻醉诱导前静脉补 K^+，使其至少达到 3.5 mEq/L

　　输注期间监测 ECG（参见事件 40，高钾血症）
　　如果可以，通过 CVP 静脉通路输注
　　除非治疗已知严重低钾血症患者的致命性室性心律失常，否则注射速度不超过 10 mEq/30 min
　　避免 K^+ 在静脉输液管或血液加温装置管道中积聚
　　快速补 K^+ 时应每小时检测血 K^+ 浓度

低钾血症患者

　　确保肌松药充分拮抗，且拔除气管导管前患者神经肌肉功能恢复良好
　　如果术后神经肌肉功能恢复缓慢，检测 ABGs

并发症

神经肌肉阻滞残余作用
过度补充 K^+ 引起高钾血症、心律失常或心脏停搏
通过外周静脉补充 K^+ 时，静脉输注部位出现疼痛或血栓性静脉炎

推荐阅读

1. Prough DS, Funston JS, Svensen CH, Wolf SW. Fluids, electrolytes and acid–base physiology. In: Barash PG, Cullen BF, Stoelting RK, Calahan M, Stock MC, editors. Clinical anesthesia. 6th ed. Philadelphia: Lippincott Williams & Wilkins; 2009. p. 311-3.
2. Gennari FJ. Hypokalemia. N Engl J Med 1998;339:451-8.
3. Sladen RN. Anesthetic considerations for the patient with renal failure. Anesthesiol Clin North America 2000;18:863-82.

43. 低钠血症与低渗透压

定义

低钠血症是指血清 Na^+异常降低（< 130 mEq/L）。低渗透压是指血清渗透压异常降低（< 270 mOsm/L）。

原因

血液稀释

肾游离水清除率降低

假性低钠血症（血清 Na^+降低而渗透压正常或升高）

典型情况

膀胱镜手术

　　前列腺静脉丛吸收低张灌洗液

　　使用含甘氨酸灌洗液导致的高甘氨酸血症（通常为假性低钠血症，因为血清渗透压可能接近正常）

静脉输注低张液体，尤其是 5% 葡萄糖水溶液（dextrose 5% in water，D5W）

肾游离水清除机制受损

　　慢性肾衰竭

　　药物的使用

　　　　催产素

　　　　非甾体抗炎药（nonsteroidal anti-inflammatory drugs，NSAIDs）

噻嗪类利尿药

与大手术相关的肾血流减少

抗利尿激素分泌异常综合征（syndrome of inappropriate secretion of antidiuretic hormone，SIADH）

心因性烦渴

患者代谢异常引起假性低钠血症

高血糖

高蛋白血症

高脂血症

预防

TURP 手术期间

使用双极（代替单极）电切系统（可使用生理盐水作为灌洗液）

避免使用无菌注射用水作为灌洗液

若手术切除范围较大，尽量减少切除时间并考虑分期手术

静脉丛充分止血

避免灌洗压力过高（调整灌洗液高度）

避免补充低张液体

以下患者应经常检测 Na^{+}水平

慢性肾衰竭患者

患者正在进行长时间 TURP 手术

患者正在使用可导致低钠血症的药物

表现

血清 Na^{+}浓度降低

清醒患者：

躁动、定向障碍

视觉障碍

恶心、呕吐

精神状态改变

所有患者：
- 癫痫发作前烦躁不安
- 癫痫发作

循环容量过负荷的症状与体征
- 心动过速或心动过缓
- 高血压
- CVP 增加
- 氧饱和度降低
- 呼吸困难
- 肺部听诊湿啰音

肺或喉头水肿

血管内溶血

类似事件

区域麻醉中焦虑

其他原因引起的低氧血症（参见事件 10，低氧血症）

精神状态改变，由于
- 镇静药
- 谵妄
- 器质性脑综合征

心肌缺血、心肌梗死（参见事件 15，急性冠脉综合征）

处理

本治疗指南适用于单极 TURP 手术。TURP 手术中使用双极电切系统可减少低钠血症的发生率，因为其可用等张盐水作为灌洗液体。

告知外科医师相关问题

使用渗透压基本正常的含甘氨酸的灌洗液代替注射用水灌洗液
- 建议外科医师停止前列腺切除术，止血，并尽快终止手术
- 考虑改用双极电切

确保充足的氧合与通气

必要时吸氧
如果出现肺或喉头水肿，寻求帮助
喉头水肿会导致气道处理和气管插管非常困难
考虑早期插管

将血液样本送到实验室，检查 STAT 血清 Na^+ 和血清渗透压

如果血清 Na^+ 较低，但渗透压正常或接近正常，则最有可能发生假性低钠血症
测量渗透压时可能并未检测甘氨酸
高甘氨酸血症与真正的低钠血症症状相似

通过降低膀胱灌洗液高度而降低其压力

如果存在循环容量过负荷的征象

将静脉输液或输血速率降至最低
给予呋塞米，每次 5 ～ 20 mg IV

如果患者有症状或发生血清 Na^+ 低于 120 mEq/L 的真性低钠血症，则治疗低钠血症

如果患者无低血压，给予呋塞米 5 ～ 20 mg bolus IV
将静脉液体转换为 NS，缓慢恢复至正常 Na^+ 浓度
考虑给予加压素受体拮抗剂（例如：考尼伐坦 20 mg 负荷剂量 IV，超过 30 min，然后按 20 mg/d 静脉输注 48 h）
避免使用高张盐水，除非患者有明显症状或血清 Na^+ 和血清渗透压非常低
给予 3% 高张盐水 1.5 ～ 2 ml/kg（～ 100 ml）超过 10 min，可重复两次
高张盐水可导致明显的高血容量和神经损伤

以下情况应监测 CVP 或 PCWP

如果出现肺水肿（参见事件 20，肺水肿）
如果患者有 CAD 或 CHF 病史
如果 ECG 出现 ST-T 波改变

并发症

使用高张盐水导致高渗血症

脑水肿

血清 Na^+ 恢复过快导致脑桥中央髓鞘溶解或弥漫性脑脱髓鞘

推荐阅读

1. Stafford-Smith M, Shaw A, George R, Muir H. The renal system and anesthesia for urologic surgery. In: Barash PG, Cullen BF, Stoelting RK, Calahan M, Stock MC, editors. Clinical anesthesia. 6th ed. Philadelphia: Lippincott Williams & Wilkins; 2009. p. 1351, 1365-66.
2. Gowrishankar M, Lin SH, Mallie JP, Oh MS, Halperin ML. Acute hyponatremia in the perioperative period: insights into its pathophysiology and recommendations for management. Clin Nephrol 1998;50:352-60.
3. Schrier RW, Bansal S. Diagnosis and management of hyponatremia in acute illness. Curr Opin Crit Care 2008;14:627-34.
4. Issa MM. Technological advances in transurethral resection of the prostate: bipolar vs. monopolar TURP. J Endourol 2008;22:1587-95.

44. 低体温

定义

低体温是指围术期核心体温低于 35℃。

原因

既往低体温

麻醉对代谢产热的抑制作用

向环境散热增加

- 辐射
- 传导
- 对流
- 蒸发

输入大量冷的 RBCs 或液体

典型情况

手术室温度低

患者主要身体部分裸露
使用冷的或室温的液体
　　皮肤处理液
　　灌洗液
　　静脉输液或血液
使用凉而干燥的气体经气管导管肺通气
当腹腔或胸腔开放时
　　大量热量蒸发散失
儿科手术（体表面积与体重之比较高）
患者与手术台直接接触
长时间手术
创伤患者
环境暴露或溺水后

预防

手术室温度至少提高到 21℃
为患者提供一个局部温暖的环境
　　空气加温装置
　　手术台预热
　　循环热水经患者背部的水凝胶垫（可与患者体表充分接触）
　　其他加温装置
尽可能覆盖患者的暴露区域，包括头部，因为其占体表面积的 18%
加温所有静脉液体、血液制品和灌洗液
采用被动或主动的呼吸回路加湿
最大程度降低内脏器官暴露于空气中
使用反射毯以最大程度减少对流和辐射散热
麻醉和手术准备过程中给婴儿和新生儿使用加温灯

表现

体温低于正常

未麻醉或清醒患者出现颤抖
皮肤血管收缩，竖毛症
意识水平下降，麻醉药需求减少
心动过缓
如果是严重低温（体温低于 30℃）
　　心肌收缩力降低
　　心室激惹性增加
　　SVR 增加
　　心脏停搏（通常表现为 VF 或心搏停止）
　　电静息 EEG（如果体温低于 18℃）
　　血液黏度升高
　　凝血功能异常

类似事件

温度测量假象
局部体温异常（例如：CPB 期间心脏局部降温导致食管温度下降）

处理

如果是严重低体温（低于 30℃），尤其是溺水后
　　考虑 CPB 复温
　　监测和治疗心肌激惹状态和心律失常
　　此外还可应用于较严重低体温的治疗（见下文）
对于较严重的术中低体温（低于 35℃）
　　维持神经肌肉阻滞
　　通过调整机械通气维持正常 CO_2 分压
　　使用以下方式给患者加温
　　　　空气加温系统
　　　　辐射加热器
　　　　加热和湿化吸入的气体
　　　　加温静脉液体

升高手术室或 ICU 的温度

加温毯或水凝胶垫液体加热器

并发症

药物代谢缓慢

麻醉苏醒缓慢

复温过程中血管快速舒张引起低血压

严重寒战

可增加氧耗高达 800%

凝血功能异常

组织和加温装置之间的温度梯度引起皮肤损伤

为满足组织需求，心输出量增加，从而引发心肌缺血

心律失常

推荐阅读

1. Díaz M, Becker DE. Thermoregulation: physiological and clinical considerations during sedation and general anesthesia. Anesth Prog 2010;57:25-33.
2. Sessler DI. Temperature monitoring. In: Miller RD, editor. Miller's anesthesia. 6th ed. Philadelphia: Churchill Livingstone; 2005. p. 1571-97.

45. 恶性高热

定义

恶性高热（malignant hyperthermia，MH）是一种由挥发性麻醉药或琥珀胆碱引起骨骼肌代谢紊乱的致命性疾病。

原因

MH 通常是遗传性疾病（常染色体显性遗传，伴部分外显性和表达变化），但也可自发突变

易感患者使用某些药物可诱发 MH

　　琥珀胆碱

　　挥发性麻醉药

易感患者运动或应激（包括手术应激）也可诱发 MH

典型情况

既往有 MH 病史（或家族史）的患者

使用琥珀胆碱后出现咬肌痉挛的患者

MH 在儿科患者中更常见

与某些先天性异常疾病（斜视、肌肉骨骼畸形、中央轴空病、低钾周期性麻痹）有关

预防

询问患者及其家属的麻醉史

对已知的易感个体或病史提示 MH 易感性，使用非触发性麻醉药

　　包括有运动或高热诱发横纹肌溶解症病史的患者

表现

MH 可发生在手术室、PACU 或从 PACU 转出后。约 50% 的 MH 事件发生于有全身麻醉史的患者。

使用琥珀胆碱后发生 MH 的最初征象可能是咬肌强直（masseter muscle rigidity，MMR）

　　仔细观察这些患者 MH 的进展征象

无法解释的心动过速、高血压、心血管系统不稳定和心律失常

二氧化碳产生增加导致

　　$ETCO_2$、$PaCO_2$ 增加

　　自主呼吸患者呼吸急促，未使用肌松药的呼吸机辅助通气患者表现过度通气

　　CO_2 吸收剂快速耗尽，钠石灰容器产热增加

肌肉强直
高热
　　属于晚期表现
　　核心温度可能每 5 min 增加 1℃，可高达 45℃
低氧血症
实验室检测异常
　　乳酸酸中毒
　　高钾血症
　　血清 CK 明显升高
　　横纹肌溶解症引发的肌红蛋白尿
出汗

类似事件

监护仪假象（体温、$ETCO_2$）
浅麻醉
如下情况导致的发热
　　感染（参见事件 13，脓毒症患者）
　　甲状腺功能亢进
　　嗜铬细胞瘤
　　输入感染的液体或血液制品
　　因加热设备使用不当导致患者体温过高
引起心动过速或高热的药物反应（神经麻痹性恶性综合征、MAO 抑制剂、可卡因、甲基苯丙胺、阿托品、东莨菪碱）
其他原因导致的 $ETCO_2$ 升高（参见事件 32，高碳酸血症）
下丘脑体温调节中枢受损
肌肉强直（参见事件 98，咬肌强直）

处理

如果怀疑 MH（心动过速、高碳酸血症、肌肉强直、高热）
确诊 MH

检查 ECG（心律失常）

检查氧饱和度

检查 $ETCO_2$ 和其对过度通气的反应

检查温度，放置温度探头（必要时），感觉皮肤和 CO_2 吸收器温度

抽血检测 ABG，检测合并的呼吸性和代谢性酸中毒

如果 MH 诊断不确定，谨慎起见，应选择治疗 MH

一旦确诊为 MH

宣布 MH 紧急状态

告知外科医师和护士，尽快终止手术

寻求帮助

准备 MH 抢救包

关闭挥发性麻醉药和 N_2O，给予纯氧

进行气管插管（若尚未插管）

吸入**高流量**新鲜气体（10 ～ 15 L/min）并过度通气

避免更换麻醉机，因为其会干扰最重要的治疗

丹曲林是特效救命药物，优先于其他支持性措施，应安排一人或多人进行配置

丹曲林是冻干粉末，每小瓶含有 20 mg 丹曲林和 3 g 甘露醇（pH 9）

每瓶丹曲林必须用 **60 ml 无菌注射用水**溶解

大龄儿童或成人需要使用多瓶丹曲林

给予丹曲林 2.5 mg/kg bolus IV

必要时可加大丹曲林剂量，根据 HR、肌肉强直程度和体温情况滴定使用，最大剂量为 10 mg/kg

如果体温升高，开始降温

放置核心温度探头（食管、鼻腔、膀胱）

腋窝和（或）腹股沟放置冰袋进行体表降温

静脉输注冷液体

用冷液体进行胃或直肠灌洗

考虑冷的腹腔灌洗液，尤其是进入腹膜灌洗

考虑通过 CPB 进行降温

当核心温度达到 38℃时停止降温

先给予 $NaHCO_3$ 1 ～ 2 mEq/kg IV，然后根据 ABG 结果指导输注

纠正高钾血症（参见事件 40，高钾血症）

10%$CaCl_2$ 500 ～ 1000 mg IV

$NaHCO_3$ 50 ～ 100 mEq IV

呋塞米 5 ～ 20 mg IV

葡萄糖和胰岛素 IV

50% 葡萄糖 25 g IV

普通胰岛素 10 u IV

治疗心律失常

纠正代谢异常

利多卡因 1 ～ 1.5 mg/kg IV，可安全使用

禁用钙通道阻滞药（在使用丹曲林情况下，其可导致高钾血症或心脏停搏）

放置导尿管

如果尿量减少或存在肌红蛋白尿，则强制利尿［尿量目标至少为 2 ml/（kg · h），以最大程度减少横纹肌溶解所致的肾小管损伤］

甘露醇 0.5 ～ 1 g/kg（按每瓶丹曲林含 3 g 甘露醇计算）IV

呋塞米 5 ～ 20 mg IV

增加静脉输液速度

将血液样本送到临床实验室，进行以下检测

CK

血清 K^+

PT、APTT、血小板计数

如果有 CVP 导管，测量混合静脉血气

MH 可合并

混合静脉血 O_2 饱和度减少（正常值 70% ～ 80%）

混合静脉血 CO_2 分压增加（正常值 46 mmHg）

在任何时间不确定该如何继续治疗

咨询 MH 热线，美国（1-800-644-9737），美国以外的其他国家

45

（001-303-389-1647）

稳定时将患者转入 ICU

仔细观察，警惕 MH 复发（24 h 内复发率约 25%）

重复使用丹曲林，4 mg/（kg · d），48 h 内分次给药，如果症状无复发可停止给药

当患者拔除气管导管且病情稳定时，可改用口服丹曲林

向相关机构提交患者紧急医疗记录并咨询（在美国拨打 800-986-4287 或 607-674-7901 联系美国恶性高热协会）

并发症

过度降温导致低体温

丹曲林治疗的副作用

肌肉无力

复视

头晕

恶心

腹泻

DIC

肌红蛋白尿导致肾衰竭

丹曲林与其他药物发生相互作用

死亡

推荐阅读

1. Rosenbaum H, Brandom BW, Sambuughin N. Fluids, malignant hyperthermia and other inherited disorders. In: Barash PG, Cullen BF, Stoelting RK, Calahan M, Stock MC, editors. Clinical anesthesia. 6th ed. Philadelphia: Lippincott Williams & Wilkins; 2009. p. 598-613.
2. Larach MG, Gronert GA, Allen GC, . Clinical presentation, treatment, and complications of malignant hyperthermia in North America from 1987 to 2006. Anesth Analg 2010;110:498-507.
3. Hopkins PM. Malignant hyperthermia: pharmacology of triggering. Br J of Anaesth 2011;107:48-56.
4. Malignant Hyperthermia Association of the United States. Emergency therapy for malignant hyperthermia. 2008. http://medical.mhaus.org (last accessed August 2013).

46. 代谢性酸中毒

定义

代谢性酸中毒是指血液循环中酸性物质异常升高，造成血液 pH ＜ 7.35、HCO_3^- 浓度＜ 21 mEq/L。

原因

血液中代谢性酸性物质含量升高（阴离子间隙增大）

阴离子间隙＝（Na^+）－［（Cl^-）＋（HCO_3^-）］

正常范围：9 ～ 13

血液中 HCO_3^- 浓度降低（阴离子间隙正常）

典型情况

周围组织灌注不足导致乳酸酸中毒

伴肝乳酸利用率正常或降低的缺血组织导致的乳酸生成增加

休克或严重低血压

低容量性

心源性

分布性（例如：感染性休克、过敏反应）

神经源性

阻塞性（例如：PE、心脏压塞）

严重低氧血症

心脏停搏

动脉止血带或阻断钳释放（短暂的酸中毒）

代谢性酸性物质生成增加

DKA

摄入药物

阿司匹林（产生有机酸）

甲醇或乙二醇（分别产生甲酸和乙醇酸/草酸）

静脉注射硝普钠生成的氰化物（产生乳酸）

慢性肾衰竭（尿素和其他蛋白质代谢的副产品）

MH

循环 HCO_3^- 丢失

腹泻

胰瘘

肾小管性酸中毒

早期急性肾衰竭

应用 NS 进行大容量液体复苏

高氯血症，血 HCO_3^- 水平降低

预防

维持 CO 和组织灌注

维持尿量

液体复苏时避免 NS 过量

大量液体转移时需经常监测电解质水平

表现

过度通气

自主呼吸患者

未使用肌松药的呼吸机辅助通气患者出现过度呼吸

ABG 中 pH 降低

HCO_3^- 降低

心律失常

心肌收缩力和 CO 下降

血管扩张与低血压

内源性儿茶酚胺和静脉血管收缩药反应降低

类似事件

其他原因引起的过度通气

实验室检测假象

呼吸性酸中毒（参见事件 32，高碳酸血症）

处理

确认酸中毒

- ABG 检测（pH < 7.35 或 HCO_3^- < 21 mEq/L）

确保充足的氧合与通气

- 过度通气使 $PaCO_2$ 降至 28 ～ 30 mmHg，以补偿代谢性酸中毒
  - $PaCO_2$ 小于 25 mmHg 会引起明显的脑血管收缩
- 如果酸中毒严重，增加 FiO_2 至 100%

仅对严重代谢性酸中毒（pH 小于 7.1）且不伴有组织缺氧的患者使用 $NaHCO_3$

- 必要时使用 $NaHCO_3$，使 pH 值高于 7.1 ～ 7.2
  - 心脏停搏期间给予大量 $NaHCO_3$ 可导致严重高钠血症、高渗透压、乳酸酸中毒增加和存活率降低
  - 当 CO_2 排出受阻时，给予 $NaHCO_3$ 并不会增加血液 pH 值

确保充足的 CO、灌注压和组织 O_2 输送

- 使用 TEE、TTE 或 PA 导管评估心脏功能
- 通过静脉输液和给予血管收缩药优化 CO
  - 必要时给予血管收缩药以维持足够的血压；目标为 MAP ≥ 65 mmHg（参见事件 9，低血压）
- 优化 O_2 输送
  - 治疗贫血
  - 最大限度地提高 PaO_2（纯氧、PEEP、改善通气）
  - 必要时监测混合静脉血氧饱和度

确定酸中毒的原因

- 回顾到目前为止的临床病程和治疗

明确休克的可能原因

根据需要采集血液和其他培养物（例如：尿液、痰液）

检查血清电解质和葡萄糖水平

计算阴离子间隙

密切监测 K^+浓度

将血液送到临床实验室，以检测血乳酸和（或）酮酸

送检血液或尿液，进行毒理学筛查

对于摄入有毒物质者进行相应治疗

如果患者使用了硝普钠且代谢性酸中毒没有其他原因，则按可能的氰化物中毒进行治疗

将血液送至实验室以检测氰化物浓度

给予亚硝酸钠 4 ～ 6 mg/kg IV，时间超过 3 min，随后给予硫代硫酸钠 150 ～ 200 mg/kg IV，时间超过 10 min

并发症

因血液碱化过快而引起抽搐

液体复苏导致高钠血症、高血压、液体过负荷

心脏停搏

推荐阅读

1. Prough DS, Funston JS, Svensen CH, Wolf SW. Fluids, electrolytes and acid–base physiology. In: Barash PG, Cullen BF, Stoelting RK, Calahan M, Stock MC, editors. Clinical anesthesia. 6th ed. Philadelphia: Lippincott Williams & Wilkins; 2009. p. 292-3.
2. Waters JH, Miller LR, Clack S, Kim JV. Cause of metabolic acidosis in prolonged surgery. Crit Care Med 1999;27:2142-6.
3. Park CM, Chun HK, Jeon K, et al. Factors related to post-operative metabolic acidosis following major abdominal surgery. ANZ J Surg 2012; http://dx.doi.org/10.1111/j.1445-2197.2012.06235.x [Epub ahead of print] [accessed July 24, 2013].
4. Neligan PJ, Deutschman CS. Perioperative acid–base balance. In: Miller RD, editor. Miller's anesthesia. 7th ed. Philadelphia: Churchill Livingstone; 2010. p. 1557-72.

47. 高铁血红蛋白血症

定义

高铁血红蛋白血症是指血液中氧化血红蛋白（高铁血红蛋白，metHgb）水平异常升高［其中铁离子以三价铁（Fe^{3+}）形式存在］。

原因

正常情况下 metHgb 水平占总 Hgb 的 1%
获得性高铁血红蛋白血症
- 接触氧化剂
  - 局麻药（苯佐卡因、普鲁卡因、利多卡因）
  - 抗生素（甲氧苄啶、氨苯砜、磺胺类）
  - 其他药物（硝酸盐、甲氯氯普胺、苯妥英、苯胺染料、溴酸盐、氯酸盐）

先天性高铁血红蛋白血症
- NADH metHgb 还原酶缺乏
- 血红蛋白异常（例如：Hgb M、Hgb H）
- 葡萄糖 -6- 磷酸脱氢酶（glucose-6-phosphate dehydrogenase，G6PD）缺乏

典型情况

局麻药过量
- 黏膜表面使用苯佐卡因

使用抗生素
暴露于染料环境

预防

使局麻药剂量在指南推荐剂量范围内

避免过量使用局麻药进行表面麻醉（特别是苯佐卡因喷雾剂、EMLA 乳剂）

表现

脉搏血氧仪显示饱和度在 85% 左右
动脉血呈巧克力褐色
健康患者在 metHgb ＜ 15% 时可能无症状
有并存疾病的患者，在 metHgb ＞ 5% 时就可能有症状
　　呼吸困难、发绀、精神状态改变、头痛、头晕、意识丧失
metHgb ＞ 50% 会出现严重症状
　　胸痛、心律失常、抽搐、昏迷和死亡

类似事件

低氧血症（参见事件 10，低氧血症）
先天性心脏病
CHF
休克（参见事件 13，脓毒症患者）
低体温（参见事件 44，低体温）
一氧化碳中毒

处理

确保充足的氧合与通气
如果已知病因，**停止使用氧化剂**
　　冲洗或擦去表面的局麻药
将血样送到实验室，进行 ABGs 和比色法检测
　　明确要求测量 metHgb
给予 1% 亚甲基蓝 1 ～ 2 mg/kg IV，时间超过 5 min
　　G6PD 缺乏症患者禁用
　　G6PD 缺乏症患者或亚甲蓝无效时的替代方案是换血疗法和高

压氧治疗

检查基础 12 导联 ECG

检查肌钙蛋白水平

严重患者收治 ICU 进行 24 h 心脏监护

注意 24 h 内的复发情况，特别是如果致病药物是缓控释制剂

并发症

低氧性器官功能障碍

脑病

癫痫

心肌缺血 / 心肌梗死

推荐阅读

1. Dahshan A, Donovan GK. Severe methemoglobinemia complicating topical benzocaine use during endoscopy in a toddler: a case report and review of the literature. Pediatrics 2006;117:e806-9.
2. Groeper K, Katcher K, Tobias JD. Anesthetic management of a patient with methemoglobinemia. South Med J 2003;96:504-9.
3. Skold A, Cosco DL, Klein R. Methemoglobinemia: pathogenesis, diagnosis, and management. South Med J 2011;104:757-61.

48. 少尿

定义

少尿是指尿量低于 0.5 ml/（kg · h）持续超过 2 h。

原因

肾灌注减少

原发性肾衰竭

抗利尿激素分泌增加

尿液流出阻塞或改道

典型情况

术中大量出血或液体转移
- 补液不足
- 低血压

腹腔镜手术期间
麻醉或手术刺激产生抗利尿激素时
- 手术应激
- 使用阿片类药物或其他药物
- 正压通气或应用 PEEP

主动脉或肾动脉血流受损时
- 主动脉夹闭（肾动脉上方或下方）
- 肾动脉狭窄

CHF 或心肌功能障碍患者
肾衰竭患者
膀胱或输尿管或其附近的手术
肠道准备后低血容量的患者
创伤或休克患者

预防

识别存在少尿高风险疾病的患者
- 推迟择期手术，直至潜在疾病得到恰当治疗
- 如果必须手术，应密切监测尿量和心血管系统

麻醉与手术期间保持循环血容量和 CO 正常
- 非显性失水与液体向“第三间隙”转移往往被低估

表现

尿量低于 0.5 ml/（kg · h）
膀胱空虚（如果可以观察或触摸到）

类似事件

膀胱排尿障碍
　　导尿管或采集管阻塞
　　尿液位于膀胱顶部（例如：头低脚高位）
　　从导尿管到尿量计的尿液收集系统部分断开
单侧或双侧输尿管阻塞或撕裂

处理

如果尿量突然中断
　　查找急性外科事件，比如手术牵拉导致的膀胱或输尿管压力上升
　　排除尿液引流的机械性梗阻
　　　　确保导尿管位置正确并通畅
　　　　　　追踪尿液收集系统从患者至尿量计的过程
　　　　　　检查导管是否扭结或断开
　　　　冲洗导尿管
　　　　如果在手术范围内，可让外科医师感觉膀胱充盈程度并检查输尿管梗阻
评估患者低血容量或 CO 降低的迹象（参见事件 9，低血压）
　　检查
　　　　低血压或心动过速
　　　　低 CVP 或 PA 压力
　　　　每搏量变异度或脉压变异度增加
　　评估出血和输液情况
　　　　考虑隐性出血、不显性丢失和液体向第三间隙转移
　　考虑扩容试验
　　　　给予晶体液（NS 或 LR），以 250 ～ 500 ml 为梯度
　　　　给予 5% 白蛋白，以 100 ～ 250 ml 为梯度
　　　　进行 TEE 或 TTE 检查，评价心脏充盈情况和功能
　　　　如果已放置 PA 导管，扩容使 PCWP 达到 15 ～ 20 mmHg
　　　　　　如果容量优化后 CO 仍低，给予正性肌力药物支持

多巴胺 3 ～ 10 μg/（kg · min）

多巴酚丁胺 3 ～ 10 μg/（kg · min）

肾上腺素 3 ～ 100 ng/（kg · min）

如果 CO 正常或升高

考虑小剂量多巴胺 2 ～ 3 μg/（kg · min）

CO 得到优化后，考虑利尿剂治疗以增加尿量

呋塞米静脉注射，5 ～ 10 mg bolus；如果患者已经接受利尿剂治疗，则剂量增加至 10 ～ 50 mg

甘露醇静脉注射，25 g bolus

检查 Hgb 和血细胞比容；如果是严重贫血，输注 PRBCs

存在急性肾衰竭危险因素的病例

查阅患者病史，以评估肾衰竭的急性诱发因素

休克或低血压

挤压综合征（肌红蛋白尿）

输血反应（血红蛋白尿）

如果是常规病例，患者既往体健，无低血压、脓毒症或急性肾衰竭的其他易感因素

考虑延长尿量观察时间

考虑给予呋塞米 5 ～ 10 mg bolus IV

如果持续少尿，进行实验室检查

送尿液样本进行比重测定

如果尿量和比重均较低，可能与肾无法浓缩和排泄电解质有关

同时测定尿液和血浆渗透压，计算尿 / 血浆渗透压比值

小于 1：1 表明原发性肾衰竭

1：1 ～ 2：1 提示肾前性原因

大于 2：1 提示生理性原因

BUN 和肌酐进行性升高提示急性肾衰竭

采取下列措施，直至排除急性肾衰竭

限制 K^+ 摄入，除非患者存在低钾血症的症状

慎用具有肾毒性或依赖肾排泄的药物

泮库溴铵
氨基糖苷类抗生素
NSAIDs
放射性碘造影剂

并发症

过度水化导致肺水肿
利尿剂治疗导致前负荷过度降低
急性肾衰竭

推荐阅读

1. Stafford-Smith M, Shaw A, George R, Muir H. The renal system and anesthesia for urologic surgery. In: Barash PG, Cullen BF, Stoelting RK, Calahan M, Stock MC, editors. Clinical anesthesia. 6th ed. Philadelphia: Lippincott Williams & Wilkins; 2009. p. 1346-73.
2. Tang IY, Murray PT. Prevention of perioperative acute renal failure: what works? Best Practice Res Clin Anaesthesiol 2004;18:91-111.
3. Wilson WC, Aronson S. Oliguria: a sign of renal success or impending renal failure? Anesthesiol Clin North Am 2001;19:841-83.
4. Joseph SA, Thakar CV. Perioperative risk assessment, prevention, and treatment of acute kidney injury. Int Anesthesiol Clin 2009;47:89-105.

49. 甲状腺危象

定义

甲状腺危象是由甲状腺功能亢进急性加重引起的一种高代谢状态，以循环中儿茶酚胺含量显著升高为特征。

原因

甲状腺激素活性增强，伴有终末器官功能障碍
甲状腺功能亢进的住院患者中，甲状腺危象发病率为 10%，死亡率接近 20%

典型情况

甲状腺功能亢进患者症状加重（例如：眼球突出、脉压增大、心动过速或 AF、甲状腺肿大）

常见诱因包括

- 甲状腺功能亢进治疗中断
- 甲状腺激素补充过度
- 手术应激
- 甲状腺功能亢进患者出现严重感染或疾病
- 创伤
- 先兆子痫
- 近期放射性碘治疗
- 甲状腺肥大的外科操作

预防

手术当日继续使用抗甲状腺药物和 β 受体阻滞药

避免使用拟交感神经活性药物（例如：氯胺酮、阿托品、泮库溴铵、麻黄碱）

所有应激操作前都要达到并维持足够的麻醉深度（例如：喉镜检查）

表现

清醒患者

- 意识改变

所有患者

- 发热
- 心脏症状，包括心动过速、高血压、脉压增大、心律失常、心肌缺血、CHF
- 腹泻
- 癫痫发作

类似事件

嗜铬细胞瘤
可卡因 / 甲基苯丙胺中毒
震颤性谵妄
MH（参见事件 45，恶性高热）
抗精神病药恶性综合征

处理

甲状腺危象需要紧急治疗。应推迟非急诊手术，直至甲状腺功能亢进状态得到控制。

降低交感神经系统活性

- **β 受体阻滞药**
  - 艾司洛尔 250 ～ 500 μg/kg IV 负荷剂量，然后以 50 ～ 100 μg/（kg · min）的速度静脉输注
  - 美托洛尔 1 ～ 5 mg IV，直至起效
  - 普萘洛尔口服，10 ～ 40 mg，每 4 ～ 6 h 一次
- **静脉输液**——甲状腺功能亢进患者可能存在慢性血容量不足
- **使用直接起作用的血管收缩药治疗低血压**
  - 去氧肾上腺素 50 ～ 100 μg bolus IV，或静脉输注维持血压
- **减少 T4 向 T3 的转换，促进血管稳定性**
  - 激素
    - 氢化可的松 100 mg IV，每 8 h 一次
    - 地塞米松 4 mg IV，每 6 h 一次
- **减少甲状腺激素合成**
  - 丙硫氧嘧啶（PTU）
    - 经口或直肠给药，1000 mg 负荷剂量，然后 200 ～ 250 mg，每 4 h 一次
  - 甲巯咪唑（他巴唑）
    - 经口或直肠给药，30 mg，每 6 h 一次

减少甲状腺激素释放

可采取下列方式之一：

碘化钠口服或静脉注射，250 mg，每 6 h 一次

Lugol 溶液口服，8 滴

饱和碘化钾溶液口服，6 滴，每 6 h 一次

抑制外周 T4 向 T3 转换

碘酸钠或异戊酸钠口服，每日 1 g

如诊断尚不明确，考虑使用丹曲林静脉注射治疗患者（参见事件 45，恶性高热）

给予对乙酰氨基酚或 NSAIDs 以退热

进行实验室检查

电解质

甲状腺功能检测［促甲状腺激素（thyroid-stimulating hormone，TSH）、游离和总 T4、游离和总 T3］

治疗心律失常（参见事件 23，室上性心律失常）

并发症

低血容量

心律失常

心肌缺血

CHF

癫痫发作

肾衰竭

肝衰竭

推荐阅读

1. Schwartz JJ, Akhtar S, Rosenbaum SH. Endocrine function. In: Barash PG, Cullen BF, Stoelting RK, Calahan M, Stock MC, editors. Clinical anesthesia. 6th ed. Philadelphia: Lippincott Williams & Wilkins; 2009. p. 1282.
2. Klubo-Gwiezdzinska J, Wartofsky L. Thyroid emergencies. Med Clin N Am 2012;96:385-403.
3. Langley RW, Burch HB. Perioperative management of the thyrotoxic patient. Endocrinol Metab Clin North Am 2003;32:519-34.
4. Ebert RJ. Dantrolene and thyroid crisis. Anaesthesia 1994;49:924.

50. 输血反应

定义

输血反应是一种直接针对输入患者体内的 RBCs 或 WBCs、血小板或至少一种免疫球蛋白的免疫反应。

原因

供体与受体 ABO-Rh 血型系统不相容
供者与受体次要抗体系统不相容
对输注的中性粒细胞、血小板或其他血液成分产生过敏反应

典型情况

输注血液制品时
- 患者输入血液制品时医师、护士或相关人员出现错误
- 紧急情况下需要迅速输入大量血液制品
  - 可能仅有时间进行特定群组的交叉配血
  - 更紧急情况下，可能输注非特异性交叉配型血制品或 O 型阴性血

曾有 ABO 或其他抗原接触史的患者

预防

尽可能使用血液保存技术，避免输注血液制品
- 术前自体采血以备术中输注（人为因素仍可能导致输血错误）
- 术中可能发生大出血且血液未污染，使用术中血液回收装置
- 手术开始时对患者实施采血并进行等容血液稀释，之后再回输给患者

将血液标本送往血库进行交叉配血前，确认患者信息准确，血清样本标记清晰

输血可能性较大时，术前应进行交叉配血，以保证有充足时间进行充分的交叉配血检测
输血前采取适当流程交叉检查并确认所有血液制品（供者和自体血液制品）
　多人核对血库交叉配血报告中患者姓名、个人识别码和血液制品的识别号
当开始输血时，监测患者发生输血反应的迹象

表现

ABO 输血反应通常发生快速且严重。其他次要抗原引起的输血反应通常轻微且可能延迟出现。
清醒患者，症状和体征可能包括
　不安或烦躁
　胸部、侧腹部或腰部疼痛
　呼吸急促、胸部紧束感
　面色潮红、发热
　皮疹或荨麻疹
征象可能在麻醉期间被掩盖，但可能包括
　低血压
　心动过速
　TRALI
　　支气管痉挛或肺顺应性降低
　　低氧血症
　血红蛋白尿
　DIC 引发的黏膜或手术部位出血
　荨麻疹或黏膜水肿
　　可能被外科手术铺单遮盖

类似事件

过敏反应或类过敏反应（参见事件 16，过敏反应和类过敏反应）

其他原因引起的支气管痉挛（参见事件 29，支气管痉挛）
输注被细菌污染的血液制品或液体
脓毒性休克（参见事件 13，脓毒症患者）
凝血功能障碍或 DIC 的其他原因
ARDS
过度输注引发的肺水肿（参见事件 20，肺水肿）

处理

如怀疑有输血反应，立即停止血液制品的输注
- 对照血库的交叉配血报告，双人再次核对接受输血者和血液制品的信息
- 保存血液制品的包装袋，以供血库进一步进行相容性检测

告知外科医师可能发生输血反应
- 如果症状严重，寻求帮助
  - 可能需要多人协助处理并发症
  - 与血库和输血血液科医师联系，获得相关的治疗建议，并提醒他们在血液制品准备过程中可能出现的错误
- 必要时中止手术

必要时使用液体和血管收缩药维持血压（参见事件 16，过敏反应和类过敏反应；事件 9，低血压）

治疗支气管痉挛（参见事件 29，支气管痉挛）

给予皮质类固醇治疗严重反应
- 甲泼尼龙 1 mg/kg IV

如果出现少尿或明显的血红蛋白尿（参见事件 48，少尿）
- 放置导尿管（如果尚未导尿）
- 给予 25% 甘露醇 0.5 g/kg IV
- 给予小剂量多巴胺静脉输注，2 ～ 3 μg/（kg · min），以促进利尿
- 给予呋塞米 5 ～ 20 mg IV

必要时治疗 DIC，采血进行凝血功能检测

血小板计数

PT/aPTT

纤维蛋白原

纤维蛋白降解产物

除非绝对必要，否则避免继续输血

采集血液和尿液标本并送检至实验室，以明确严重输血反应的诊断

RBCs 血管内溶血的证据

血浆或尿液中的游离 Hgb

重复检测供血者和受血者血型（如可能，应检测输血前的血样本）

Coombs 试验可能有助于诊断抗体介导的迟发型溶血反应，但在急性期没有帮助

并发症

发生致命溶血反应的风险小于 1：10 万单位的血液制品输注

DIC

低血压

急性肾衰竭

心脏停搏

推荐阅读

1. Miller RD. Transfusion therapy. In: Ronald D, Miller MD, editors. Miller's anesthesia. 7th ed. Philadelphia: Churchill Livingstone; 2009. p. 1739-66.
2. American Society of Anesthesiologists Task Force on Perioperative Blood Transfusion and Adjuvant Therapies: Practice guidelines for perioperative blood transfusion and adjuvant therapies: an updated report by the American Society of Anesthesiologists Task Force on Perioperative Blood Transfusion and Adjuvant Therapies. Anesthesiology 2006;105:198-208. http://www.ncbi.nlm.nih.gov/pubmed/16810012
3. Sazama K, DeChristopher PJ, Dodd R, et al. Practice parameter for the recognition, management, and prevention of adverse consequences of blood transfusion. College of American Pathologists. Arch Pathol Lab Med 2000;124:61-70.
4. Squires JE. Risks of transfusion. South Med J 2011;104:762-9.
5. Strobel E. Hemolytic transfusion reactions. Transfus Med Hemother 2008;35:346-53.

第9章 神经系统事件

JEREMY S. DORITY
温馨　译　王琳琳　高志峰　校

51. 中枢神经系统损伤

定义

中枢神经系统（central nervous system，CNS）损伤是指麻醉后新发的神经系统功能缺失，并且可以通过解剖定位到大脑或脊髓。

原因

脑缺血
- 整体
- 局部

脑出血
脑栓塞
颅内压增高
低血糖
对 CNS 的直接创伤或手术损伤
向脑脊液或 CNS 注射神经毁损药物
硬膜外或硬膜下血肿

典型情况

以下情况容易诱发脑缺血或脑栓塞
- AF
- MI 后心内膜下血栓
- 已知脑血管疾病

卒中或短暂性脑缺血发作（transient ischemic attacks，TIAs）

高血压

吸烟

糖尿病

血脂异常

肥胖

妊娠期高血压疾病

存在高风险 CNS 损伤的手术后

颈动脉内膜剥脱术或颈动脉支架植入术

需要 CPB 的手术

心脏手术

胸主动脉瘤或夹层修复术（影响脊髓血流）

开颅手术或脊髓 / 脊髓周围的手术

术中严重低血压或心脏停搏后

ICP 升高的患者

牵引体位或脊髓血流受影响的患者

坐位手术

覆盖在 CNS 表面的椎体存在解剖学畸形

先天性（唐氏综合征、Kilppel-Feil 综合征）

获得性（颈部不稳定的类风湿关节炎）

椎管狭窄

椎管内麻醉后（尤其是正在服用抗凝药物和抗血小板聚集药物的患者）

预防

识别有 CNS 损伤倾向疾病的患者

优化用药方案（高血压、糖尿病）

高危患者监测神经功能

EEG

诱发电位

仔细摆放患者体位，长时间手术期间需要重新评估

避免极度扭转、弯曲或伸展脊柱

坐位时，充分支撑患者，以避免牵拉脊髓或颈椎

保证充足的脑灌注压

测量大脑水平的血压

保证充足的脊髓灌注压

胸主动脉手术放置脑脊液腰椎引流

ICP 增高的患者

避免颅内静脉流出受阻

维持头部位于高位

机械通气使 $PaCO_2$ 维持在 30 ～ 35 mmHg

对于易出血患者，避免椎管内麻醉

表现

脑损伤可能表现为

麻醉苏醒延迟

局部新发运动或感觉缺失

癫痫发作

蛛网膜下腔出血

严重头痛、颈强直或神经功能缺失

SCI 可能表现为

椎管内麻醉后感觉或运动神经阻滞平面未逐渐消退

感觉和（或）运动缺失

马尾综合征

肠和（或）膀胱功能丧失、鞍区麻木、下肢疼痛和（或）无力

类似事件

神经肌肉阻滞拮抗不完全（参见事件 56，术后呼吸衰竭）

脊髓或硬膜外阻滞恢复慢

给药错误（参见事件 63，给药错误）
全身麻醉苏醒延迟（参见事件 55，术后精神状态改变）
继发于代谢紊乱的短暂性神经功能缺失（参见事件 55，术后精神状态改变；事件 54，周围神经损伤）
癫痫发作（参见事件 57，癫痫发作）
有卒中病史的患者，在全身麻醉后苏醒期可能出现卒中代偿性症状短暂恶化
心理作用造成的神经功能缺失

处理

确保充足的氧合与通气（参见事件 10，低氧血症；事件 32，高碳酸血症）
轻度低氧血症可能会导致反应迟钝，但更常见的是躁动，以致可能会错误地给予进一步镇静处置，从而造成呼吸抑制
严重低氧血症可导致昏迷
高碳酸血症通常导致昏迷
检查所有吸入和静脉麻醉药已被停用
给予高流量纯氧填充呼吸回路，以促进挥发性麻醉药排出
检查呼出气中麻醉气体浓度
对反应迟钝的患者给予刺激
使用语言或触觉刺激，并轻柔吸引上呼吸道
进行神经功能检查
检查瞳孔直径和对光反射
麻醉药或眼科用药会影响瞳孔大小或对光反射
CNS 损伤可能改变瞳孔大小或表现为一侧瞳孔散大
检查角膜反射和咽反射
测试对物理刺激或深度疼痛的反应
检查肢体反射和跖反应（Babinski 反射）
如果神经功能检查明显异常，告知外科医师
假定发生了脑缺血、脑梗死、脑栓塞或者脑出血

立即请神经内科或神经外科会诊
如果患者可以安全转运，进行头颅或脊髓 CT 扫描
　与神经内科医师协商后，谨慎处理高血压和低血压
可能需要借助其他影像学检查以明确病因
进一步的治疗取决于诊断，但可能包括
　针对脑血栓，应用溶栓药或抗凝
　颅内出血的外科减压
　放置脑室外引流，以降低颅内压
对于急性非穿透性 SCI，考虑给予大剂量的糖皮质激素
　甲泼尼龙 30 mg/kg IV，之后的 24 h 或 48 h，5.4 mg/（kg · d）
　对于急性 SCI，应用类固醇仍存在争议

排除代谢性原因

将患者血液和尿液样本送至实验室
　50% 葡萄糖 1 ml/kg IV，或快速输注 D5W，以治疗低血糖（参见事件 41，低血糖症）
　静脉注射胰岛素和容量复苏，以治疗高血糖、DKA 和高渗性非酮症昏迷（参见事件 39，糖尿病酮症酸中毒）
　治疗低钠血症（参见事件 43，低钠血症与低渗透压）
　治疗代谢性酸中毒（参见事件 46，代谢性酸中毒）
送检血液或尿液，进行毒理学筛查
检查给药错误（参见事件 63，给药错误）

并发症

低氧血症、高碳酸血症
心血管状态不稳定
无法维持或保护气道
胃内容物的误吸
神经损伤进展
持续 CNS 损伤
代谢异常（例如：高血糖）

癫痫发作

死亡

推荐阅读

1. Stahel PF, VanderHeiden T, Finn MA. Management strategies for acute spinal cord injury: current options and future perspectives. Curr Opin Crit Care 2012;18:651-60.
2. Mashour GA, Shanks AM, Kheterpal S. Perioperative stroke and associated mortality after noncardiac, nonneurologic surgery. Anesthesiology 2011;114:1289-96.
3. Davis MJ, Menon BK, Baghirzada LB, et al. Anesthetic management and outcome in patients during endovascular therapy for acute stroke. Anesthesiology 2012;116:396-405.

52. 局麻药全身毒性反应

定义

局麻药全身毒性反应（local anesthetic systemic toxicity，LAST）是指血液中局麻药浓度过高所致的全身不良反应。

原因

局麻药直接血管内注射

短时间内大量的局麻药吸收入血

典型情况

应用大容量的局麻药或存在血管内注药可能的区域麻醉期间

- 硬膜外麻醉
- 肋间神经阻滞
- 椎旁阻滞
- 腰丛阻滞
- 臂丛阻滞
- 股神经阻滞
- 妇科手术行宫颈旁阻滞

静脉局部麻醉（Bier 阻滞）
疼痛相关阻滞（例如：星状神经节阻滞、腰交感神经阻滞等）
静脉注射利多卡因期间
应用局麻药进行鼻咽部表面麻醉期间

预防

创建“LAST 治疗设备箱”，并将其中物品和所在位置告知工作人员
将 LAST 治疗认知辅助张贴于所有应用大剂量、高浓度局麻药的地方（例如：进行阻滞的区域、手术室、PACUs、产房）
应用苯二氮䓬类药物对患者进行预处理，可以提高惊厥阈值，但可能掩盖 LAST 早期神经系统症状
应用大剂量局麻药期间及用药后 30 min 内，需要进行美国麻醉医师学会（American Society of Anesthesiologists，ASA）标准监测
在区域阻滞期间应用如下技术，尽可能降低血管内注药风险：
超声引导
预先给予试验剂量的局麻药，评估患者反应；考虑局麻药中加入肾上腺素（5 μg/ml），可提示血管内注药
采用渐进回吸和注药技术，在注射局麻药前查看回血
阻滞中和阻滞后持续评估患者精神、神经以及心血管状态
任何异常表现均应考虑是 LAST，直至证实是其他原因所致
使用最少量的局麻药以达到期望的效果
严禁局麻药用量超过推荐的最大剂量
监管外科医师局部浸润及手术填塞所使用局麻药的剂量
静脉注射利多卡因时，应用恰当的单次给药剂量以及输注速度
长时间输注利多卡因时，监测其血药浓度

表现

CNS 异常
耳鸣

口唇麻木、舌体厚重、口中金属味
眼球震颤、复视、注意力不集中
精神状态改变：烦躁、焦虑、反应迟钝、昏迷
癫痫发作前的运动激惹（抽搐），继而出现癫痫发作
气道和呼吸功能异常
气道阻塞
气道保护反射消失
呼吸抑制，继而窒息
心血管异常
起初可能是高动力性（高血压、心动过速、室性心律失常）
传导异常（例如：PR间期延长、T波改变、心动过缓、心搏停止）
进行性低血压
室性心律失常（VT、VF、尖端扭转型室性心动过速）
心血管衰竭——心脏停搏
由于布比卡因的心血管衰竭/惊厥的剂量比值较其他局麻药更低，因此布比卡因更容易引起心血管虚脱
心脏射血分数低的患者更容易受局麻药心脏毒性影响
酸中毒和低氧血症显著增加布比卡因的心脏毒性

类似事件

低钠血症（参见事件43，低钠血症与低渗透压）
静脉注射肾上腺素
低氧血症（参见事件10，低氧血症）
无意的神经肌肉阻滞（参见事件63，给药错误）
高位脊髓/硬膜外阻滞（参见事件89，全脊髓麻醉）
原发性癫痫综合征（参见事件57，癫痫发作）
过敏反应（参见事件16，过敏反应和类过敏性反应）
AFE（参见事件81，羊水栓塞）
惊恐反应

处理

颈动脉或椎动脉内即使只注射少量的局麻药，也会导致即刻中枢神经系统毒性反应。

发现毒性反应立刻停止给药

寻求帮助，准备 LAST 治疗设备箱并使用认知辅助

严重的 LAST 病例需延长治疗时间

身体健康的患者在毒性反应刚发生时通常可以成功复苏

如果出现呼吸抑制、窒息或意识丧失

建立袋瓣面罩气道

吸入纯氧，必要时辅助通气

不要过度通气，因为过度通气会降低癫痫发作阈值，但同时也要确保充足通气，因为高碳酸血症和低氧血症会加剧毒性反应

确保充足的静脉通路

如果存在癫痫发作前的运动激惹或癫痫活动

给予

咪达唑仑 0.5 ～ 1 mg IV，可增加剂量

丙泊酚 10 ～ 20 mg IV（大剂量丙泊酚会进一步抑制心功能）

癫痫发作通常对这些药物特别敏感

如果发生癫痫发作，心血管衰竭可能随即发生

立即给予脂肪乳（20%）

1.5 ml/kg bolus，时间超过 1 min（大约 100 ml）

持续输注 0.25 ～ 0.5 ml/（kg · min），直至平稳

如果症状持续或继续发展为心脏停搏，可以重复给予单次剂量

建议上限：在首个 30 min 内应用 10 ml/kg

循环平稳后，再持续输注至少 10 min

如果癫痫发作无法迅速控制

应用短效肌松药进行气管插管

给予较大剂量的咪达唑仑

给予其他抗惊厥药物（参见事件 57，癫痫发作）

52

苯妥英钠 IV，负荷剂量 10 mg/kg，缓慢给药（可能引起低血压）

左乙拉西坦 1000 mg IV

在气道保护好后给予肌松药，以尽量降低外周氧耗和由此产生的癫痫发作中的酸中毒

监测 EEG，以评估持续的癫痫活动

心脏不稳定状态的治疗

如果患者心搏停止

必要时延长复苏时间

每次按修正的 BLS/ACLS 进行 CPR（参见事件 94，心脏停搏；事件 82，产妇心脏停搏）

药物治疗：

肾上腺素的初始剂量减至 1 μg/kg 以下；大剂量肾上腺素（1 mg）可能会减弱脂肪乳的复苏及解毒作用

如前所述，给予脂肪乳（20%）

避免血管加压素、钙通道阻滞剂、β 受体阻滞剂、局麻药和大剂量丙泊酚

对于难治性心脏停搏，考虑 CPB

通知必要的人员（心脏外科医师、体外循环师）

心脏停搏患者院内转运很难实现；应在心脏停搏发生的地方开始 CPB

如果心脏停搏发生的地方无法进行 CPB，通知距离最近的具有 CPB 能力的场所，并安排患者转运

患者在 ICU 至少监测 12 h，因为初次治疗后 LAST 可能持续或者重复出现

若患者癫痫发作不缓解，请神经科医师会诊

并发症

心血管衰竭

缺氧性脑损伤

癫痫持续状态

全身性中毒重复发作

误吸

死亡

注意：已经证实，脂肪乳有助于治疗脂溶性药物过量（三环类抗抑郁药、钠通道阻滞剂）。当发生脂溶性药物过量时，可以考虑应用脂肪乳。

推荐阅读

1. Neal JM, Bernards CM, Butterworth 4th JF, et al. ASRA practice advisory on local anesthetic systemic toxicity. Reg Anesth Pain Med 2010;35:152-61.
2. Neal JM, Mulroy MF, Weinberg GL. American Society of Regional Anesthesia and Pain medicine checklist for managing local anesthetic systemic toxicity: 2012 version. Reg Anesth Pain Med 2012;37:16-8.
3. Neal JM, Hsiung RL, Mulroy MF, et al. ASRA checklist improves trainee performance during a simulated episode of local anesthetic systemic toxicity. Reg Anesth Pain Med 2012;37:8-15.
4. Wolfe JW, Butterworth 4th JF. Local anesthetic systemic toxicity: update on mechanisms and treatment. Curr Opin Anesth 2011;24:561-6.
5. Mercado P, Weinberg GL. Local anesthetic systemic toxicity: prevention and treatment. Anesthesiol Clin 2011;29:233-42.

53. 围术期视力丧失

定义

围术期视力丧失（perioperative visual loss，POVL）是指全身麻醉期间或之后发生的永久的，部分或完全的视力丧失。

原因

缺血性视神经病变（ischemic optic neuropathy，ION）

　　前部 ION

　　后部 ION

视网膜中央动脉闭塞（central retinal artery occlusion，CRAO）

视神经直接机械性损伤或球后血肿压迫视神经（例如：窦道手术）

视网膜动脉或静脉出血，影响黄斑或导致视神经萎缩
急性闭角型青光眼
皮质盲
激光技术导致感光损伤
直接眼外伤

典型情况

脊柱或其他手术中长时间俯卧位
大量出血或低血压的手术
头低脚高位的手术（例如：机器人前列腺电切术或妇科手术）
围术期眼球受压
需要 CPB 的手术
应用球后或球周阻滞
男性
肥胖

预防

导致 POVL 的因素尚未完全清楚，以下内容基于目前的建议。
时间长且复杂的脊柱手术，考虑分期（两期或更多）进行
保持头部位于中立位置
　　避免头部低于心脏位置
　　避免使用威尔逊定位框架
维持血压在基础值 20% 以内波动
避免控制性低血压
避免血液稀释
　　平衡使用晶体液及胶体液
　　经常监测血细胞比容
　　　　与患者及外科医师共同商议输血阈值
避免直接压迫眼球，并且经常进行重新评估
　　俯卧位手术考虑应用镜像头枕

避免长时间 CPB
眼内使用六氟化硫期间及之后，避免吸入 N_2O（例如：视网膜剥离手术）
非眼部的激光手术期间，用合适的护目镜遮挡患者眼睛
对于影响眼动脉或视神经的手术，监测视觉诱发电位

表现

麻醉苏醒后明显的视力丧失
- 双侧或单侧
- 部分或完全

眶周水肿、结膜水肿
眼球运动幅度减弱
眼球震颤
眼睛疼痛
眼底检查异常
瞳孔反射消失或异常
CRAO
- 光感检查单侧视力丧失或改变，眼球外肌运动减弱
- 眶周水肿、结膜水肿
- 眼底检查可见樱桃红色斑点，以及苍白、水肿的视网膜
- 瞳孔传入障碍

前部 ION
- 无痛性视力丧失
- MRI 提示视神经变大
- 瞳孔传入障碍

后部 ION
- 双侧视力丧失或改变
- 可能延迟数天才有临床表现
- 瞳孔传入障碍或无反应性瞳孔

皮质盲

瞳孔反射及眼底检查结果正常

MRI 提示枕叶梗死

急性闭角型青光眼

表现为眼睛疼痛和伴有红眼的视力模糊

眼内压（intraocular pressure，IOP）增高

固定和散大的瞳孔

类似事件

凡士林眼药膏残留

角膜擦伤

畏光

抗胆碱能药物残留作用

TURP 期间甘氨酸毒性作用

处理

检查患者并评估视力受损和眼外伤的严重程度

检查视野

检查瞳孔对光反射

如果检查结果异常，请眼科紧急会诊

进行 MRI 检查

与眼科一起治疗患者

若无可治疗病因，视力丧失可能变为永久性

ASA 围术期失明特别小组（ASA Task Force on Perioperative Blindness）发现，在 ION 的治疗中，抗血小板药、类固醇或降低 IOP 的药物无作用

以下治疗已被采用，但效果尚待证实

头高位

高压氧

提高氧输送能力（血压、血细胞比容和动脉氧合的优化）

乙酰唑胺降低 IOP

利尿剂

类固醇

前房穿刺术

眼球按摩，以降低 IOP 并且可能利于栓子排出

吸入 O_2 中增加 CO_2，以促进视网膜动脉扩张

对于视网膜动脉闭塞，进行眼动脉血管内纤溶治疗

视神经鞘减压

并发症

部分或完全永久性视力丧失

推荐阅读

1. Roth S. Perioperative visual loss: what do we know, what can we do? Br J Anaesth 2009;103(Suppl. 1):i31-40.
2. Practice advisory for perioperative visual loss associated with spine surgery: an updated report by the American Society of Anesthesiologists Task Force on Perioperative Visual Loss. Anesthesiology 2012;116:274-85.
3. Lee LA, Roth S, Posner KL, et al. The American Society of Anesthesiologists Postoperative Visual Loss Registry: analysis of 93 spine surgery cases with postoperative visual loss. Anesthesiology 2006;105:652.

54. 外周神经损伤

定义

外周神经损伤是指位于 CNS 远端的，麻醉后新发的神经功能缺失。

原因

外周神经或神经丛损伤继发于

直接创伤（例如：区域麻醉时直接神经内注射）

缺血

压迫

牵拉

代谢紊乱
特发性原因

典型情况

支架、腿架、约束带或其他机械设备对外周神经有压迫的手术后
对外周神经的手术创伤
区域麻醉期间直接神经内注射
既往存在外周神经功能障碍的患者
心脏手术术后（牵拉胸骨导致胸廓入口和第 1 肋损伤臂丛神经）
患者长时间制动的手术后
使用肢体止血带后［与时间和（或）压力相关］
区域阻滞期间出现持续的感觉异常后
需要抗凝的手术操作
给予过量血管收缩药
　神经周围行局部浸润麻醉
　直接将血管收缩药注入神经根
需要长时间低血压的手术操作

预防

确保患者的体位合适
　麻醉医师应负责检查由手术室其他人员摆放的患者体位
　避免挤压肘部尺神经，或前臂外展超过 90°
　截石位时，避免腿架挤压腓总神经和隐神经
　侧卧位时，使用腋垫
　当患者采用头低脚高位时
　　将患者上肢放置于体侧或托手架上，并做好保护和安全措施
　　将患者下肢放置好，并做好保护和安全措施
　　将肩垫置于肩锁关节上方
　将患者身体与支具接触部位仔细垫好

对于有外周神经损伤风险的手术操作，使用神经刺激仪（例如：耳、鼻、喉手术时的面神经）

如果使用神经刺激仪，避免使用神经肌肉阻滞药

麻醉期间定期缓解作用于四肢及头部的压力

应用最小的肢体止血带压力，以达到止血要求

每 30 min 至 1 h 告知外科医师止血带使用时间，并在记录单中记录

持续使用 2 h 后，松止血带至少 15 min

如果外科医师要求延长止血带使用时间，需要在止血带充气前协商使用时间的限制，并在记录单中记录

表现

全身麻醉或区域麻醉后，某外周神经或神经丛分布区域出现运动缺失或感觉功能改变

症状有时延迟出现，很少随时间而进展

类似事件

区域或局部阻滞后，局麻药过度扩散

区域麻醉延迟恢复

CNS 损伤（参见事件 51，中枢神经系统损伤）

处理

进行神经功能检查，处理可能造成进一步神经损伤的所有因素

避免对受累神经进一步损伤（例如：继发肿胀导致模具对神经的压力）

将问题告知外科医师

请神经科或神经外科医师关于管理方案进行会诊

与患者讨论当前的情况

回顾患者病史

识别患者病史中所有的发病诱因

    糖尿病
    既往的神经系统疾病
    高血压
    吸烟
  检查术中可能的危险因素
    术中止血带时间
    患者体位和体位辅助装置
    术中低血压
  扣留并检查任何可能与损伤有关的设备
    止血带
    体位辅助装置
    手术台
外周神经损伤可以分为三类
  神经失用症（神经麻痹）是一种暂时性损伤，通常由压迫引起。无需特殊处理即可快速完全恢复。
  轴突断裂是一种轴突的破坏性损伤，而不是支持基质的损伤。神经的近端发生退化，并且在 3 周内开始再生。
  神经断裂是一种严重的神经压伤、撕脱或切断。如果不进行外科干预，预后差。

并发症

远端肌肉的功能暂时性或永久性缺失
暂时性或永久性感觉改变
挛缩

推荐阅读

1. Welch MB, Brummett CM, Welch TD, et al. Perioperative peripheral nerve injuries: a retrospective study of 380,680 cases during a 10-year period at a single institution. Anesthesiology 2009;111:490-7.
2. American Society of Anesthesiologists Task Force on Prevention of Perioperative Peripheral Neuropathies. Practice advisory for the prevention of perioperative peripheral neuropathies: an updated report by the American Society of Anesthesiologists Task Force on prevention of perioperative peripheral neuropathies. Anesthesiology 2011;114:741-54.
3. Barrington MJ, Snyder GL. Neurologic complications of regional anesthesia. Curr Opin Anaesthesiol 2011;24:554-60.
4. Cheney FW, Domino KB, Caplan RA, Posner KL. Nerve injury associated with anesthesia: a closed claims analysis. Anesthesiology 1999;90:1062-9.

55. 术后精神状态改变

定义

术后精神状态改变包括未能在全身麻醉后的预期时间内恢复意识、反应或基础精神状态。

原因

损害精神状态的绝对或相对的药物过量
- 挥发性麻醉药
- 苯二氮䓬类药物
- 其他麻醉辅助药（氯胺酮、右美托咪定）
- 阿片类药物
- 非麻醉性的，具有中枢神经系统活性的药物
  - 精神类药物
  - 抗高血压药物（可乐定）

严重疼痛

尿潴留

影响意识水平的代谢异常
- 低氧血症或高碳酸血症
- 内分泌疾病（甲状腺功能失调、肾上腺功能失调、糖尿病）
- 电解质紊乱（Na^{+}、K^{+}、Ca^{2+}、Mg^{2+}）
- 内源性毒素（尿毒症、卟啉病、肝性脑病）

影响意识水平的神经功能异常
- 缺血、出血、栓塞、肿瘤或水肿引起的大脑损伤
- 癫痫发作和发作后状态
- CNS 感染

低体温

近期用药或停药（酒精、处方药或违禁药）

严重的全身性感染或脓毒症

精神状态紊乱（例如：创伤后应激失调）

55

麻醉回路中存在一氧化碳

典型情况

比预期时间短的手术后
心脏手术、TURP 或大血管手术后
有肝功能或肾功能损伤的患者
严重创伤、大量液体复苏或代谢性酸中毒后
新生儿或老年人
既往有 CNS 疾病的患者
- 认知储备降低，比如痴呆或帕金森病
- 精神疾病
- 包括酒精在内的药物滥用
- 癫痫症

预防

识别并治疗可能引起意识水平损害的代谢或神经功能异常的患者
避免术前过度镇静，尤其是对老年或危重患者应用苯二氮䓬类药物
麻醉药、阿片类药、镇静催眠药和抗胆碱能药应逐渐滴定至临床药效，或在 EEG 指导下麻醉
在麻醉期间，根据临床需要监测血糖
防止一氧化碳在麻醉回路中积聚（例如：如果麻醉机将会长时间不使用，则应关闭新鲜气流）

表现

全麻后意识、机敏度未恢复，或对刺激无正常反应
精神错乱
- 躁动、不安、语无伦次
- 定向障碍
- 无法听从指令，或无意识、不配合的行为

创伤后应激障碍（post-traumatic stress disorder，PTSD）综合征（例如：闪回）

局灶性神经征象

类似事件

残余肌松作用（参见事件 56，术后呼吸衰竭）

药物戒断综合征

给药错误（参见事件 63，给药错误）

卒中

精神疾病

非惊厥性癫痫持续状态

麻醉回路中存在一氧化碳（参见事件 58，麻醉回路中存在一氧化碳）

处理

确保充足的氧合与通气（参见事件 10，低氧血症；事件 32，高碳酸血症）

- 轻度低氧血症会引起反应迟钝或烦躁不安，可能会错误地给予进一步镇静治疗
- 严重的低氧血症会引起昏迷
- 高碳酸血症通常引起反应迟钝

检查所有挥发性麻醉药和静脉麻醉药是否已经停用

- 给予高流量纯氧通气，以加快挥发性麻醉药的清除
- 检查呼出的麻醉气体浓度

刺激反应迟钝的患者

- 使用言语或触觉刺激，并轻柔地吸引上呼吸道

约束有攻击性的患者，以防止患者和工作人员受伤

- 寻求帮助，以安全地约束患者
- 只在进行确诊时使用机械性或化学性约束，以保护患者或工作人员
- 安抚患者

小心地进行身体约束

如果怀疑重度疼痛，则给予小剂量阿片类药物

考虑使用苯二氮䓬类药物、氟哌啶醇或右美托咪定作为药物约束

排除代谢病因

检测血糖、电解质和 ABG

给予 50% 葡萄糖 1 ml/kg IV 或快速输注 D5W，治疗低血糖（参见事件 41，低血糖症）

给予静脉注射胰岛素和容量复苏，治疗高血糖、酮症酸中毒和高渗性非酮症昏迷（参见事件 39，糖尿病酮症酸中毒）

治疗低钠血症（参见事件 43，低钠血症和低渗透压）

治疗代谢性酸中毒（参见事件 46，代谢性酸中毒）

进行尿液或血液毒素筛查

检查给药错误（参见事件 63，给药错误）

考虑拮抗特殊药物的作用

阿片类药物

纳洛酮 20 ～ 40 μg IV，可增加剂量，滴定至起效

苯二氮䓬类药物

氟马西尼 0.2 mg IV，时间要超过 15 s，每 1 min 重复一次，直到起效（最大剂量为 5 min 内 1 mg，1 h 内 3 mg）

进行神经功能检查

检查瞳孔直径和对光反射

麻醉药或眼科用药可能影响瞳孔直径或对光反射

CNS 损伤可能改变瞳孔大小或表现为一侧瞳孔散大（参见事件 51，中枢神经系统损伤）

检查角膜反射和咽反射

测试物理刺激或深度疼痛的反应

检查肢体反射和跖反应（Babinski 反射）

如果神经功能检查提示局灶性异常，请神经科或神经外科医师进行紧急会诊并进行 CT 扫描（参见事件 51，中枢神经系统损伤）

将所担心的问题告知手术医师
如果精神错乱或躁动患者尚未恢复至基础精神状态
　　尽可能保持环境安静
　　通过言语交流安抚患者
　　反复引导患者认知时间、地点以及周围人物
　　保持患者温暖和舒适
　　请神经科和（或）精神科医师会诊，继续治疗

并发症

延长带管时间
自身伤害
延长住院时间

推荐阅读

1. Bryson GL, Wyand A. Evidence-based clinical update: general anesthesia and the risk of delirium and postoperative cognitive dysfunction. Can J Anaesth 2006;53:669-77.
2. Radtke FM, Franck M, Hagemann L, et al. Risk factors for inadequate emergence after anesthesia: emergence delirium and hypoactive emergence. Minerva Anesthesiol 2010;76:394-403.
3. Lepousé C, Lautner CA, Liu L, Gomis P, Leon A. Emergence delirium in adults in the post-anaesthesia care unit. Br J Anaesth 2006;96:747-53.
4. Sato M, Shirakami G, Tazuke-Nishimura M, et al. Effect of single-dose dexmedetomidine on emergence agitation and recovery profiles after sevoflurane anesthesia in pediatric ambulatory surgery. J Anesth 2010;24:675-82.
5. Rudolph JL, Marcantonio ER. Review articles: postoperative delirium: acute change with long-term implications. Anesth Analg 2011;112:1202-11.

56. 术后呼吸衰竭

定义

术后呼吸衰竭指麻醉后通气不足或呼吸暂停。

原因

通气驱动力减小

- 阿片类药物
- 苯二氮䓬类药物
- 镇静催眠药残留
- 挥发性麻醉药

神经肌肉阻滞剂残留

- 药物过量
- 药物代谢或清除受损
- 给予增强神经肌肉阻滞效果的药物
- 不充分的药物拮抗

CNS 受损或损伤

- 低氧血症
- 代谢异常
- 结构异常

神经肌肉疾病

典型情况

呼吸驱动力改变

- 接受阿片类药物、苯二氮䓬类药物治疗的患者
- 过度通气的患者
- 睡眠呼吸暂停或 COPD 患者
- 颈动脉内膜剥脱术后患者
- 新生儿及老年患者

呼吸驱动力正常伴有通气能力受损

- 神经肌肉阻滞剂拮抗不充分
  - 比预期时间短的手术
  - 刚使用过单次剂量的神经肌肉阻滞剂
  - 药物代谢或清除功能受损
  - 使用氨基糖苷类抗生素的患者
  - 使用硫酸镁的产妇
  - 代谢性酸中毒

上呼吸道阻塞、水肿或血肿

低氧血症

注射器或安瓿替换

严重创伤或大量液体复苏后

预防

确认可能导致术后呼吸衰竭的代谢或神经功能异常的患者

术前优化慢性肺疾病患者的呼吸状态

确认未确诊 OSA 的患者（使用 STOP-BANG 筛查问卷）

避免严重的低碳酸血症

对于颈动脉内膜切除术后患者，谨慎吸氧和给予阿片类药物

全麻快结束时，根据患者呼吸频率和呼气末 CO_2 水平，对阿片类药物进行滴定

严格注意给药物加标签及识别药物

使用神经肌肉阻滞剂的最小必需剂量，其可由外周神经刺激来确定

避免低体温

表现

呼吸力度不足或无力

意识水平明显降低

如果神经肌肉阻滞剂残留，意识水平可能是正常的

神经肌肉阻滞剂残留的征象

非持续性强直或 4 个成串刺激（train-of-four，TOF）衰减（非去极化肌松药）

不能持续抬头

肌力或协调性缺乏

最大吸气力小于 25 ～ 30 cmH_2O

高血压及心动过速（清醒但麻痹）

给予阿片类药物后低呼吸频率及瞳孔缩小

高碳酸血症或低氧血症是晚期表现

心动过速
高血压
心动过缓
心室异位节律

类似事件

无法唤醒（参见事件 55，术后精神状态改变）

处理

麻醉结束时，如果担心患者通气及保护气道的能力，不要拔除气管导管。

确保充足的氧合及通气

维持正常二氧化碳分压或轻度高碳酸血症
确保维持氧合，并避免出现严重心动过速或高血压

检查所有麻醉药包括静脉和吸入，都已停止

增加麻醉呼吸回路的新鲜气体流量，促进吸入麻醉药的清除
检查呼出麻醉气体的浓度

刺激患者

使用言语或轻柔的触觉刺激

检查神经肌肉功能

如果神经肌肉阻滞剂残留
给予新斯的明，最大剂量可至 70 μg/kg（最大剂量是 5 mg）
考虑使用舒更葡糖（如果有）
如果给予全量的拮抗剂后，神经肌肉阻滞仍持续
安抚并告知患者无力是暂时的
使患者镇静，直到神经肌肉功能恢复
只有当神经肌肉功能完全恢复时，才能拔除气管导管
考虑神经肌肉阻滞剂和其他药物的协同作用，包括钙通道阻滞药、氨基糖苷类抗生素或杆菌肽（灌洗液中通常含有）

检查所给药物的剂量，以及注射器或安瓿是否被替换（参见事件

63，给药错误）

阿片类药物

神经肌肉阻滞剂

催眠药

抗胆碱能药

硬膜外或鞘内注入局麻药或阿片类药物

如果神经肌肉阻滞不存在，考虑逆转特殊药物的作用

阿片类药物

纳洛酮 20 ～ 40 μg IV，可增加剂量，滴定至起效

监测以防止过度的交感神经反应及肺水肿

苯二氮䓬类药物

氟马西尼 0.2 mg IV，时间超过 15 s，每 1 min 重复一次直到起效（最大剂量是 5 min 内 1 mg，1 h 内 3 mg）

将问题告知外科医师

将血样送至实验室

ABG 分析

血清电解质及 Mg^{2+} 水平

毒理学筛查

进行神经功能检查以排除 CNS 损伤引起的呼吸衰竭（参见事件 55，术后精神状态改变；事件 51，中枢神经系统损伤）

如果呼吸衰竭持续

安排患者转往 PACU 或 ICU，进行机械性通气和进一步评估

请神经科医师会诊

术后随访患者的潜在异常

血浆胆碱酯酶缺乏

重症肌无力或肌无力综合征

代谢异常

并发症

高碳酸血症

低氧血症
无法再次气管插管
拮抗阿片类药物引起术后疼痛
拮抗阿片类药物引起高血压和心动过速

推荐阅读

1. American Society of Anesthesiologists Task Force on Neuraxial Opioids, Horlocker TT, Burton AW, et al. Practice guidelines for the prevention, detection, and management of respiratory depression associated with neuraxial opioid administration. Anesthesiology 2009;110:218-30.
2. Chung F, Yegneswaran B, Liao P, et al. STOP questionnaire: a tool to screen patients for obstructive sleep apnea. Anesthesiology 2008;108:812-21.
3. Thilen SR, Hansen BE, Ramaiah R, et al. Intraoperative neuromuscular monitoring site and residual paralysis. Anesthesiology 2012;117:964-72.

57. 癫痫发作

定义

癫痫发作是指异常兴奋的神经元病灶的阵发性放电，可以分为抽搐型、无抽搐型、难治性癫痫持续状态。亚型包括：

强直阵挛，全身性癫痫发作（癫痫大发作）
部分局灶运动性癫痫（杰克逊癫痫）
颞叶癫痫发作（复杂部分型）
失神发作（癫痫小发作）

原因

CNS 损伤
低氧血症
药物，包括局麻药和酒精
代谢异常
感染
发热（尤其发生于儿童）

未规律服用抗癫痫药物治疗
特发性病因

典型情况

出现局麻药毒性反应的患者
既往存在癫痫症的患者
子痫产妇
急性脑创伤或颅内压增高的患者
脑肿瘤患者
低氧血症患者
正在进行 TURP 手术的患者
接受胰岛素治疗的患者发生低血糖
服用违禁药物的患者
急性酒精中毒或出现酒精戒断症状
血液透析后的患者
代谢紊乱的患者
发热儿童

预防

确认既往存在癫痫症的患者
- 询问患者服用药物及饮酒情况
- 术前持续应用抗癫痫药物，并确定血药浓度
- 避免过度通气 / 低碳酸血症
- 与神经外科医师商量，预防性应用抗癫痫药物
- 给予咪达唑仑，作为术前用药或用于有药物戒断风险的患者
  - 遵循急性戒断方案
- 持续监测血糖水平

避免局麻药毒性反应
应用硫酸镁治疗先兆子痫患者
TURP 手术期间监测并治疗低钠血症

表现

清醒患者癫痫发作前会出现先兆症状
全身癫痫发作
　　大部分或所有肢体出现不可控的强直阵挛运动
　　意识丧失
　　大小便失禁
　　强迫凝视
　　气道阻塞
部分局灶运动癫痫发作
　　全部或部分单个肢体的强直阵挛运动
　　可能进展为完全的全身癫痫发作
颞叶癫痫发作
　　怪异的行为、运动或言谈
失神发作
　　茫然凝视，无反应性
癫痫发生后常出现癫痫发作后状态，呈深“睡眠”或抑郁反应
　　患者可能发生全身麻醉后苏醒延迟

类似事件

心脏停搏可能会表现为“癫痫发作”或癫痫样活动
非癫痫样肌阵挛（给予依托咪酯）
琥珀胆碱引起的肌震颤
阿片类药物引起的胸壁强直
清醒患者中部分神经肌肉功能阻断
　　神经肌肉阻滞剂拮抗不完全
注射器或安瓿替换（参见事件 63，给药错误）
浅麻醉
其他原因引起的意识丧失
恐惧反应或心理性非癫痫性发作

寒颤

处理

主要目的是停止临床和脑电图的癫痫活动。

预防患者的创伤性损伤

如果发生了呼吸困难、呼吸暂停或意识丧失

- 建立面罩气道
- 给予纯氧，必要时辅助通气
  - 不要过度通气；低碳酸血症降低癫痫发作阈值

确保充足的静脉通路

给予抗癫痫药物

- 丙泊酚 10 ～ 20 mg IV
- 咪达唑仑 0.5 ～ 2 mg IV 可增加剂量，鼻内给药 0.2 mg/kg
- 劳拉西泮 1 ～ 4 mg IV 可增加剂量
- 避免抗癫痫药物过量，因为他们可能引起低血压并引起癫痫发作后的抑郁精神状态
  - 由中枢神经系统疾病引起的癫痫发作可能对小剂量的抗癫痫药物无反应，但由其他病因引起的癫痫发作通常对这些药物非常敏感

如果患者通气困难

- 给予短效肌松药，并进行气管插管
- 使用 EEG 评估持续的癫痫活动
- 可能需要长效肌松药保证充足的通气，并且避免或控制过度肌肉活动的并发症

如果癫痫发作不能迅速解决，给予额外的抗癫痫药物

- 左乙拉西坦 1000 ～ 2000 mg IV
- 苯妥英钠 IV，负荷量 10 mg/kg，缓慢给药（可能造成低血压）
- 苯巴比妥 1 ～ 2 mg/kg IV
- 丙泊酚 30 ～ 200 μg/（kg · min）静脉输注
- 挥发性麻醉药

ACLS 方案后处理心血管并发症

请神经科医师会诊

对于子痫产妇，注射硫酸镁（参见事件 88，先兆子痫和子痫）

调查潜在病因（如果还未明确）

- 检测血糖
- 将样本送到实验室，检查血清 Na^+和渗透压（尤其是在 TURP 手术中和手术后），毒理学筛查，血清抗癫痫药浓度
- 检查患者的感染、隐匿性颅脑创伤、药物反应或新发颅内损伤的征象

如果癫痫发作是继发于急性颅脑损伤或颅内压增高

- 过度通气降低动脉 $PaCO_2$ 至 30 ～ 35 mmHg
- 甘露醇 1 g/kg 快速 IV
- 地塞米松 10 ～ 20 mg IV
- 如果可能，抬高患者床头 30°，以确保充分的静脉回流

并发症

低氧血症

胃内容物的误吸

心律失常

电解质和血糖异常

横纹肌溶解

肺水肿

神经功能损伤源于

- 难治性癫痫状态
- 未控制的癫痫发作期间的长时间低氧血症
- 应用高张盐水逆转低钠血症的速度过快
- 大脑自我调节功能受损

抗惊厥治疗引起的低血压和呼吸抑制

硫酸镁治疗的副作用，包括神经肌肉阻滞和 CNS 抑制

推荐阅读

1. Brophy GM, Bell R, Claassen J, et al. Guidelines for the evaluation and management of status epilepticus. Neurocrit Care 2012;17:3-23.
2. Rossetti AO, Lowenstein DH. Management of refractory status epilepticus in adults: still more questions than answers. Lancet Neurol 2011;10:922-30.
3. Turner C. The management of tonic-clonic status epilepticus (TCSE). Curr Anaesth Crit Care 2007;18:86-93.

第 10 章
设备事件

JAN EHRENWERTH and JAMES B. EISENKRAFT
杜春彦　译　王琳琳　高志峰　校

58. 麻醉回路中的一氧化碳

定义

一氧化碳在麻醉呼吸回路中出现。

原因

一氧化碳是通过干燥的二氧化碳吸收剂降解挥发性麻醉药而产生的

一氧化碳的产生量取决于呼吸回路的干燥程度、温度、挥发性麻醉药浓度和新鲜气体流量

- 含有强碱（例如：KOH > NaOH）的吸收剂的产生量最大
- 地氟烷和异氟烷的产量最高，但七氟烷也有报道

CO_2 吸收剂的干燥通常由新鲜气体流入允许 CO_2 吸收剂干燥的麻醉机的循环回路引起（例如：新鲜气体流量被打开持续一夜）

典型情况

麻醉机停止工作一段时间后（例如：经过一个周末）

预防

使用成分不会明显促进挥发性麻醉药降解的 CO_2 吸收剂

如果一台麻醉机一段时间内未被使用，要警惕潜在的一氧化碳的产生

制定机构、医院和（或）部门的政策，分步骤预防 CO_2 吸收剂干燥，例如

不使用麻醉机时关闭所有气流
定期更换吸收剂
只要颜色变化表明吸收剂已耗尽，需更换
更换所有吸收剂（双吸收罐系统中的两个吸收罐）
当不确定吸收剂的水化状态时，更换吸收剂
如果使用紧密型钠石灰罐，考虑更频繁地更换
当更换钠石灰罐时，标注更换日期
如果有，使用能够连续测量碳氧血红蛋白的多波长脉搏血氧仪监测患者

表现

氧饱和度轻度下降
吸收指示剂的颜色在麻醉诱导后突然快速变化
吸收罐异常高温
麻醉苏醒时出现无法解释的烦躁、恶心、呼吸困难、头痛、视物模糊和头晕

类似事件

全身麻醉后苏醒期谵妄（参见事件 55，术后精神状态改变）
低氧血症（参见事件 10，低氧血症）
高碳酸血症（参见事件 32，高碳酸血症）
MH（参见事件 45，恶性高热）

处理

使用高流量新鲜气体从呼吸回路中清除一氧化碳
确认诊断
　抽取动脉血样本，并应用碳氧血氧仪进行分析，查找含量升高的碳氧血红蛋白（carboxyhemoglobin，COHb）
应用纯氧通气，以降低 COHb 的半衰期

患者可能需要机械通气，直到 COHb 降至安全水平

更换新的吸收剂

并发症

低氧血症

恶心、呕吐、严重头痛、晕厥

昏迷、抽搐

心肌缺血

神经心理异常

心脏停搏

推荐阅读

1. Olympio MA. Carbon dioxide absorbent desiccation safety conference convened by APSF. APSF Newsletter 2005;20:25-9.
2. Berry PD, Sessler DI, Larson MD. Severe carbon monoxide poisoning during desflurane anesthesia. Anesthesiology 1999;90:613-6.
3. Woehlck HJ, Dunning M, Connolly LA. Reduction in the incidence of carbon monoxide exposures in humans undergoing general anesthesia. Anesthesiology 1997;87:228-34.
4. Feiner JR, Rollins MD, Sall JW, et al. Accuracy of carboxyhemoglobin detection by pulse co-oximetry during hypoxemia. Anesth Analg 2013;117:847-58.

59. 回路中的呼气阀卡在关闭位置

定义

回路中的呼气阀在呼气过程中未正确打开时，呼气阀被“卡在关闭位置”，从而阻止了气体从肺中呼出。

原因

阀门部件安装错误

阀门装置中出现其他零件或异物

污垢、血液、湿气或分泌物污染阀门装置

典型情况

阀门清洗或重新组装后

预防

确保只有受过培训的专业人员才能组装和维护阀门系统
对回路和单向阀门进行彻底的使用前检查
　检查阀门组件的正常外观
　当通过回路进行呼吸或对“模拟肺”（储气囊）进行通气时，检查阀盘的恰当移动
　　在对模拟肺进行机械通气时，检查呼吸回路的呼气末压力
　　　对于立式风箱呼吸机，压力应在 2 ～ 3 cmH_2O
　　　对于活塞式或悬挂式风箱呼吸机，压力应为零
　　　机器自检可能不会发现此问题

表现

PIP 和 PEEP 逐渐增加
　由于呼吸机的性能范围以及吸气期间通过高压溢流阀逸出的气体，PIP 的增加可能会稳定在较高的水平上
　如果压力限值设置合适，气道压力报警将在 15 s 后持续发出
胸腔内压力增加及静脉回流减少导致的低血压
　对注射的血管活性药物和液体反应延迟或减弱
　　由于静脉回流减少，这些药物和液体可能无法到达动脉循环
由于明显的胸腔总顺应性下降（即“僵硬肺”），而增加患者的通气困难
$ETCO_2$ 减少或消失
氧饱和度降低
肺气压伤
　气胸
　纵隔气肿

皮下气肿

类似事件

气管导管或呼吸回路螺纹管扭结或阻塞（参见事件 7，高吸气峰压）
WAGD 系统阻塞（参见事件 73，麻醉废气处理系统故障）
支气管痉挛（参见事件 29，支气管痉挛）
其他原因引起的气胸（参见事件 35，气胸）

处理

断开患者与麻醉呼吸回路的连接，以缓解胸内压增高
使用备用系统为肺通气（例如：自动充气式气囊或无重复吸入系统）
　如果胸腔总顺应性仍然很低（例如："僵硬肺"或张力性气胸），则问题出在患者本身，而不是呼吸回路（参见事件 7，高吸气峰压）

如果必须使用回路系统
　减少进入回路的新鲜气体流量
　手动通气，必要时经常断开患者与呼吸回路的连接，以缓解过大的压力
　尝试缓解阻塞
　　轻敲阀盖
　　取下呼气阀盘
　　　增加新鲜气体流量以尽量减少 CO_2 重复吸入
　　对肺进行通气
　修复或更换呼气阀或阀 -CO_2 吸收器装置

并发症

低血压
气胸
胸内压增高缓解后

静脉阻塞解除和累积使用的血管活性药物到达动脉循环导致的
　高血压和心动过速

推荐阅读

1. Eisenkraft JB. Hazards of the anesthesia delivery system. In: Ehrenwerth J, Eisenkraft JB, Berry JM, editors. Anesthesia equipment: principles and applications. 2nd ed. Philadelphia: Saunders; 2013. p. 591-620.
2. American Society of Anesthesiologists. ASA recommendations for pre-anesthesia checkout procedures. Park Ridge, Ill: American Society of Anesthesiologists; 2008. Available at http://www.asahq.org/For-Members/Clinical-Information/2008-ASA-Recommendations-for-PreAnesthesia-Checkout.aspx.

60. 回路中的吸气阀卡在关闭位置

定义

回路中的吸气阀在吸气过程中未正确打开时，吸气阀被“卡在关闭位置”，从而阻止了肺的通气。

原因

阀门部件安装错误
阀门装置中出现其他零件或异物
污垢、血液、湿气或分泌物污染阀门装置

典型情况

阀门清洗或重新组装后

预防

确保只有受过培训的专业人员才能组装和维护阀门系统
对回路和单向阀门进行彻底的使用前检查
　新款麻醉机的自检可以发现此故障

检查阀门装置的正常外观

当通过回路进行呼吸或对“模拟肺”（储气囊）进行通气时，检查阀盘的恰当移动

检查在对模拟肺进行通气时 PIP 是正常的，并且在吸气时有适当的气流进入模拟肺

表现

PIP 显著增加

可能听到高压力报警

多数麻醉机的默认设置为 40 cmH_2O

胸腔 / 肺的总顺应性明显降低

手动通气时，储气囊感觉“僵硬”

呼吸音减弱或消失

分钟呼气量减少

$ETCO_2$ 减少或消失

$PaCO_2$ 增加

低氧血症

类似事件

气管导管或呼吸回路螺纹管扭结或阻塞（参见事件 7，高吸气峰压）

WAGD 系统阻塞（参见事件 73，麻醉废气处理系统故障）

支气管痉挛（参见事件 29，支气管痉挛）

气胸（参见事件 35，气胸）

支气管插管（参见事件 30，支气管插管）

处理

使用备用系统为肺通气（例如：自动充气式气囊或无重复吸入系统）

维持氧合及通气

必要时调整为静脉麻醉药

诊断呼吸回路的吸气端阻塞

断开患者与麻醉呼吸回路 Y 形接头的连接，并启动快速充氧

如果呼吸回路压力急剧上升，但没有气体从回路流出，则吸气端被阻塞

检查阀门装置

如果必须使用回路系统

从吸气阀上取下阀盘，确保阀门开放

使气流量最大，以尽可能较少重复吸入

对肺进行通气

并发症

通气不足

低氧血症

高碳酸血症

推荐阅读

1. Eisenkraft JB. Hazards of the anesthesia delivery system. In: Ehrenwerth J, Eisenkraft JB, Berry JM, editors. Anesthesia equipment: principles and applications. 2nd ed. Philadelphia: Saunders; 2013. p. 591-620.
2. Walker SG, Smith TC, Sheplock G, Acquaviva MA, Horn N. Breathing circuits. In: Ehrenwerth J, Eisenkraft JB, Berry JM, editors. Anesthesia equipment: principles and applications. 2nd ed. Philadelphia: Saunders; 2013. p. 95-124.

61. 回路中的阀门卡在开放位置

定义

回路中的阀门不能完全封堵吸气端或呼气端时，阀门被“卡在开放位置”，从而导致呼出气体中的二氧化碳被重复吸入。

原因

阀盘或阀环损坏或变形
阀门部件安装错误或缺失
阀门装置中出现其他零件或异物
污垢、血液、湿气或分泌物污染阀门装置

典型情况

阀门清洗或重新组装后
有湿气产生的长时间手术

预防

确保只有受过培训的专业人员才能组装和维护阀门系统
对回路和单向阀门进行彻底的使用前检查
- 检查阀门装置的正常外观
- 当通过回路进行呼吸或对“模拟肺”（储气囊）进行通气时，检查阀盘的恰当移动
- 检查呼吸机上设置的潮气量与从模拟肺进入和呼出的气量之间是否一致
- 机器自检很可能不会发现此问题

表现

吸入 CO_2 增加
- 这是重复吸入或外源性 CO_2 的特征性表现
- 观察 $FiCO_2$ 读数和二氧化碳波形图
  - $FiCO_2 > 0 \sim 1$ mmHg
  - 二氧化碳波形图基线升高

$ETCO_2$ 和 $PaCO_2$ 升高
- 继发于血管扩张的高血压、心动过速和高碳酸血症

对自主呼吸的患者过度通气

逆流警报可被肺活量计激活，后者位于有故障阀门的呼吸回路端并可感知气流方向

如果有故障的阀门位于吸气端，则呼吸机风箱的移动幅度与呼气端的肺活量计测量的呼出气量之间可能存在差异

类似事件

CO_2 吸收剂失效或耗尽

CO_2 吸收剂旁通阀意外地被置于旁通位置

CO_2 吸收剂不在回路中

CO_2 通过气罐或管道被注入回路中

处理

检查 CO_2 吸收剂是否耗尽，必要时进行更换

检查 CO_2 吸收剂旁通阀（如果有）在正确的位置

检查 CO_2 吸收剂（一次性滤筒）在回路中

如果 $ETCO_2$ 或 $PaCO_2$ 显著增加或存在高碳酸血症的全身征象时，使用备用系统为肺通气（例如：自动充气式气囊或无重复吸入系统）

- 尽快修理或更换阀门装置或麻醉机

使用静脉麻醉药维持麻醉

如果必须使用回路系统

- 尽量增加进入呼吸回路的新鲜气体流量
- 对患者的肺进行通气

并发症

高碳酸血症

- 心动过速
- 高血压

61

心律失常

推荐阅读

1. Walker SG, Smith TC, Sheplock G, Acquaviva MA, Horn N. Breathing circuits. In: Ehrenwerth J, Eisenkraft JB, Berry JM, editors. Anesthesia equipment: principles and applications. 2nd ed. Philadelphia: Saunders; 2013. p. 95-124.
2. Eisenkraft JB, Jaffe MB. Respiratory gas monitoring. In: Ehrenwerth J, Eisenkraft JB, Berry JM, editors. Anesthesia equipment: principles and applications. 2nd ed. Philadelphia: Saunders; 2013. p. 191-222.
3. Giordano CR, Gravenstein N. Capnography. In: Ehrenwerth J, Eisenkraft JB, Berry JM, editors. Anesthesia equipment: principles and applications. 2nd ed. Philadelphia: Saunders; 2013. p. 245-55.

62. 共同气体出口故障

定义

共同（新鲜）气体出口故障是麻醉机的共同气体出口与麻醉呼吸回路之间的新鲜气体供应断开或阻塞（很多新款麻醉机没有用户可操作的共同气体出口）。

原因

从共同气体出口或二氧化碳吸收器外壳处断开连接管
共同气体出口或连接管的阻塞
出现在某些麻醉机（例如：GE/Datex-OhmedaAestiva 和 GE Aisys Carestation）上的辅助共同气体出口的故障

典型情况

为了将氧气或氧气空气混和气通过共同气体出口输送到面罩或鼻导管，而断开连接管与共同气体出口的连接后
清洗或维护麻醉机后

预防

在共同气体出口和麻醉呼吸回路之间的连接软管的两端都使用防断开装置

不要将氧气鼻导管或面罩连接到共同气体出口或连接软管

连接到独立的氧气源

连接到辅助的氧流量计

连接到呼吸回路的 Y 接头

连接到辅助共同气体出口，如果希望应用空气和氧气混合气来避免氧浓度过高

进行彻底的麻醉机使用前检查

尽量避免在麻醉机和麻醉呼吸回路附近进行不必要的活动

表现

储气囊或呼吸机风箱将会逐渐排空

在呼气过程中风箱下沉的呼吸机（“悬挂式风箱”），可能看不到回路中气体溢出

当启动快速充氧时，大量气体冲出会发出响亮的声音，但储气囊或呼吸机风箱却不能充满

呼吸回路低气道压报警会响起

低分钟通气量报警会响起

吸入气体的氧浓度降低

晚期会出现通气不足、低氧血症和高碳血症的征象

类似事件

麻醉回路中其他原因引起的大量漏气（参见事件 69，麻醉呼吸回路中的大量漏气）

处理

增加进入麻醉呼吸回路的新鲜气体流量

这个处理无法补偿由于断开共同气体出口或连接软管而造成的漏气

切换到储气囊，关闭压力安全阀，并尝试通过启动快速充氧来充满麻醉呼吸回路

启动快速充氧不能充满麻醉回路

如果共同气体出口阻塞，将没有气体流出

如果断开连接软管，会有很大的逸出气体声音，但储气囊不会被充满

检查共同气体出口和麻醉呼吸回路之间的软管是否明显被断开或阻断

重新连接软管

检查是否选择了辅助共同气体出口（某些麻醉机上有）

如果问题持续存在，使用备用系统为肺通气（例如：自动充气式气囊或无重复吸入系统）

寻求帮助，以确认和纠正问题

如有必要，在可行的情况下更换麻醉机

应用静脉麻醉药维持麻醉，直到共同气体出口恢复正常

告知生物医学工程科故障情况并让其检查设备

并发症

通气不足

高碳酸血症

低氧血症

术中知晓

推荐阅读

1. Raphael DT, Weller RS, Doran DJ. A response algorithm for the low pressure alarm condition. Anesth Analg 1988;67:876.
2. Eisenkraft JB. The anesthesia machine and workstation. In: Ehrenwerth J, Eisenkraft JB, Berry JM, editors. Anesthesia equipment: principles and applications. 2nd ed. Philadelphia: Saunders; 2013. p. 25-63.

63. 给药错误

定义

给药错误包括注射器、安瓿或输注泵，可能以下列方式发生：

　　安瓿替换：已标签的注射器或输液泵中，抽入了错误的药物

　　注射器替换：将错误的注射器中的药物注射给患者

　　输注泵错误：通过输注泵输注的药物或药物剂量错误

原因

没有对注射器或输注泵贴标签

注射器或输注泵的标签错误

没有认真查看安瓿、注射器、输注泵上的标签

　　相似名称药物的混淆［例如：肾上腺素（epinephrine）和麻黄碱（ephedrine）］

　　相似包装药物的混淆（来自不同厂家的药物可能看起来相似）

　　储物箱中药物放置错误

没能正确稀释药物的浓缩制剂（例如：常规胰岛素）

典型情况

当麻醉专业人员在不熟悉的环境或用不熟悉的设备工作时

当药物包装或安瓿更换时（例如：新的厂家）

当药物补货时

当时间紧迫或注意力分散时

当安瓿的外观类似时，尤其是如果它们在药车中的位置相邻

当手写注射器和输注泵标签时

当注射器是由其他人员准备时

当手术室或操作室光线差时

预防

仔细检查每个安瓿上的药物名称和浓度（ASTM 标准 D 6398-08）
使用符合 ASTM 标准 D 5022-07 的标签
仔细给注射器贴标签
　　使用预先打印好的，具有彩色编码的黏性注射器标签（ASTM D 4774-11e1）
　　对于紧急药物，请使用“即用型”注射器（ASTM D 4775-88/D 4775M-09）
　　丢弃未标签的注射器
　　如果对注射器内的药物有任何疑问，丢弃注射器
使用商品化的预制注射器（尤其是需要稀释的强效药物）
布置药物托盘，将具有相似外观或名称的药物分开摆放
当更换药物厂家时，药房应通知麻醉专业人员
对于高风险药物（例如：神经肌肉阻滞剂），应使用“高风险”标签

表现

给药后反应异常或无反应
　　血压或心率异常升高或降低
　　清醒患者可能主诉感觉异常
　　　　心悸
　　　　轻度头痛
　　　　意外的意识水平变化
　　　　视觉障碍
　　　　意外的肌肉无力
　　麻醉的患者可能表现为
　　　　高血压、心动过速、低血压、心动过缓
　　　　意外的偶发或持续的肌肉松弛
　　　　意外的意识水平变化或没有变化
在麻醉专业人员的工作区域发现错误的安瓿或小瓶被打开

类似事件

癫痫发作（参见事件 57，癫痫发作）
气道阻塞
高血压（参见事件 8，高血压）
其他原因引起的低血压（参见事件 9，低血压）
其他原因引起的唤醒失败或呼吸衰竭（参见事件 56，术后呼吸衰竭；事件 55，术后精神状态改变）
过敏反应（参见事件 16，过敏反应和类过敏反应）
静脉输注故障（参见事件 67，静脉管路故障）

处理

如果在注射后立即识别出给药错误
- 停止给药的静脉通路
- 断开并排空静脉管路
- 如果血压袖带与静脉通路在同一手臂上，充气以减慢药物进入中央循环的速度

保持患者呼吸道通畅并确保充足的氧合与通气
- 如果给药错误，包括对清醒患者给予肌松药
  - 安抚患者，给予短效静脉镇静药，并评估放置气管导管进行通气和麻醉的必要性
  - 使用神经刺激仪评估神经肌肉功能，并且当神经肌肉阻滞充分恢复时给予拮抗剂
- 如果给药错误，包括对麻醉患者给予肌松药
  - 使用神经刺激仪评估神经肌肉功能，并且当神经肌肉阻滞充分恢复时给予拮抗剂
  - 维持麻醉直至神经肌肉功能完全恢复

如果患者出现低血压（参见事件 9，低血压）
- 快速扩充循环容量
- 给予血管收缩药（例如：去氧肾上腺素 50 ～ 100 μg IV）
- 对于任何并发的心动过缓，给予阿托品 0.6 mg IV 或格隆溴铵

0.2 ～ 0.4 mg IV，必要时重复给药

如果患者出现高血压（参见事件 8，高血压）

根据给药类型和给药剂量，高血压可能很快缓解。特别是，等待肾上腺素的作用（尤其是心动过速）自行缓解，通常要比积极的应用 β 受体阻滞药更安全，后者可能会引起非对抗性肾上腺素能作用

给予短效血管扩张药（硝酸甘油 0.2 ～ 1 μg/（kg · min）IV；硝普钠 0.2 ～ 2 μg/（kg · min）IV

考虑治疗长时间的心动过速

艾司洛尔 0.5 mg/kg IV 负荷剂量，继而在必要时静脉输注，以控制心率

拉贝洛尔 5 ～ 20 mg IV，根据需要重复使用

努力明确所给的是什么药物

检查输注泵

检查输注是否正在运行

检查药物输注设置和标签

检查输注管路，从输注端到患者端

检查手术中使用的注射器和安瓿

检查刚刚使用的注射器上的标签，以确定是否是想要用的药物

检查注射器的剩余药量是否异常减少

检查打开的安瓿和小瓶，以确定是否有错误的药物被打开

保留垃圾桶和“利器”容器，以便后续检查安瓿、小瓶和注射器

治疗所用药物引起的其他副作用

并发症

术中知晓

残余或长时间的神经肌肉阻滞

通气不足、低氧血症或高碳酸血症

心肌缺血或心肌梗死

脑缺血
心律失常
心脏停搏

推荐阅读

1. Eichhorn JH. APSF hosts medication safety conference consensus group defines challenges. APSF Newsletter 2010;25:1-9.
2. Stratman RC, Wall MH. Implementation of a comprehensive drug safety program in the perioperative setting. Int Anesthesiol Clin 2013;51:13-30.
3. Cooper L, Nossaman B. Medication errors in anesthesia: a review. Int Anesthesiol Clin 2013;51:1-12.
4. Orser BA, Hyland S, U D, Sheppard I, Wilson CR. Review article: improving drug safety for patients undergoing anesthesia and surgery. Can J Anaesth 2013;60:127-35.

64. 电源故障

定义

电源故障指全部或部分电源供应的缺失，包括紧急发电系统可能缺失。

原因

医院外部的电源故障
医院全部或部分的内部电源故障
手术室内的电路故障
紧急发电系统或电池备用系统故障

典型情况

恶劣天气期间
医院发生火灾期间或之后
在自然灾害（例如：地震）之后
在医院内部或外部进行施工期间或之后

预防

确保麻醉设备中的备用电池已充电，并且电池仍可继续充电

　　镍镉电池可能偶尔需要完全放电，以维持其可以充满电的能力

将关键的电气设备连接到与应急发电系统相连的电路中（通常为红色的插座）

定期测试应急发电系统，并纠正可能阻止快速切换到应急电源的任何故障

对设备的关键部件使用不间断电源供应（uninterruptible power supply, UPS）

　　检查每个需要 UPS 的麻醉机和呼吸机的操作手册

　　　　一些新款麻醉机有备用电池，其可以为麻醉机短时间供电

与手术室员工定期进行停电演练

表现

基础和应急电源故障

　　房间照明熄灭

　　所有不带备用电池的电气设备停止运转

　　没有备用电池的电控或电动麻醉机将停止运行

　　　　一些麻醉呼吸机采用气动动力和气动控制，可以继续运行

　　　　多数现代的麻醉呼吸机采用电子控制或电力驱动，将会停止运行

　　　　麻醉气体向回路的输送也可能会停止

基础电源故障；应急电源启动

　　照明短暂地熄灭和设备短暂地停止运转

　　　　应急发电机启动并恢复应急电源插座的时间间隔会有所不同

　　切换到应急电源时，基于微处理器的设备可能会由于电力的波动，被重置为出厂默认值或锁定

　　未连接到应急电源插座的设备将无法运行

类似事件

单个插座或电路的局部故障
单个监视器、设备或照明的故障
接地故障电路断路器（ground fault circuit interrupter，GFCI）插座跳闸

处理

寻找一个应急光线

- 手电筒应存放在麻醉车中
- 许多手术室都有电池供电的应急灯
- 使用喉镜灯可帮助寻找其他照明灯
- 使用智能手机手电筒
- 打开手术室门，让走廊的光线照进室内

如果应急电源启动，确保所有关键设备均已连接到应急电源插座

确保氧气的供应仍然完好

- 如果不是，断开墙壁氧气软管，打开麻醉机上的备用氧气瓶，并对患者的肺进行手动通气

如果基础和应急电源系统都发生故障

- 内部备用电池可能会在短时间内（通常为 30 ～ 60 min）为麻醉机供电
- 将屏幕亮度降至最低，以延长麻醉机的电池寿命
- 检查麻醉机，以确定哪些系统在正常工作。如果对使用麻醉机为患者氧合与通气的能力有疑问，则使用自动充气式气囊和独立氧源进行通气
  - 检查气流
    - 如果没有气流，启动手动紧急氧流量计（如果有），并用自动充气式气囊通气。请求帮助以获取其他氧气瓶和调节器
  - 检查呼吸机，确保患者的肺处于机械通气状态
    - 如果呼吸机不运转，使用麻醉机和呼吸回路或自动充气式气囊开始手动通气

考虑手动通气以延长麻醉机的电池寿命

检查监护仪是否正常工作

派人去取由电池供电的转运监护仪

与外科医师商量

考虑手术的状态及其紧急程度

如果手术处在关键时刻，照明的最高优先级应在手术区域

建立对患者的监护

放置食管或心前听诊器

放置手动血压袖带并定期检查

触摸外周脉搏或让外科医师在手术区域内触摸动脉搏动

检查带备用电池的常规监护仪仍在运转

分配可用的由电池供电的转运监护仪（优先处理危重患者）

考虑是否需要额外的静脉麻醉药

确保已向手术室人员和工程师告知停电情况，并在适当的情况下启动医院应急计划

分配人员和设备，最需要的地方是

正在进行 CPB 的患者

只有一些泵氧合器有备用电池，但所有都配有手动曲轴

复杂或紧急手术

ICU（如果存在大量电力缺失，所有呼吸机都可能不能运行）

当情况进展时，重新评估此种情况下的人力和资源分配

如果可能，确定电源恢复的时间

如果电源可能需要几分钟以上的时间才能恢复，尽快终止所有非紧急手术

在确保可靠的电源供应之前，不要开始非紧急手术

并发症

低氧血症

手术事故

血流动力学不稳定

术中知晓

推荐阅读

1. Ehrenwerth J, Seifert HA. Electrical and fire safety. In: Ehrenwerth J, Eisenkraft JB, Berry JM, editors. Anesthesia equipment: principles and applications. 2nd ed. Philadelphia: Saunders; 2013. p. 621-52.
2. Ehrenwerth J, Seifert HA. Electrical and fire safety. In: Barash PB, Cullen BF, Stoelting RK, et al, editors. Clinical anesthesia. 7th ed. Philadelphia: Lippincott Williams and Wilkins; 2013, chapter 8.
3. NFPA-99. Health care facilities code. 2012 ed. Quincy, Mass: National Fire Protection Association; 2012.
4. Eichhorn JH, Hessel EA. Electrical power failure in the operating room: a neglected topic in patient safety. Anesth Analg 2010;110:1519-21.
5. Carpenter T, Robinson ST. Response to a partial power failure in the operating room. Anesth Analg 2010;110:1644-6.

65. 故障的氧气供应

定义

故障的氧气供应是指供应给麻醉机的氧气不是 100%O_2。

原因

在中央氧气输送系统的建造或维修中，管道中掺杂其他医用气体（中央空气、N_2O 或 N_2）

氧气软管与氧气墙壁出口连接错误

氧气软管和接头连接到错误的气体出口

- 直径索引安全系统（diameter index safety system，DISS）或拥有专利的“快速连接”系统故障或误用

在氧气接口处，被替换为非氧气瓶

- 轴针指数安全系统（pin index safety system，PISS）故障或误用

中央氧气供应包含其他气体（即 N_2O 或 N_2）

麻醉机的供应管线接反

氧气瓶中含有其他气体

典型情况

对管道气体输送系统进行建造、改造或维修后

手术室建造或现有手术室改造

麻醉机的最初安装或维护后
氧气输送软管从手术室氧气出口断开后
大量氧气或 N_2O 向中央供应系统输送后

预防

确保医用气体管道的所有工作，均由经过适当培训和认证的人员执行
在对管道供气进行任何建造或维修后，检测所有出口处的所有医用气体
在麻醉呼吸回路中使用具有低氧警报（设置为＞21%）的冗余氧气分析仪和呼吸气体分析仪
在给纯氧情况下，确保氧气分析仪读数为100%
将校准氧气分析仪作为机器彻底检查的一部分
在高压医用气体供应软管上使用DISS连接器
在所有气瓶和气瓶接口处使用PISS
- 不要用力将气瓶压在悬吊的接口处
- 不要尝试绕过PISS

使用对应的颜色编码气瓶，但每次仍要检查气罐上的内容物标签
- 不同国家的颜色代码有所不同

表现

如果氧气供应中混有 CO_2、N_2O、N_2 或空气
- 麻醉呼吸回路氧气分析仪提示流量计设置中的氧气浓度异常低
- 表现将取决于混有气体的种类和浓度
  - 可以听到低氧气浓度报警
  - 氧饱和度可能下降
- 增加氧气流量，麻醉呼吸回路中的氧气浓度不会相应增加

如果氧气供应与 N_2O、N_2 或 CO_2 交叉
- 预充氧过程中，FiO_2 和氧饱和度迅速降低，且增加“氧气”流量会使其恶化

如果 N_2O 与氧气供应交叉
预充氧或手术结束停用 N_2O 时，FiO_2 和氧饱和度迅速降低
气体分析仪显示 N_2O 数值升高
如果手术中应用相同流量的 N_2O 和氧气，则两种气体交叉的表现可能不会立即显现
心律失常
心动过缓
心脏停搏
如果 CO_2 与 N_2O 供应交叉
气体分析仪显示高浓度 $ETCO_2$，而没有 N_2O
心动过速、高血压或心律失常
可能被误认为恶性高热

类似事件

其他原因引起的低氧血症（参见事件 10，低氧血症）
氧气分析仪或脉搏血氧仪的假象或故障
过敏反应（参见事件 16，过敏反应和类过敏反应）
PE（参见事件 21，肺栓塞）
管道氧气损耗（参见事件 68，管道氧气损耗）
恶性高热（参见事件 45，恶性高热）

处理

相比用其他气体替代氧气所继发的呼吸暂停或气道阻塞，用不含氧气的气体通气会更快地导致低氧血症
确认氧气浓度异常降低
检查氧气分析仪和呼吸气体分析仪
检查麻醉机上的流量计设置
不要使用麻醉机辅助氧气流量计，因为这也会输送交叉的气体
打开麻醉机上的氧气瓶，并从管道供应中断开氧气和其他气体

即使打开麻醉机上的氧气瓶，管道中的氧气也会优先进入麻醉机

管道供气压力为 50 psig，而气瓶压力被降至 45 psig

启动快速充氧，利用气瓶中的氧气，将麻醉呼吸回路充满

确认呼吸回路中的氧气浓度适当的增加

检查氧气分析仪和呼吸气体分析仪

用纯氧维持通气，直到患者氧合正常

如果麻醉呼吸回路中的氧气浓度未适当升高

使用备用通气系统（例如：自动充气式气囊或无重复吸入回路）为患者通气，其将新的氧气瓶作为氧气源

如果没有其他氧气瓶，则利用室内空气通过自动充气式气囊进行通气或者进行口对气管导管通气

立即警示其他手术室、重症监护室、医院工程科和医院其他部门的人员

尽快终止所有手术

并发症

低氧血症

心脏或大脑缺氧性损伤

心脏停搏

推荐阅读

1. Malayaman SN, Mychaskiw G, Ehrenwerth J. Medical gases: storage and supply. In: Ehrenwerth J, Eisenkraft J, Berry J, editors. Anesthesia equipment: principles and applications. 2nd ed. Philadelphia: Saunders; 2013. p. 3-24.
2. It could happen to you! Construction contaminates oxygen pipeline. APSF Newsletter 2012;27:35.
3. Weller J, Merry A, Warman G, Robinson B. Anaesthetists' management of oxygen pipeline failure: room for improvement. Anaesthesia 2007;62:122-6.
4. Mudumbai SC, Fanning R, Howard SK, et al. Use of medical simulation to explore equipment failures and human-machine interactions in anesthesia machine pipeline crossover. Anesth Analg 2010;110:1292-6.
5. Rose G, Durbin K, Eichhorn JH. Gas cylinder colors ARE NOT an FDA standard! Anesthesia Patient Safety Foundation Newsletter 2010;25:16.

66. 气体流量控制故障

定义

气体流量控制故障是指气体流量控制系统的故障。

原因

泄漏
- 损坏或破裂的流量计
- 流量计和麻醉机之间的密封泄漏
- 流量控制阀泄漏（无气流）
- 电子气体混合器模块故障

阻塞
- 异物或灰尘进入流量计管
- 浮子卡在流量计管顶部

误导性读数
- 浮子卡在流量计的底部、顶部或内部，而没有阻塞气流
- 磨损、变形或损坏的浮子
- 不适用于所使用流量计的错误气体
- 维修期间零件位置安装错误
- 流量计的校准不正确
- 电子流量传感器和总气体流出（备用）流量计之间的气体泄漏
- 呼吸回路压力升高所产生的假象

典型情况

麻醉机安装或维修后
麻醉机机械损坏
初次打开麻醉机或流量计的气体供应时
O_2/N_2O 配比系统故障
气体混合器故障

预防

为麻醉机提供恰当的日常维护

一些流量计是密闭组件，不需要进行预防性维护

在关闭麻醉机的气体供应之前，先关闭流量计的气流

将管道软管连接到机器上或打开麻醉机上的气瓶之前，检查流量计的气流已关闭

对麻醉机进行恰当的使用前检查

每个病例都要全程监控 FiO_2

确保备用流量计在带有电子流量传感器的麻醉机上正常工作

表现

低氧血症（如果氧流量计泄漏）

呼吸气体分析仪的读数异常

与流量计设定的浓度不同

吸入气体中出现预料外的气体（例如：CO_2、N_2、氦气）

浅麻醉（如果 N_2O 流量计被阻塞或泄漏）

电子流量计测得的气体流量与机器共同气体出口上游的备用流量计测得的总气体流量不一致

鉴别

呼吸气体分析仪的校准不正确

在调节气流控制上的操作错误

O_2/N_2O 管道交叉（参见事件 65，故障的氧气供应）

处理

检查 FiO_2 和氧饱和度

如果 FiO_2 异常低，检查氧流量计泄漏或用另一流量计检查不恰当的流量

检查通过机械通气是否可以维持恰当的氧浓度

如果无法手控通气或氧饱和度低，切换至备用通气系统（例如：有独立氧源的自动充气式气囊）

寻求帮助，以确认和纠正问题

如果 FiO_2 正常并且可以对患者的肺进行机械通气，安排更换麻醉机

准备好备用通气系统

仔细监测 FiO_2、氧饱和度、麻醉气体浓度和气道压力

检查机器低压回路的泄漏

目视检查每个流量计的浮子可以自由旋转，以及随气流的变化正常上下波动

如果对麻醉机及其工作状态有任何疑问，立即停止使用，并由有资质的技术人员进行测试和维修

并发症

低氧血症

推荐阅读

1. Eisenkraft JB. The anesthesia machine and workstation. In: Ehrenwerth J, Eisenkraft JB, Berry JM, editors. Anesthesia equipment: principles and applications. 2nd ed. Philadelphia: Saunders; 2013. p. 25-63.
2. Eng TS, Durieux ME. Case report: automated machine checkout leaves an internal gas leak undetected: the need for complete checkout procedures. Anesth Analg 2012;114:144-6.

67. 静脉管路故障

定义

静脉管路故障是指任何原因导致的先前可用的静脉管路发生故障。

原因

静脉导管或输液管阻塞

- 三通的方向错误
- 静脉输液管上的滚动夹关闭
- 静脉输液管被用胶带固定，而导致扭结
- 静脉输液管中不相容药物的沉淀
- 静脉导管的尖端抵住静脉瓣
- 静脉导管或输液管中的血栓和滤器

静脉导管或输液管断开或漏液

静脉导管移位至静脉外

静脉置管和心脏之间的部分受外部挤压

- 因为肢体位置
- 因为手术对手臂的压迫
- 血压袖带被置于静脉停滞模式
- 肢体上使用状态的止血带

典型情况

静脉导管在进入手术室之前被其他人置入

患者体位改变后

- 患者从床或手术台移动到另外的床或手术台（例如：转为俯卧位）
- 在手术台上
- 相对于麻醉机的位置，旋转手术台

麻醉诱导期间

- 给药后未转动三通

当通过小静脉注入大量液体时

困难的静脉导管置入后

当使用不熟悉的静脉给药装置时

预防

仔细评估其他人员置入的静脉导管

- 确定静脉输液的通畅程度
- 寻找发红或渗液的征象

如果强制冲洗或注入实验剂量的诱导药，观察疼痛感

在患者摆放体位或重新摆放体位后，检查所有静脉管路

使用鲁尔锁定静脉连接器

确保所有接头都拧紧

将静脉导管在患者身上固定好

表现

液体阻塞或静脉的外部压迫

静脉输注停止

注射或强制冲洗时阻力大

当输液管在心脏水平以下，且与大气相通时，无血液反流

管道断开

静脉输注速度过快

注射时阻力特别小

地面上或者床单上有液体或者血液积聚

静脉导管在皮下移位

静脉置管或注射的部位有出血、水肿或疼痛

患者对药物或者输液无反应

类似事件

手术铺单或地板上的伤口冲洗液或血液

口径过小的静脉导管或连接管

处理

如果静脉输注停止

检查静脉液体输注的高阻力

追踪静脉输液管路，从输液袋到导管穿刺点

检查所有三通和滚动夹是打开的

检查静脉导管和静脉输液管的扭结

查找可能阻塞静脉输液管的手术钳或手术牵引器
检查静脉导管置入部位是否有渗漏征象
检查四肢的外部压迫
检查血压袖带可能没有完全放气
检查手术人员或连接至手术床侧面的手术牵开器对手臂的压迫
检查处于使用状态的止血带
如果使用全凭静脉麻醉且静脉管路故障，则在静脉管路问题解决之前，使用吸入麻醉药确保麻醉和遗忘
如果原因无法找到或无法解决，建立新的静脉管路
如果静脉入路受限且又急需建立静脉通路，询问外科医师术野中是否有直接的静脉入路

如果怀疑静脉管路断开

追踪静脉输液管以排除断开
检查三通方向是正确的
检查所有接头是拧紧的
检查静脉导管仍在患者体内

如果发现静脉管路断开，重新连接或更换合适的组件

用酒精或其他消毒剂尽可能彻底地消毒接头

如果未发现静脉管路断开，并且手术铺单或地板上有积血，排除其来源于手术部位

并发症

低血容量
静脉空气栓塞
血管活性药物或大量液体外渗导致局部的组织坏死、溃疡或骨筋膜室综合症
给予静脉药物后无预期效果
浅麻醉
患者体动；神经肌肉阻滞剂输注期间，肌松效果不佳
术中知晓

68. 管道氧气损耗

定义

管道 O_2 损耗是指管道 O_2 压力降为零或者低于麻醉机的操作阈值压力。

原因

医院的中央 O_2 存储用尽
连接到手术室中央 O_2 存储装置的 O_2 管破裂或阻塞
通向手术室的 O_2 截止阀关闭
连接墙壁或屋顶 O_2 出口至手术室麻醉机的 O_2 软管阻塞、断开或破裂
麻醉机的 O_2 调节器故障

典型情况

当管道系统或中央 O_2 存储装置处于维修中
自然灾害期间或之后会损坏中央氧气存储装置或输送系统，或阻碍中央供应的补充
　电力、水和负压可能同时失效
　建筑可能会遭受结构性损坏
断开机器的管路软管以检查“故障自动防护”系统后
当使用可快速连接的软管接头时
在将 O_2 输送到中央存储罐期间

预防

在开始每例手术前，对麻醉机和 O_2 供应系统进行充分的使用前检查
　确认管道压力正常
　检查 O_2 接头和软管是否连接紧密
　检查备用 O_2 罐的压力是否大于 1000 psig，然后关闭阀门

当氧气输送系统需要维修或改装时，安排医院工程科通知麻醉科和手术室

表现

表现多样化，取决于压力减退的速度及所使用的麻醉机的类型。
管道 O_2 压力表提示管道压力下降
当达到阈值时，低 O_2 供应压力报警会响起
流量计上的 O_2 流量下降至零（浮子掉下）
“模拟”电子流量传感器中的 O_2 流量显示为零
只要麻醉机故障自动防护系统正常运行，N_2O 的流量就会降为零
快速充 O_2 失效
气囊或呼吸机无法完全充满
呼吸机气动装置故障
O_2 接头或软管泄漏或部分断开而发出嘶嘶声
晚期征象
- 肺活量计和二氧化碳监测仪出现呼吸暂停警报
- 由于回路中剩余 O_2 的消耗而导致 FiO_2 下降
- 低氧血症和高碳血症的征象

类似事件

麻醉呼吸回路大量漏气（参见事件 69，麻醉呼吸回路大量漏气）
孤立的 N_2O 故障
快速充氧阀故障
氧流量计或压力表故障（参见事件 66，气体流量控制故障）

处理

确认氧气供应损耗
- 检查管路压力表
- 检查快速充 O_2 的功能

检查 O_2 流量计

检查 O_2 分析仪中的低氧气体混合物

打开麻醉机上的 O_2 罐

如果 O_2 罐是空的

准备一个替换的 O_2 罐和另一个备用 O_2 罐

关闭呼吸回路压力安全阀（转换到闭合回路）

使用回路系统中含有气体的储气囊进行手控通气

必要时用自己的呼吸重新恢复储气囊的容量

如果有单独的氧气罐，切换到自动充气式气囊或无重复吸入回路

仅在绝对必要的情况下，使用充有室内空气的自动充气式气囊或从气管导管用嘴进行通气

如果麻醉机无法使用，改用静脉麻醉药维持麻醉

将问题告知外科医师

告知手术室人员，并让他们检查其他手术室的氧气故障

如果 O_2 罐是满的

使用手动通气以节省 O_2，因为 O_2 可用于驱动气动呼吸机的风箱

某些麻醉机（例如：GE Aisys）有压缩空气的供应（管道或气罐），如果 O_2 供应障碍，呼吸机驱动气源将自动切换为空气，麻醉机将通过流量计将空气输送到共同气体出口和呼吸回路

寻求其他 O_2 罐作为备用

检查软管、接头、麻醉机和室内截止阀

软管可能被麻醉机或其他设备的轮子缠绕

连接器可能会被部分断开

如果麻醉机、软管、连接器或室内截止阀出现故障，通知生物医学工程或机器维修技术人员

如果故障不是孤立地由单个麻醉机软管或接头引起的

通知医院工程科

在问题解决之前，不要开始择期手术

并发症

低氧血症
高碳酸血症
浅麻醉，术中知晓

推荐阅读

1. Schumacher SD, Brockwell RC, Andrews JJ, Ogles D. Bulk liquid oxygen supply failure. Anesthesiology 2004;100:186-9.
2. Malayaman SN, Mychaskiw G, Ehrenwerth J. Medical gases: storage and supply. In: Ehrenwerth J, Eisenkraft JB, Berry JM, editors. Anesthesia equipment: principles and applications. 2nd ed. Philadelphia: Saunders; 2013. p. 3-24.
3. Lorraway PG, Salvoldelli GL, Joo HS, et al. Management of simulated oxygen supply failure: is there a gap in the curriculum? Anesth Analg 2006;102:865-7.
4. Eisenkraft JB. The anesthesia machine and workstation. In: Ehrenwerth J, Eisenkraft JB, Berry JM, editors. Anesthesia equipment: principles and applications. 2nd ed. Philadelphia: Saunders; 2013. p. 25-63.

69. 麻醉呼吸回路大量漏气

定义

当气体在麻醉机或呼吸回路中明显损耗时，则发生了大量漏气。

原因

正压通气时，呼吸机 / 气囊开关或压力安全阀的位置错误
麻醉呼吸回路漏气
　　呼吸回路的任何组件断开（例如：气管导管断开连接，气体取样管打开）
　　麻醉呼吸回路的结构故障或缺损
气管导管或气管导管周围漏气
　　气管导管不在气管内
　　气管导管套囊未密封气管
　　气管导管本身或气管导管套囊内有漏孔或裂缝
　　误将鼻胃管置入气管

麻醉机低压系统漏气
- 组件故障
- 断开

肺漏气
- 气胸
- 支气管胸膜-皮肤瘘

典型情况

当患者体位改变时
- 相对于麻醉机移动手术台
- 患者从床或手术台移动到另外的床或手术台
- 在对头部或颈部操作期间
- 当与外科医师共用呼吸道时

更换麻醉呼吸回路的部件后

当最开始正压通气时

困难气管插管或使用麦氏插管钳引导气管插管后

为面罩或鼻导管吸氧提供氧气源，而断开共同气体出口后，或使用辅助共同气体出口

麻醉机维修后

更换 CO_2 吸收剂后

预防

对麻醉机和呼吸回路进行全面的使用前检查
- 对麻醉呼吸回路进行正压漏气测试
  - 在呼吸回路的任何组件更换后，再次进行测试
- 对麻醉机和呼吸机进行低压系统漏气测试
  - 打开麻醉期间可能使用的所有蒸发器和流量计
- 测试气管导管套囊的完整性以检测漏气

气管插管后，将气管导管套囊充气至最小密闭性容量，并仔细检查套囊周围的漏气

在患者或气管导管发生任何移动后，都要再次检查套囊周围的漏气，以及气管导管位置的改变

开始机械通气之前，检查呼吸机 / 气囊开关和压力安全阀的位置

准备好合适型号范围的气管导管

表现

自主通气期间

- 每次呼吸之间都需要很大的新鲜气体流量来填充储气囊
- 浅麻醉的征象
  - 心动过速
  - 高血压
  - 体动
- 挥发性麻醉药的强烈气味
- 二氧化碳波形图可能显示异常

正压通气期间

- 可能听到漏气的声音
- 通过食管或心前区听诊器听诊时，没有呼吸音或有异常呼吸音
- PIP 降低或为零
- 麻醉呼吸回路中呼气端的肺活量计测得的呼气流量降低或为零
  - 呼气量明显小于吸气量
- $ETCO_2$ 很小或没有
- 患者的胸部在吸气时不抬高
- 在呼气时，呼吸机风箱既没有以恰当的速率重新充满，也没有塌陷（仅对于应在呼气时上升的风箱）
  - 需要很大量新鲜气体流量，以防止风箱塌陷
  - 如果风箱被完全排空并且被压缩在外壳的底部，呼吸机音调会发生变化
- 看见气管导管在气管外

类似事件

在麻醉呼吸回路少量漏气情况下，新鲜气体流量低
非计划拔管（参见事件 37，非计划拔管）
呼吸机或风箱无法正常运行（参见事件 71，呼吸机故障）
胸外科手术中气管支气管漏气（参见事件 35，气胸）

处理

始终维持患者充分的通气与氧合

如果找不到漏气原因并迅速解决，切换到备用通气系统（例如：自动充气式气囊或无重复吸入回路），并尽早寻求帮助

自发通气期间

关闭压力安全阀

增加进入回路的新鲜气体流量

- 应充满储气囊

如果储气囊没有充满

- 启动快速充氧
- 大量漏气应该变得很明显
- 检查并拧紧松动的接头
- 如果无法快速识别或纠正漏气，更换备用回路（例如：无重复吸入回路）

正压通气期间

增加进入麻醉呼吸回路的新鲜气体流量

- 如果漏气可以代偿，则在继续进行正压通风的同时查明漏气原因

切换到储气囊，关闭压力安全阀，并尝试通过启动快速充氧来填充麻醉呼吸回路

- **如果储气囊充满，给患者的肺进行通气**
  - 检查储气囊的顺应性，并在吸气时查看胸廓是否抬高
  - 听呼吸音并查找二氧化碳波形图上的 CO_2 波形
  - 如果可以进行手动通气

继续手动通气

寻求帮助以确认漏气，其可能发生在呼吸机回路内部

如果储气囊充满，但在正压通气下仍漏气

使用自动充气式气囊进行通气

寻求帮助

在吸气时听气管导管周围的漏气

如果有漏气，给气管导管套囊充气以确定漏气是否停止

如果仍然有漏气

评估气管导管的位置和完整性（参见事件 37，非计划拔管）

进行直接喉镜或视频辅助喉镜检查

考虑拔除气管导管，使用备用通气系统通过面罩为患者的肺进行通气，并更换气管导管

通过堵塞 Y 接头和启动快速充氧，进行麻醉呼吸回路的高压漏气测试

如果可给呼吸回路加压并保持压力，则问题可能出在气管导管、气管导管套囊或患者身上

如果在所有机械部件都检查后仍然存在漏气，评估患者存在气胸或支气管胸膜-皮肤瘘的可能

支气管胸膜瘘可能仅在将胸管连接至吸引器后才可见

如果在启动快速充氧后，储气囊没有装满

查看明显的连接断开

麻醉呼吸回路至气管导管的连接

麻醉呼吸回路至共同气体出口的连接

外部设备，如肺活量计和呼吸气体分析仪与麻醉呼吸回路的连接处

使用自动充气式气囊为患者的肺通气

寻求帮助以确认漏气

检查氧气管道压力和氧流量计的功能

如果管道压力低，打开麻醉机上的氧气瓶

检查蒸发罐的漏气

感觉蒸发罐底座周围的漏气
关闭蒸发罐并检查持续性漏气
如果上述各项均正常，考虑麻醉机内部出现故障
继续使用自动充气式气囊为患者通气
更换麻醉机
应用静脉麻醉药维持麻醉
将故障告知生物医学工程科，由生物医学工程师对设备进行检查

并发症

通气不足
低氧血症
高碳酸血症
意外拔管

推荐阅读

1. Raphael DT, Weller RS, Doran DJ. A response algorithm for the low pressure alarm condition. Anesth Analg 1988;67:876-83.
2. Seif DM, Olympio MA. Expiratory limb ventilation during unique failure of the anesthesia machine breathing circuit. Anesthesiology 2013;118:751-3.
3. Gravenstein D, Wikhu H, Liem EB, Tilman S, Lampotang S. Aestiva ventilation mode selector switch failures. Anesth Analg 2007;104:860-2.

70. 压力安全阀故障

定义

麻醉呼吸回路中的压力安全［可调节压力限制（adjustable pressure limiting，APL）］阀故障。

原因

使用者不正确地打开或关闭压力安全阀

压力安全阀控制旋钮失灵
压力安全阀内部机械装置故障
呼吸机减压阀故障（呼吸机内部压力安全阀）

典型情况

从手动通气切换为机械通气后，反之亦然（使用者错误）
压力安全阀的机械故障
呼吸回路组件或呼吸机维修后

预防

对麻醉呼吸回路进行全面的使用前检查
- 将呼吸机 / 气囊开关设置为 BAG（气囊），并封堵呼吸回路 Y 接头
- 关闭回路压力安全阀，并对麻醉回路加压。确保回路中压力逐步上升（此检查用于压力安全阀卡在开放位置）
- 完全打开回路压力安全阀，确保呼吸回路中压力降低至 1 ～ 2 cmH_2O（此检查用于压力安全阀被卡在关闭位置或控制旋钮故障）
- 增加新鲜气体流速到 10 L/min，并检查回路压力的增加（压力增加表示压力表故障或回路的压力安全阀部分关闭）
- 将呼吸机 / 气囊开关设置为 VENTILATOR（呼吸机），保持新鲜气体流速为 10 L/min，并用模拟肺（储气囊）通气。在呼气期检查回路压力的增加（压力增加表示压力表故障或呼吸机减压阀关闭）

在给患者预充氧并保持面罩与患者面部之间的紧密密封的同时，打开压力安全阀并观察麻醉回路
- 确保吸气和呼气单向阀正常移动，并且回路压力升高不会超过 1 ～ 2 cmH_2O

表现

回路压力安全阀被卡在关闭位置或被不正确地设置为 CLOSED（关闭）

70

如果呼吸机 / 气囊开关在 BAG（压力安全阀位于呼吸回路中）

PIP 和 PEEP 会进行性增加

由于气体通过压力安全阀的高压释放机制逸出，PIP 的增加可能稳定于较高的水平。这种情况发生在 70 ～ 80 cmH_2O

如果设置恰当，会听到持续的压力警报

储气囊会膨胀

清醒患者会主诉呼吸困难

胸腔内压力增高和静脉回流受损会导致低血压

由于静脉回流减少导致药物进入动脉循环的速度减慢，患者对注射的血管活性药物缺乏反应

由于胸腔顺应性明显降低，患者出现进行性肺通气困难（即“僵硬肺”）

$ETCO_2$ 降低或消失

氧饱和度降低

肺气压伤

气胸

纵隔气肿

皮下气肿

如果呼吸机 / 气囊开关在 VENTILATOR（减压阀在呼吸机内部）

除出现上述表现，还可表现为

由于对抗回路中增加的压力，呼吸机会发出异常声音

潮气量减小（大多数呼吸机的性能会随着回路压力的增加而降低）

回路或呼吸机的压力安全阀卡在开放位置或被不正确地设置为 OPEN（开放）

如果患者是自主呼吸，则储气囊可能无法完全充满

如果患者正在进行机械通气

吸气时会出现大量漏气

呼吸机的直立式风箱会掉落，或者储气囊会塌陷，造成无法进行通气

潮气量和分钟通气量会减少

类似事件

压力安全阀关闭

呼气阀卡在关闭位置（参见事件 59，回路呼气阀卡在关闭位置）

WAGD 系统故障（参见事件 73，麻醉废气处理系统故障）

麻醉回路的呼气端阻塞

气胸（参见事件 35，气胸）

支气管痉挛（参见事件 29，支气管痉挛）

压力安全阀开放

其他回路组件造成的大量漏气（参见事件 69，麻醉呼吸回路大量漏气）

处理

如果压力安全阀卡在关闭位置或被不正确地设置为 CLOSED

检查压力安全阀和呼吸机 / 气囊开关是否正确设置为想要的通气模式

如果回路压力仍然很高，将开关调为另一个（从 BAG 到 VENTILATOR，反之亦然）。这可能会降低呼吸回路内的压力，并有助于问题的诊断

- 尽快使用备用通气系统（例如：自动充气式气囊或无重复吸入系统）为患者的肺进行通气
- 寻求帮助，以维修或更换回路或呼吸机中有缺陷的组件
  - 可能需要更换麻醉机

如果压力安全阀卡在开放位置或被不正确地设置为 OPEN

检查压力安全阀和和呼吸机 / 气囊开关是否正确设置为想要的通气模式

确保充足的氧合与通气

- 如果正在使用控制通气，而回路压力安全阀出现大量无法纠正的漏气，则使用备用通气系统
- 寻求帮助，以维修或更换回路或呼吸机中有缺陷的组件
  - 可能需要更换麻醉机

采用静脉麻醉药物维持麻醉

并发症

低血压
低氧血症
高碳酸血症
肺气压伤
　　气胸
　　气体栓塞
心脏停搏

推荐阅读

1. Walker SG, Smith TC, Sheplock G, Acquaviva MA, Horn N. Breathing circuits. In: Ehrenwerth J, Eisenkraft JB, Berry JM, editors. Anesthesia equipment: principles and applications. 2nd ed. Philadelphia: Saunders; 2013. p. 95-124.
2. Oprea AD, Ehrenwerth J, Barash PG. A case of adjustable pressure-limiting (APL) valve failure. J Clin Anesth 2011;23:58-60.
3. Eisenkraft JB. Potential for barotrauma or hypoventilation with the Drager AV-E ventilator. J Clin Anesth 1989;1:452-6.
4. Vijayakumar A, Saxena DK, Sivan Pillay A, Darsow R. Massive leak during manual ventilation: adjustable pressure limiting valve malfunction not detected by pre-anesthetic checkout. Anesth Analg 2010;111:579-80.
5. Hennenfent S, Suslowicz B. Circuit leak from capnograph sampling line lodged under adjustable pressure limiting valve. Anesth Analg 2010;111:578.

71. 呼吸机故障

定义

呼吸机故障是指呼吸机无法将所需的吸入气体量输送给患者。

原因

回路断开或连接错误
风箱被卡住
呼吸机外壳和风箱之间的密封性不好
呼吸机或连接软管的组装不正确
新鲜气体无法进入麻醉回路和呼吸机

电控呼吸机的电力故障
呼吸机减压阀卡在开放位置或缺失
肺顺应性超出呼吸机的性能范围
新鲜气体隔离阀故障

典型情况

患者的体位改变导致连接断开
气囊 / 呼吸机开关设置不正确
更换麻醉呼吸回路的组件后
麻醉机维修后
当使用者不熟悉麻醉机或呼吸机操作时
患有严重肺部疾病和肺顺应性差的患者
在电源或氧气供应中断期间
　　恶劣天气
　　地震

预防

小心改变患者体位
为麻醉机和呼吸机提供恰当的日常维护
培训工作人员正确安装和使用呼吸机
对麻醉机和呼吸机进行全面的术前检查
　　将气囊放在 Y 接口末端，作为呼吸机的“模拟肺”进行通气
确保呼吸机电源已打开并且气囊 / 呼吸机开关已设置正确

表现

呼吸机风箱移动受限制或卡在倾斜位置
呼吸机无法切换，风箱完全不动
吸气时呼吸机声音异常
呼吸机警报声（例如：“无法驱动风箱”警报）

如果是活塞式呼吸机，活塞移动正常但是肺不通气
患者通气不足的征象
　　吸气时胸廓运动减少或缺失
　　二氧化碳波形图显示 $ETCO_2$ 很少或没有
　　通过肺活量测定法测定潮气量低或没有
　　发出呼吸暂停报警
　　发出低压报警
　　当 $PaCO_2$ 升高时，患者如果没有完全被肌松，仍会用力呼吸
　　低氧血症
　　呼吸音减弱或消失
如果发生电源故障，其他设备可能失去动力或手术灯可能熄灭
　　如果备用电池功能正常，呼吸机可以正常运行
如果手术室的主要氧气供应中断，则浮子会掉落到流量计底部并发出低氧压力报警

类似事件

呼吸机未打开
呼吸回路气囊 / 呼吸机开关的设置错误
压力安全阀故障（参见事件 70，压力安全阀故障）
麻醉回路大量漏气（参见事件 69，麻醉呼吸回路大量漏气）
WAGD 系统故障（参见事件 73，麻醉废气处理系统故障）
吸气阀卡在关闭位置（参见事件 60，回路中的吸气阀卡在关闭位置）
麻醉回路的吸气端或气管导管阻塞

处理

尝试使用麻醉呼吸回路上的气囊为患者进行手动通气
　　使用麻醉机上的气囊进行手动通气
　　启动快速充氧，为储气囊充气
　　如果能够通气，继续进行手动通气
　　寻求帮助，以找出呼吸机的问题，并帮助照护患者

准备好使用备用通气系统（例如：自动充气式气囊或无重复吸入回路）

如果无法利用快速充氧为麻醉呼吸回路充气

目视检查主要回路的断开，检查气管导管、Y 接头、软管和储气囊

确保没有将气囊 / 呼吸机开关设置为 BAG 以进行手动通气

如果没有断开连接，且气囊 / 呼吸机开关位于 BAG

使用自动充气式气囊、无重复吸入回路或经口对气管导管对患者进行通气

检查流量计和管道 O_2 压力表

如果外部 O_2 供应故障，改为 O_2 瓶（参见事件 68，管道氧气损耗）

如果麻醉呼吸回路和气囊充满，但无法给患者进行手动通气

再次检查气囊 / 呼吸机开关是否位于 BAG

使用备用通气系统（自动充气式气囊、无重复吸入回路或经口对气管导管）为患者通气

检查麻醉呼吸回路吸气端的阻塞

如果无法使用备用通气系统进行通气

检查气管导管扭结、支气管痉挛、支气管插管、气胸（参见事件 29，支气管痉挛；事件 30，支气管插管和事件 35，气胸）

一旦已经建立充分的通气

必要时使用静脉麻醉药维持麻醉

让来帮忙的人员诊断和纠正问题

再次检查回路软管、气囊 / 呼吸机开关和呼吸机开关

查找并纠正呼吸机的问题

解决上述问题可能需要更换麻醉机

如果发生电源故障，应急电源系统应自动启用

紧急发电机可能会因主电源的切断而发生故障或自身损坏（参见事件 64，电源故障）

确保将呼吸机插头插入应急电源插座中

备用电池的功能有时间限制，因此要计划其他的备用通气方法

如果无法快速恢复电源，需要气控呼吸机

并发症

低氧血症
高碳酸血症
心脏停搏

推荐阅读

1. Modak RK, Olympio MA. Anesthesia ventilators. In: Ehrenwerth J, Eisenkraft JB, Berry JM, editors. Anesthesia equipment: principles and applications. 2nd ed. Philadelphia: Saunders; 2013. p. 148-78.
2. Ortega RA, Zambricki ER. Fresh gas decoupling valve failure precludes mechanical ventilation in a Draeger Fabius GS anesthesia machine. Anesth Analg 2007;104:1000-1.
3. Hilton G, Moll V, Zumaran AA, Jaffe RA, Brock-Utne JG. Failure to ventilate with the Dräger Apollo® Anesthesia Workstation. Anesthesiology 2011;114:1238-40.
4. Schulte TE, Tinker JH. Narkomed 6400 anesthesia machine failure. Anesth Analg 2008;106:1018-9.

72. 挥发性麻醉药过量

定义

挥发性麻醉药过量是指挥发性麻醉药浓度绝对或相对过量。

绝对过量：挥发性麻醉药的吸入浓度显著高于预期

相对过量：造成血流动力学和呼吸功能受损的挥发性麻醉药的原定目标浓度

原因

麻醉药蒸发罐浓度设置错误
前一例手术麻醉后未关闭蒸发罐
在麻醉诱导或加深麻醉后没有及时降低挥发性麻醉药的高浓度
麻醉药蒸发罐故障
蒸发罐中被加入错误的药物
蒸发罐联锁装置故障（允许同时打开两个蒸发罐）
蒸发罐倾斜，导致液体麻醉剂进入蒸发罐的旁路部分或麻醉机管道

麻醉机输送故障（例如：新型麻醉机出现电子故障）

典型情况

当通过给予高浓度挥发性麻醉药来快速改变麻醉深度时
　　高新鲜气体流量和机械通气会导致挥发性麻醉药在麻醉呼吸回路和患者中快速达到平衡
使用挥发性麻醉药进行吸入诱导后
既往有心血管或肺部疾病的患者
当麻醉机上刚安装好蒸发罐时

预防

确保在预防性保养时定期检查蒸发罐
使用呼吸气体分析仪（包括挥发性麻醉药）
　　恰当地设置挥发性麻醉药的高警报限值
谨慎给予高浓度挥发性麻醉药
　　确保浓度根据需要降低
确保蒸发罐始终保持直立
遵循制造商建议的程序给蒸发罐加药
确保蒸发罐在加药时处于关闭状态
使用药物专用加药器，以防止加药错误
不要加药过满
使用脑电监护仪监测患者麻醉深度，并设置警报限值以警告可能的麻醉药过量
切勿在机器共同气体出口和呼吸回路之间连接独立式蒸发罐

表现

麻醉期间任何意外的低血压或心动过缓的鉴别诊断中均应包括挥发性麻醉药过量。
如果蒸发罐在上一例患者中未关闭

患可能会抱怨预充氧过程中的气味
患者可能在预充氧期间就失去反应
呼吸气体分析仪可检测出高浓度的挥发性麻醉药
自主呼吸的患者会出现呼吸抑制或呼吸暂停
EEG 显示麻醉深度增加
低血压
心动过缓
室性心律失常
PEA
麻醉结束时无法呼吸或苏醒

类似事件

其他原因引起的低血压和心血管衰竭（参见事件 9，低血压）
其他原因引起的呼吸抑制或呼吸暂停（参见事件 56，术后呼吸衰竭）
静脉药物过量（参见事件 63，给药错误）
心脏停搏（参见事件 2，心脏停搏）

处理

确认挥发性麻醉药过量

检查蒸发罐和流量计设定
检查呼吸气体分析仪，以确定在麻醉呼吸回路中测量的挥发性麻醉药浓度是否合适

关闭所有挥发性麻醉药蒸发罐

确保充足的氧合与通气

将 FiO_2 增加至 100%，同时加大进入麻醉呼吸回路的氧流量

在两次呼吸之间，通过启动快速充氧将挥发性麻醉药从呼吸回路清除到废气清除系统

确认麻醉呼吸回路中的挥发性麻醉药浓度已降低
如果麻醉药浓度未降低，使用备用通气系统（例如：自动充气式气囊或无重复吸入回路）通气

麻醉机或蒸发罐可能存在内部故障

经常检查生命体征（排除 PEA）

血压

触诊外周血管脉搏

脉搏血氧仪

听诊心音

循环支持

静脉快速输液

给予血管收缩药（参见事件 9，低血压）

如有适应证，给予抗胆碱药（参见事件 22，窦性心动过缓）

如果出现严重的血流动力学波动，寻求帮助

如果发生心脏停搏，遵循 ACLS 指南（参见事件 2，心脏停搏）

在挥发性麻醉药过量的情况下，使用儿茶酚胺可能会发生心律失常

如果出现严重的低血压或心脏停搏，尽快终止手术

如果存在蒸发罐被错误注入药物或故障，或麻醉机故障的可能性，停止使用该麻醉机

并发症

呼吸停止

心脏停搏

推荐阅读

1. Eisenkraft JB. Anesthesia vaporizers. In: Ehrenwerth J, Eisenkraft JB, Berry JM, editors. Anesthesia equipment: principles and applications. 2nd ed. Philadelphia: Saunders; 2013. p. 64-94.
2. Eisenkraft JB. Hazards of the anesthesia delivery system. In: Ehrenwerth J, Eisenkraft JB, Berry J, editors. Anesthesia equipment: principles and applications. 2nd ed. Philadelphia: Saunders; 2013. p. 607-11.
3. Geffroy JC, Gentili ME, Le Pollès R, Triclot P. Massive inhalation of desflurane due to vaporizer dysfunction. Anesthesiology 2005;103:1096-8.
4. Sinclair A, van Bergen J. Vaporizer overfilling. Can J Anaesth 1993;40:77-8.
5. Mehta SP, Eisenkraft JB, Posner KL, Domino KB. Patient injuries from anesthesia gas delivery equipment: a closed claims update. Anesthesiology 2013;119:788-95.
6. Adler AC, Connelly NR, Ankam A, Raghunathan K. Technical communication: inhaled anesthetic agent-vaporizer mismatch: management in settings with limited resources: don't try this at home. Anesth Analg 2013;116:1272-5.

73. 麻醉废气处理系统故障

定义

麻醉废气体处理（waste anesthesia gas disposal，WAGD）系统故障。

原因

WAGD 系统软管的内部阻塞或外部压迫
WAGD 系统组件的机械故障
WAGD 系统的组装或操作错误
真空压力不足

典型情况

操作错误
当移动麻醉机或其他设备，碾压手术室地板上的 WAGD 系统软管时
WAGD 系统或麻醉机维修后
排气软管与 WAGD 系统出口无法连接
无法为 WAGD 系统上未使用的接口加帽

预防

使用有安全装置的 WAGD 系统
- 在封闭的主动 WAGD 接口设计中的正压和负压释放机制
- 在开放的主动 WAGD 系统设计中通向大气的接口
- 用于指示和警告过大的正压或负压的在线呼吸回路压力表和警报器

禁止未经培训的使用者更改 WAGD 系统设置
避免 WAGD 系统软管受压
- 使用抗弯曲或扭结的 WAGD 软管

使 WAGD 系统软管离开地面
小心移动麻醉机和推车，避免挤压 WAGD 系统软管
在移动麻醉机后或者在常规的使用前机器检查中，目视检查 WAGD 系统软管
确认 WAGD 系统软管已连接到了 WAGD 系统上的正确接口
在使用前机器检查期间，封堵麻醉呼吸回路的 Y 接口
启动快速充氧，并确保可通过压力安全阀释放气体压力（测试阀门和 WAGD 系统）
无新鲜气流并封堵麻醉呼吸回路时，确保呼吸回路中不产生负压（主动 WAGD 系统）
如果存在，确保该真空压力监测仪指示 WAGD 系统有足够的压力
如果 WAGD 系统的接口关闭，确保正压和负压释放阀没有被阻塞或封堵

表现

麻醉回路中的呼气末压力异常（正压或负压）
当使用被动的 WAGD 时，只应形成正压
当使用主动的 WAGD（真空）时，WAGD 接口的故障可能导致过多的正压或负压
无法使患者的肺通气
无法使呼吸回路充气
胸腔内压力升高引起的低血压
低氧血症
手术室人员可能会闻到挥发性麻醉药的气味
封闭的主动 WAGD 接口系统
当废气从呼吸回路进入接口时，接口储气囊应在呼气末充满
当无气体进入接口且真空将气体清除时，接口储气囊在吸气时应为空的

类似事件

压力安全阀关闭或阻塞（参见事件70，压力安全阀故障）
回路系统呼气阀卡在关闭位置（参见事件59，回路中的呼气阀卡在关闭位置）
呼吸机压力安全阀卡在关闭位置（参见事件71，呼吸机故障）
压力表故障
气胸（参见事件35，气胸）
麻醉呼吸回路中的麻醉气体损耗（参见事件69，麻醉呼吸回路大量漏气）

处理

确认 WAGD 系统中的故障

观察麻醉呼吸回路中的压力

如果观察到异常压力（正压或负压），断开患者与麻醉呼吸回路的连接

使用备用通气系统

调节进入主动 WAGD 系统的真空量

关闭释放阀以减少真空量

打开释放阀以增加真空量

检查 WAGD 系统软管的阻塞

回路中的压力安全阀与 WAGD 系统接口之间

呼吸机与 WAGD 系统接口之间

WAGD 系统接口与手术室 WAGD 系统排出口之间

如果 WAGD 系统接口与二氧化碳吸收器或呼吸机之间的 WAGD 系统软管阻塞

解除明显的阻塞

考虑从呼吸机切换到储气囊，反之亦然，以进行正压通气

如有疑问，使用备用的通气系统

如果患者是自主呼吸，则可以使用储气囊或呼吸机风箱作为气

体储备

如果 WAGD 接口和手术室排出口之间的 WAGD 系统软管阻塞

解除明显的阻塞

如果阻塞无法解除，则继续使用备用的通气系统

也可以选择，从麻醉呼吸系统上断开 WAGD 系统接口的连接，将废气排放到手术室

检查导致高气道压力的其他原因（参见事件 7，高吸气峰压）

寻求帮助，以修理和更换有故障的 WAGD 系统组件

并发症

肺气压伤

气胸

纵隔气肿

皮下气肿

低血压

通气不足

手术室人员接触麻醉废气

推荐阅读

1. Eisenkraft JB, McGregor DG. Waste anesthetic gases and scavenging systems. In: Ehrenwerth J, Eisenkraft JB, Berry JM, editors. Anesthesia equipment: principles and applications. 2nd ed. Philadelphia: Saunders; 2013. p. 125-47.
2. Tavakoli M, Habeeb A. Two hazards of gas scavenging. Anesth Analg 1978;57:286-7.

第 11 章
心脏麻醉事件

ANKEET UDANI
孟园园　译　严思益　张欢　校

74. 心脏撕裂伤

定义

心脏撕裂伤是指胸骨切开或者其他创伤导致的右心房、右心室、大血管或者静脉桥被无意切开。

原因

瘢痕组织和（或）心肌组织与胸骨粘连
CPR
穿透性胸部创伤（例如：枪伤、刀刺伤、MVA）

典型情况

曾行胸骨切开（“二次”胸骨切开），尤其是在胸骨下有静脉桥的患者
外科医师经验不足
胸骨切开时未停止肺通气
紧急胸骨切开
升主动脉瘤或者主动脉弓复杂血管病变的患者
胸壁解剖异常（脊柱后凸畸形、漏斗胸）的患者
接受过纵隔放疗的患者
CPR 后肋骨或者胸骨骨折的患者
胸部穿透伤的患者
MVA 后的患者

预防

通过术前的侧位胸片和（或）CT 评估心脏、大血管与胸骨的粘连程度

首次胸骨切开前停止肺通气；二次胸骨切开时减少潮气量并维持通气

在胸骨切开时减小心腔大小

- 将患者置于头高脚底位
- 静脉输注血管扩张药，如硝普钠或硝酸甘油

考虑在胸骨切开前行股动脉-股静脉 CPB

如果主动脉瘤紧贴于胸骨后，建议在深低温、停循环后再行胸骨切开

表现

大量血液从外科术野或其他损伤部位涌出

低血压

- 可能因为出血
- 如果重要的静脉或者与冠状动脉相连的乳内动脉桥破裂，可能发生急性心力衰竭

心动过速

明显的胸部创伤——刀伤、枪伤或安全带灼伤

血气胸

类似事件

其他胸腔部位的出血（参见事件 1，急性出血）

其他原因导致的低血压（参见事件 9，低血压）

处理

心脏撕裂伤可在任何胸骨切开或胸部创伤时发生。

心脏手术中，为胸骨切开时的大出血做好准备

确保足够的静脉通路来应对二次胸骨切开

如果术中使用自体血回收，应于开胸前组装好

首次胸骨切开前停止肺通气；二次胸骨切开时减小潮气量并维持通气

确保在胸骨切开时术间内至少备好 2 个单位 PRBCs

胸骨切开时仔细观察术野

确保快速输液设备可用

如果胸骨切开时出现大出血

停止挥发性麻醉药，用纯氧冲洗呼吸回路

增加 FiO_2 至 100% 并恢复通气

停止给予血管扩张药

维持循环血容量

给予静脉输液（晶体液、胶体液、血液）

寻求帮助，以快速补液

使用快速输液设备

维持灌注压

根据需要给予血管收缩药（参见事件 9，低血压）

给予去氧肾上腺素 50 ～ 200 μg IV，根据需要增加剂量

给予肾上腺素 10 ～ 50 μg IV，根据需要增加剂量

保存患者的血液

确保外科医师使用了术野血液回收装置

如果必须在 CPB 下进行外科修补

麻醉医师应通过中心静脉通路给予肝素 300 ～ 400 u/kg IV

尽快检查 ACT

如果 ACT ＜ 400 s，增加肝素用量

肝素化后，血液可以通过 CPB 泵的心内吸引管（“旁路吸引管”）进行血液回收

可能需要行股动脉插管作为动脉灌注的通路

行右心室切开术，将心内吸引作为 CPB 的静脉回流

CPB 开始后，要对长时间 CPB 及心肌损伤的相关不良事件做好

预案（参见事件 78，心肺转流术后的低心输出量状态；事件 75，心肺转流术后凝血功能障碍；事件 15，急性冠脉综合征）

对胸部穿透伤、胸部钝性损伤或 CPR 后的患者，可能需要

放置胸腔闭式引流管

液体复苏

胸骨切开 / 开胸手术，以控制出血和（或）夹闭降主动脉

转运至手术室以进行明确损伤部位手术

并发症

CPB 无法停机

急性心力衰竭

心肌缺血

心律失常

心脏停搏

ARDS

低体温

全身气栓

推荐阅读

1. Mehta AR, Romanoff ME, Licina MG. Anesthetic management in the precardiopulmonary bypass period. In: Hensley FA, Martin DE, Gravlee GP, editors. The practical approach to cardiac anesthesia. Philadelphia: Lippincott Williams & Wilkins; 2008. p. 182-3.
2. Despotis G, Avidan M, Eby C, et al. Prediction and management of bleeding in cardiac surgery. J Thromb Haemost 2009;7(Suppl. 1):111-7.
3. Misao T, Yoshikawa T, Aoe M, et al. Bronchial and cardiac ruptures due to blunt trauma. Gen Thorac Cardiovasc Surg 2011;59:216-9.
4. Nyawo B, Botha P, Pillay T, et al. Clinical experience with assisted venous drainage cardiopulmonary bypass in elective cardiac reoperations. Heart Surg Forum 2008;11:E21-3.
5. Hellevuo H, Sainio M, Nevalainen R, et al. Deeper chest compression: more complications for cardiac arrest patients? Resuscitation 2013;84:760-5.

75. 心肺转流术后凝血功能障碍

定义

CPB 后凝血功能障碍是由血小板或凝血级联缺乏或功能异常导致的。

原因

循环中的抗凝药物
- 肝素中和不完全
- 肝素反跳
- 鱼精蛋白过量

血小板减少症
血小板功能受损
血浆凝血因子浓度低
DIC
原发性纤溶亢进
既往先天性或获得性凝血功能障碍

典型情况

心脏手术后患者
长时间 CPB
- 血小板激活增加
- 血小板减少
- 凝血因子消耗

大量出血或输血
过强的心内吸引
需要循环辅助装置的患者
接受深低温的患者（核心温度低于 20℃）
既往有凝血功能障碍
- 抑制血小板功能的药物治疗（阿司匹林、双嘧达莫、氯吡格雷）

抗凝治疗
溶栓治疗（链激酶或类似药物）
肝功能不全
慢性肾衰竭
骨髓增生性疾病

预防

确认既往有临床、亚临床或药物引起的凝血功能障碍的患者
    术前完善凝血功能检查
        PT、PTT
        血小板数量
        血栓弹力图（如果有）
尽可能缩短 CPB 时间
尽可能减小心内吸引的负压，以减少血小板的损伤
给予合适剂量的肝素和鱼精蛋白
    监测 CPB 期间和 CPB 后即刻的凝血功能
    保证 CPB 期间 ACT ＞ 400 s
可采用急性等容血液稀释（在体外循环前留取全血，在 CPB 后回输）
与外科医师协商，术前停用可导致血小板功能障碍的药物
对高出血风险的患者进行药物治疗
    ε-氨基己酸
    氨甲环酸
对凝血功能异常的高危患者，在 CPB 结束时准备好血液制品
    有心脏手术史的患者
    CPB 时间超过 3 h 的患者

表现

给予足量鱼精蛋白后，伤口边缘及术野广泛渗血

- 关胸后，纵隔引流管内引流量增加
- 静脉穿刺部位、伤口或黏膜有出血
- 凝血功能的实验室检查异常
  - 追加鱼精蛋白后，ACT 仍高于生理值
  - 血小板减少
  - PT 和 PTT 延长
  - 纤维蛋白原水平下降
  - 纤维蛋白原降解产物增加
  - 血栓弹力图异常
- 低血压、心动过速
- 心脏压塞

类似事件

- 外科出血
- 急性出血（参见事件 1，急性出血）
- 输血反应（参见事件 50，输血反应）
- 其他原因造成的心脏压塞（参见事件 18，心脏压塞）

处理

若出现以列情况应行手术探查

- 纵隔引流量每小时超过 300 ～ 400 ml，并持续增多，而凝血实验室检查结果正常
- 出现心脏压塞的征象（参见事件 18，心脏压塞）
  - 心包压力与心室充盈压平衡
  - TEE/TTE 检查提示心脏压塞

给予支持治疗，直至出血得到控制

- 维持循环容量
  - 输入晶体液、胶体液和血液制品以维持灌注压
- 根据需要给予血管收缩药以维持灌注压（参见事件 9，低血压）

去氧肾上腺素 50 ～ 100 μg IV，并根据需要增加剂量
肾上腺素 10 ～ 50 μg IV，并根据需要增加剂量
维持正常体温（参见事件 44，低体温）
使用加温毯和（或）暖风机
加热所有静脉输液
避免高血压
维持充分镇静
根据需要给予血管扩张药
考虑使用 PEEP 以减少关胸后纵隔内静脉出血

评估凝血功能的实验室检查

检查 ACT
追加鱼精蛋白直至 ACT 降至生理值，或者 ACT 不再继续降低
将血样送至临床实验室，进行以下检验
血小板计数
PT
PTT
纤维蛋白原
纤维蛋白原降解产物
检查血栓弹力图

若出血严重，在等待实验室检查结果的同时开始经验性治疗（参见事件 1，急性出血）

恢复血小板的数量和功能
在给予鱼精蛋白后，回输体外循环之前从患者体内吸引出的所有新鲜全血
给予血小板（一个治疗量的血小板能使血小板计数增加 50 000 ～ 80 000/μl）
去氨加压素（DDAVP）0.3 μg/kg 缓慢 IV，若注射速度过快可引起低血压
输注 2 ～ 4 u 新鲜冰冻血浆（成人）

如果可行，根据实验室检查结果指导血液制品的进一步使用
若凝血功能异常持续存在，可请血液科医师会诊协助治疗
考虑重组Ⅶa 因子 15 ～ 180 μg/kg IV（对于非血友病患者的无法控制出血的治疗剂量差异较大；请血液科医师会诊）

若考虑出血原因是原发性纤维蛋白溶解

给予 ε - 氨基己酸 5 g bolus IV，然后按 1 g/h 的速度持续输注 6 h

并发症

输血反应
低血容量
高血容量
DIC
高凝状态
肾衰竭
二次探查后的纵隔炎
血源性病毒感染
死亡

推荐阅读

1. Avery EG. Massive bleeding post bypass: rational approach to management. In: ASA refresher course lectures. Park Ridge, Ill: American Society of Anesthesiologists; 2012. p. 214.
2. Mazer CD. Update on strategies for blood conservation and hemostasis in cardiac surgery. In: ASA refresher course lectures. Park Ridge, Ill: American Society of Anesthesiologists; 2012, p. 424.
3. Romanoff ME, Royster RL. The postcardiopulmonary bypass period: weaning to ICU transport. In: Hensley FA, Martin DE, Gravlee GP, editors. The practical approach to cardiac anesthesia. Philadelphia: Lippincott Williams & Wilkins; 2008, p. 233.
4. DiNardo JA. Management of cardiopulmonary bypass. In: DiNardo JA, Zvara DA, editors. Anesthesia for cardiac surgery. Malden, Mass: Blackwell; 2008. p. 369.
5. Speiss BD, Horrow J, Kaplan JA. Transfusion medicine and coagulation disorders. In: Kaplan JA, editor. Kaplan's cardiac anesthesia. 5th ed. Philadelphia: Saunders; 2006. p. 972.
6. Lam MS, Sims-McCallum RP. Recombinant factor VIIa in the treatment of nonhemophiliac bleeding. Ann Pharmacother 2005;39:885-91.

76. 紧急心肺转流术

定义

CPB 紧急开始。

原因

心脏手术

　　围术期心脏停搏、心肌缺血、低血压或大量出血

气道灾难

　　无法使用常规方法建立气道（例如：伴气管软化的前纵隔肿物）

需要长时间 CPR 的 LAST

典型情况

急性冠状动脉桥堵塞

PCI 失败

重度瓣膜功能不全

　　瓣膜功能异常（例如：腱索断裂）、瓣膜修复或置换

　　伴有急性重度瓣膜关闭不全的心内膜炎

急性的重度心肌功能障碍

　　严重低血压

　　严重鱼精蛋白反应

围术期大出血

大面积 PE

产科灾难（例如：LAST、AFE 和产妇心脏停搏）

预防

应用所有必要的正性肌力药和其他机械心脏辅助装置进行 CPB 停机

关胸前确保给予足量的鱼精蛋白并充分止血

CPB 后进行 TEE 检查评估心室及瓣膜功能

表现

整体或局部心肌功能障碍的征象
- 可见的心脏扩大和心肌收缩力减低
- 体循环低血压伴心室充盈压增加
- TEE 可见室壁运动异常（整体或局部）
- ECG 形态或节律异常
  - ST 段抬高，多见于下壁导联Ⅱ、Ⅲ、AVF
  - 心脏传导阻滞
  - 室性心律失常（VT、VF）
  - 心搏停止

严重出血

EEG 活动可能减慢或静止

心脏停搏

处理

提醒心脏外科医师、灌注师和护理团队
- 紧急 CPB 通常需要一定的时间进行肝素化、CPB 回路准备及动静脉插管（未处于正在进行的心脏手术中）

复苏患者
- 检查患者是否正在进行纯氧通气和泵注血管收缩药；根据需要调整通气和输注速度
- 根据需要给予单次剂量的血管收缩药（参见事件 9，低血压）
  - 去氧肾上腺素 100 ～ 200 μg IV，根据需要增加剂量
  - 麻黄碱 10 ～ 20 mg IV
  - 肾上腺素 10 ～ 50 μg IV，根据需要增加剂量
- 给予静脉输液
  - 晶体液 500 ml bolus IV，需要时给予额外 bolus
  - 胶体液 bolus IV

羟乙基淀粉 500 ml

5% 白蛋白 250 ～ 500 ml

RBCs——如果发生大出血，告知血库当前的用血需求；启动机构的 MTP

一旦决定进行即刻 CPB，对患者进行抗凝

通过中心静脉通路给予肝素，或者外科医师可以在心房内给予肝素

肝素剂量取决于当前的抗凝程度和患者是否使用了鱼精蛋白

目标为 ACT ＞ 400 s

肝素初始剂量应至少为 300 u/kg

灌注师应立即准备好氧合器和 CPB 回路

如果怀疑循环中的肝素剂量不足，在预充液中加入额外的 15 000 u 肝素

一旦动脉插管完成，就可以通过动脉插管为患者补充容量

心脏外科医师应首先进行动脉插管（主动脉或股动脉），再进行静脉插管（右心房或股静脉）

如果发生大出血，心内吸引管可以作为静脉回流的通路（使用前**必须**肝素化）

一旦患者稳定后，如果手术时间延长，麻醉医师应考虑追加麻醉药物

检查 ABG；纠正酸中毒（如果存在）

并发症

CPB 脱机困难

心肌缺血或心肌梗死

凝血功能障碍

卒中

心律失常

心脏停搏

死亡

推荐阅读

1. Mora-Mangano CT, Chow JL, Kanevsky M. Cardiopulmonary bypass and the anesthesiologist. In: Kaplan JA, editor. Kaplan's cardiac anesthesia. 5th ed. Philadelphia: Saunders; 2006. p. 908.
2. Birdi I, Chaudhuri N, Lenthall K, Reddy S, Nashef SA. Emergency reinstitution of cardiopulmonary bypass following cardiac surgery: outcome justifies the cost. Eur J Cardiothorac Surg 2000;17:743-6.

77. 心肺转流术期间低血压

定义

CPB 期间低血压是指 MAP 低于 50 mmHg。

原因

CPB 期间搏动消失
泛流量减少
- 滚压泵咬合不正
- 患者所需流速的计算错误
- 氧合器储液罐的回流静脉血减少
- 低血容量

主动脉插管问题
- 主动脉插管引起主动脉夹层
- 主动脉插管置入过深
  - 颈动脉或无名动脉插管
- 主动脉插管被主动脉阻断钳夹住

SVR 减少
- 血管扩张药过量
- 体温过高

血液稀释导致的血液黏度降低

典型情况

建立 CPB 时，急性血液黏度降低
患者使用抗高血压药（例如：ACEIs）
血管扩张药的使用
　　血管扩张药输注泵或者静脉给药装置
　　　　意外打开
　　　　设置错误
　　　　泵故障
低温后复温期的血管扩张
主动脉插管置入过深
　　很可能被主动脉阻断钳夹闭
　　插管可能扭结
滚压泵咬合不正
滚压泵管道接反
抗凝患者发生隐匿性出血
　　近期有大血管（例如：股动脉）插管史
　　胃肠道出血

预防

在主动脉插管及夹闭或松开主动脉阻断钳时，控制 MAP ＜ 80 mmHg
在插管、CPB 开始、阻断主动脉的过程中注意观察；如果发现异常，告知外科医师
　　主动脉夹层
　　主动脉插管置入过深
　　主动脉阻断钳夹闭主动脉插管
　　CPB 回路中血液逆向流动
当使用血管扩张药时，认真设置输注泵和静脉给药装置
在常规 CPB 期间，维持血细胞比容在 20% 以上
在 CPB 期间，至少在两个部位（口咽和膀胱）监测体温

表现

CPB 时 MAP 降低
器官灌注不足的征象
　　少尿
　　慢速或“直线”EEG
　　　　CPB 期间该现象可以继发于低体温或给予麻醉药
如果发生主动脉夹层，可能会有如下表现
　　主动脉急性扩张和颜色发蓝
　　MAP 降低
　　主动脉管路灌注压升高
　　静脉回流减少
主动脉插管尖端插入头臂动脉的表现为
　　右上肢和右大脑半球的动脉压升高
　　体循环 MAP 降低
　　耳漏、鼻漏、结膜水肿以及右侧大脑高灌注所致面部水肿
血管扩张药的意外快速输注，表现为
　　在滴壶中看到滴速加快（并非所有输注装置都有滴壶）
　　注射泵中的可移动部件过度移动

类似事件

有创血压测量假象（参见事件 20，低血压）
过敏反应（参见事件 20，过敏反应和类过敏反应）

处理

确认低血压
　　冲洗动脉导管
　　检查换能器、管路和动脉导管是否存在阻塞、扭结或连接松动
　　在正确的高度重新调零
　　检查 CPB 泵回路动脉端压力

如果有搏动性血流，应用 NIBP 设备测量血压

将低血压告知外科医师和灌注师

让外科医师触摸主动脉阻断钳远端的主动脉，评估主动脉压

使用 TEE 检查主动脉，以除外主动脉夹层

若可能，使用 TEE 确认主动脉插管尖端的位置

检查过度灌注的面部征象

让灌注师检查和纠正 CPB 回路的问题

检查 CPB 管道的扭结、阻塞或静脉气栓

检查 CPB 泵上的流量设置

检查 CPB 滚压泵上的咬合情况

停止使用加入到氧合器中的挥发性麻醉药

检查所有的血管活性药物输注泵

停用所有血管扩张药

静脉输注的硝普钠或硝酸甘油效果很短暂；停药后低血压可能就会被纠正

如果没有使用血管扩张药

将三通转到关闭位置以排除血管扩张药的意外输注

检查有无静脉用药替换（误将血管扩张药当做血管收缩药）

确保蒸发罐关闭或调小

恢复血压

让灌注师暂时增加 CPB 泵的流速

给予去氧肾上腺素 IV（或直接加入到氧合器储液罐中），50 ~ 200 μg bolus

如果持续低血压，考虑开始输注去氧肾上腺素或血管加压素

给予类固醇类激素以防止肾上腺功能抑制

地塞米松 8 mg IV

氢化可的松 100 mg IV

检查血细胞比容

如血细胞比容低于 20%，输注 PRBCs 以提高血细胞比容和血液黏度

检查动脉血气和混合静脉血气

如果混合静脉血氧饱和度降低或有明显的代谢性酸中毒，则存在组织低灌注

将 FiO_2 增加到 100%

增加泵流速

给予 $NaHCO_3$ 纠正严重代谢性酸中毒

如果发生主动脉夹层

立即终止 CPB

在夹层远端的动脉真腔重新插管或者在股动脉插管

可能需要外科修复主动脉夹层

并发症

主动脉或者大血管夹层

神经系统损伤

急性肾衰竭

心肌缺血或心肌梗死

死亡

推荐阅读

1. DiNardo JA. Management of cardiopulmonary bypass. In: DiNardo JA, Zvara DA, editors. Anesthesia for cardiac surgery. Malden, Mass: Blackwell; 2008. p. 351.
2. Gibbs NM, Larach DR. Anesthetic management during cardiopulmonary bypass. In: Hensley FA, Martin DE, Gravlee GP, editors. The practical approach to cardiac anesthesia. Philadelphia: Lippincott Williams & Wilkins; 2008. p. 212.

78. 心肺转流术后的低心输出量状态

定义

CPB 脱机后发生的心输出量不足

原因

术前左心室功能差（射血分数低于 40%）
术前或 CPB 前存在心肌缺血或心肌梗死
主动脉阻断时间过长
外科修复或血管重建不充分
CPB 时心肌保护不充分，尤其当已经发生下列情况时
- 主动脉阻断前后长时间 VF
- 心肌冷却不充分
- 心室胀大

心律失常

典型情况

严重 CAD
严重瓣膜性心脏病
CPB 期间冠状动脉栓塞（颗粒物或空气）
二次手术
酸中毒
低氧血症
低血容量
SVR 增加（由于低温或不恰当地使用血管收缩药）
正性肌力支持不足
手术导致的结构改变
- 残余心内分流
- 残余瓣膜阻塞或功能不全（人工瓣膜或天然瓣膜）
- 冠状动脉夹层

给予鱼精蛋白后
关胸后急性心脏压塞

预防

与外科医师对心肌保护和外科修复进行充分讨论

根据 TEE、ECG、有创压力监测和心脏直视，仔细调控患者的血流动力学状态

在 CPB 停机前将患者的状态调至最佳

- 根据临床需要，开始静脉输注正性肌力药和（或）血管收缩药或血管扩张药
- 如果存在，纠正代谢性酸中毒
- 在 CPB 停机时，确保氧合器储液罐有充足血容量以恢复患者的循环血容量

可通过 **THRIVE** 清单来进行 CPB 停机前的准备

- **T**（Temperature）：体温——确保患者体温正常
- **H**（Hemodynamic）：血流动力学和心功能可接受
- **R**（Rhythm）：心律可接受
- **I**（Infusion）：选择合适的液体，并正确输注
- **V**（Ventilation）：进行恰当地通气，以进行 CPB 停机
- **E**（Electrolytes）：电解质可以接受

表现

手术野和 TEE 下均可见心肌收缩力差和心脏扩张

心输出量降低

TEE 下见射血分数低——可伴有整体或节段性的室壁运动异常

TEE 下见心脏瓣膜功能障碍——外科修复不充分或缺血性乳头肌功能障碍

充盈压升高

低血压

心律失常

液体少量增加会导致 CVP 和 PCWP 不成比例的升高

SVR 增加

组织灌注减少

混合静脉氧饱和度降低

少尿

酸中毒

类似事件

血压测量系统假象

压力传感器故障

传感器高于患者心脏水平

桡动脉痉挛或其他原因导致的桡动脉压和中心动脉压之间相关性差

处理

优化心率和心律

维持心率在 70 ～ 100 次 / 分

心外膜起搏器

房室顺序起搏可改善心室充盈，增加每搏量，尤其在需要心房收缩来维持足够心输出量时（例如：左心室顺应性差）

优化心律

转复或控制心房颤动或交界性心律（参见事件 23，室上性心律失常）

治疗心律失常（参见事件 19，非致命性室性心律失常）

胺碘酮 150 mg IV，注射时间大于 10 min，然后以 1 mg/min 速度持续输注

硫酸镁，2 ～ 4 g，缓慢输注

利多卡因 IV，负荷量 1 mg/kg，然后以 1 ～ 4 mg/min 速度持续输注

优化正性肌力药物的使用

多巴胺 2 ～ 10 μg/（kg · min）静脉输注

多巴酚丁胺 3 ～ 10 μg/（kg · min）静脉输注

肾上腺素 10 ～ 100 ng/（kg · min）静脉输注

米力农 IV，负荷剂量（50 μg/kg，注射时间大于 10 min），然后以 0.25 ～ 0.5 μg/（kg · min）速度持续输注

进行 TEE 检查

评估低血容量、左心室功能障碍、瓣膜修复或置换效果，新出现的瓣膜反流或瓣周漏

优化心脏充盈压

使用 TEE 评估心室功能和优化充盈压

如果放置了肺动脉导管，可以给予单次液体负荷来优化 PCWP

左心室顺应性很差的患者可能需要更高的心室充盈压

确保充足的氧合与通气

进行纯氧通气

检查动脉血气——纠正异常

呼吸性或代谢性酸中毒会损害心室功能

如果考虑肾上腺功能抑制，给予类固醇激素

地塞米松 8 mg IV

氢化可的松 100 mg IV

确保血管活性药物进入血液循环

检查输注泵正在输注血管活性药物到患者血管内

检查药物剂量的计算，以确保每个输注泵的剂量设定恰当

不要让心脏过度膨胀

给予小剂量肾上腺素 5 ～ 20 μg IV

做好再次紧急体外循环的准备

如果低心输出量状态持续存在，考虑放置机械装置来增加心输出量

IABP

根据需要安装左、右或双心室辅助装置

并发症

心肌缺血或心肌梗死

脑缺血

肾衰竭

肺水肿

IABP或心室辅助装置的并发症

　　下肢灌注受损

　　血小板减少症

　　气体栓塞

　　肾衰竭

死亡

推荐阅读

1. Romanoff ME, Royster RL. The postcardiopulmonary bypass period: weaning to ICU transport. In: Hensley FA, Martin DE, Gravlee GP, editors. The practical approach to cardiac anesthesia. Philadelphia: Lippincott Williams & Wilkins; 2008. p. 231.
2. DiNardo JA. Management of cardiopulmonary bypass. In: DiNardo JA, Zvara DA, editors. Anesthesia for cardiac surgery. Malden, Mass: Blackwell; 2008. p. 354.

79. 体循环大量空气栓塞

定义

体循环大量空气栓塞是指CPB期间或CPB后在患者的动脉系统内存在大量空气。

原因

空气被CPB泵泵入主动脉插管

当对左心室或PA进行主动吸引时，空气通过停跳液插管部位进入心脏

典型情况

空气被CPB泵泵入主动脉

　　CPB期间氧合器低容量报警未打开或者发生故障

CPB 后当血液在从氧合器回输到患者体内时，低容量报警已关闭

当灌注师因操作其他设备而分心时

术中 RBC 回收设备

IABP

血气分析仪

使用“硬外壳”氧合器或者心内吸引储液罐

需要快速安装氧合器和 CPB 泵回路的紧急 CPB

泵头处的排气口或灌注管路接反

流动方向与预期方向相反

心内吸引储液罐可能被空气压瘪

预防

确保灌注师正确安装氧合器和回路，并进行了仔细的 CBP 前检查

在 CPB 前，预充并排出氧合器和管路中的所有空气

设置氧合器低容量报警

将动脉管路过滤器与氧合器储液罐上的持续排气口相连接

在 CPB 期间检查氧合器储液罐中是否有充足的血液容量

根据需要向回路补充容量

静脉引流管中的气栓会导致回流至氧合器的静脉血突然停止

在 CPB 后将血液回输给患者时要格外小心

灌注师通常会在此时关闭氧合器低容量报警

如果可能，通过静脉管路回输血液

如果通过主动脉管路回输血液，外科医师应目视检查管路中是否有气泡

如果导管中出现空气，外科医师应用准备好的阻断钳夹闭主动脉管路

当不使用血液回输通路时，灌注师应钳夹管路，以防 CPB 泵头意外启动

在 CPB 期间和 CPB 后，避免使用 N_2O

表现

以下部位可见空气

从氧合器到患者之间的主动脉插管中

静脉桥中

TEE 下心脏的心腔中

如果滚压泵中的管道接反，则可在 CPB 泵回路管道的其他部分看到空气

氧合器储液罐可能是空的或空气 / 血液平面处于极低的水平

如果吻合口的近心端是主动脉的前部，则空气栓子更容易进入静脉桥内

ECG 形态或节律异常

ST 段抬高，常位于下壁导联Ⅱ、Ⅲ、AVF

心脏传导阻滞

室性心律失常（VT、VF）

心搏停止

TEE 观察到节段性室壁运动异常

CPB 后低心输出量状态

EEG 活动可能减慢或呈“直线”

患者可能苏醒延迟

可能存在重要的局灶性或弥漫性脑功能障碍，其可以很严重甚至预示脑死亡

类似事件

其他原因导致的低血压（参见事件 9，低血压）

手术野中的颗粒物导致的体循环栓塞

处理

灌注师应立即停止 CPB 泵

将患者置于头低脚高位

可减少脑循环栓塞
准备暂时手动阻断颈动脉

从循环中排除尽量多的空气

外科医师应立即穿刺升主动脉，使空气排出
外科医师应拔除主动脉插管，因为
　这样有利于更多的空气排出
　这样有利于重新准备 CPB 泵
　如果要继续进行 CPB，则外科医师必须更换主动脉插管
外科医师应按摩心脏和大血管以排除滞留的空气
外科医师可以通过使用小号（25 号）针头并按压静脉桥，从静脉桥中排气

让灌注师立即重新预充氧合器和 CPB 泵回路

外科医师可以尝试通过上腔静脉插管逆行进行脑灌注，将空气从脑动脉中逆向冲出
　如果要尝试进行逆行脑灌注，必须迅速进行，尤其是如果患者体温正常
可以通过冠状窦插管以逆行方式进行心脏灌注
如果发生严重的冠状动脉栓塞并且患者无法维持足够的心输出量，则必须紧急恢复 CPB
　逐渐开始 CPB，将流速提高到正常水平的两倍
　在主动脉灌注插管的远端对主动脉进行部分阻断，可能有助于促使残存的空气通过冠状动脉

给予患者纯氧

目的是给氧去氮
如果 CPB 停止了，则用纯氧进行肺通气
CPB 重新建立时，氧合器的气体供应只使用 O_2 和 CO_2

提高动脉压并支持心脏

必要时使用血管收缩药（参见事件 9，低血压）
考虑使用机械辅助设备（IABP 或 LVAD）以帮助 CPB 脱机

对于脑空气栓塞的治疗，尽管尚无确切证据表明有药物可改善结局，但仍应考虑使用可能减轻脑损伤的药物

地塞米松 20 mg IV（或甲泼尼龙 2 ～ 4 g IV）；考虑请神经科医师会诊，以协助治疗

实施全身低温（32 ～ 34℃），以增加空气在组织中的溶解度

有报道称高压舱治疗可逆转体循环大面积空气栓塞所造成的脑损伤

这种治疗方法只在少数医院可以进行

大多数患者病情十分严重，无法转运至有高压舱的医疗机构

并发症

卒中

脑死亡

心肌缺血或心肌梗死

CPB 脱机困难

心律失常

肾衰竭

心脏停搏

推荐阅读

1. Stammers AH, Brindisi N, Kurusz M, High KM. Cardiopulmonary bypass circuits: design and use. In: Hensley FA, Martin DE, Gravlee GP, editors. The practical approach to cardiac anesthesia. Philadelphia: Lippincott Williams & Wilkins; 2008. p. 553.
2. Kurusz M, Mills NL. Management of unusual problems encountered in initiating and maintaining cardiopulmonary bypass. In: Gravlee GP, Davis RF, Kurusz M, Utley JR, editors. Cardiopulmonary bypass: principles and practice. Philadelphia: Lippincott Williams & Wilkins; 2000. p. 591.

80. 鱼精蛋白反应

定义

鱼精蛋白引起的过敏反应或类过敏反应。

过敏反应（免疫性）包括抗原和 IgE 抗体；有鱼精蛋白过敏史

类过敏反应（非免疫性）主要由组胺介导；可在首次接触鱼精蛋白时发生

原因

对鱼精蛋白过敏的患者使用了鱼精蛋白

典型情况

快速给予鱼精蛋白
先前暴露于鱼精蛋白、鱼或者中性精蛋白锌胰岛素产生了 IgE 特异性抗体，从而使机体敏化
有其他药物过敏史的患者

预防

缓慢给予鱼精蛋白
- 考虑使用输注泵

给予试验剂量 10 ～ 20 mg
对既往有鱼精蛋白反应的患者，将 1 mg 稀释至 100 ml，输注时间大于 10 min；如果没有出现不良反应，再给予全量的中和剂量

表现

心血管系统
- 严重低血压
- 心动过缓可能是初始征象
- 心律失常
- 心脏停搏
- 肝素-鱼精蛋白复合物可引起血栓素诱发的肺血管收缩，从而导致的急性肺动脉高压
  - TEE 或 TTE 下可见右心衰

呼吸系统
- 低氧血症
- 肺顺应性降低

严重支气管痉挛

肺水肿

皮肤表现——可能会被手术铺单遮盖

潮红、荨麻疹、瘙痒

黏膜、结膜或气道（例如：嘴唇、舌头和悬雍垂）水肿

类似事件

麻醉药过量（参见事件 72，挥发性麻醉药过量）

肺水肿（参见事件 20，肺水肿）

心脏压塞（参见事件 18，心脏压塞）

静脉空气栓塞（参见事件 24，静脉空气或气体栓塞）

PE（参见事件 21，肺栓塞）

气胸（参见事件 35，气胸）

支气管痉挛（参见事件 29，支气管痉挛）

与过敏反应无关的药物反应的皮肤表现

其他原因引起的低血压（参见事件 9，低血压）

对其他药物的过敏反应（参见事件 16，过敏反应和类过敏反应）

输血反应（参见事件 50，输血反应）

ACS（参见事件 15，急性冠脉综合征）

处理

停用鱼精蛋白

快速静脉补液治疗单纯的低血压

给予 $CaCl_2$ 100 ～ 200 mg IV，必要时重复

确保充足的氧合与通气

给予纯氧

未建立确定性气道的应考虑气管插管

严重反应可能需要紧急 CPB

通知外科医师和灌注师准备好进行紧急 CPB

真正的过敏反应或类过敏性反应需要积极复苏，包括液体、血

管收缩药和支气管扩张剂

晶体液 IV，初始剂量为 500 ml bolus

可能需要大量持续输液（以升计）

考虑开放额外的静脉通路

肾上腺素 10 ～ 50 μg bolus IV；如无反应，则快速增加剂量；可能需要持续输注

沙丁胺醇定量吸入器（MDI），5 ～ 10 吸，进入呼吸回路

苯海拉明 25 ～ 50 mg IV

甲泼尼龙 100 mg IV

如果出现肺动脉高压，开始应用肾上腺素和（或）米力农进行心肌收缩力支持

考虑紧急 CPB，其需要使用全量的肝素抗凝（参见事件 76，紧急心肺转流术）

严重反应后，不应再次使用鱼精蛋白；应允许肝素的抗凝作用逐渐消失

考虑吸入一氧化氮治疗

考虑吸入前列环素

并发症

心肌缺血或心肌梗死

凝血功能异常

ARDS

肾衰竭

心脏停搏

死亡

推荐阅读

1. Shore-Lesserson L, Horrow JC, Gravlee GP. Coagulation management during and after cardiopulmonary bypass. In: Hensley FA, Martin DE, Gravlee GP, editors. The practical approach to cardiac anesthesia. Philadelphia: Lippincott Williams & Wilkins; 2008. p. 504.
2. DiNardo JA. Management of cardiopulmonary bypass. In: DiNardo JA, Zvara DA, editors. Anesthesia for cardiac surgery. Malden, Mass: Blackwell; 2008. p. 358.

第 12 章
产科事件

GILLIAN HILTON
武昊天　译　严思益　张欢　校

81. 羊水栓塞（妊娠过敏反应综合征）

定义

羊水栓塞（amniotic fluid embolism，AFE）被认为是一种由于母胎免疫屏障被破坏而导致的针对胎儿抗原的异常母体免疫反应，可发生于分娩期间、终止妊娠时或分娩后短时间内。AFE 可导致低氧血症、低血压和凝血功能障碍三联征。

原因

心血管衰竭的病因尚不明确，可能和引起大量全身反应的免疫递质级联反应激活有关。

典型情况

活跃期产程
妊娠终止
剖宫产
引产
多胎妊娠
高龄产妇
少数族裔
胎盘异常（胎盘早剥或前置胎盘）
手术助产

预防

目前还没有方法可以预防 AFE
制定心脏停搏产妇行即刻剖宫产的方案（“产科蓝色警报”）
心脏停搏时即刻剖宫产的训练和实践（条件允许时可使用模拟演练）

表现

在 20% 的病例中，不明原因的急性胎儿窘迫可能比产妇病情恶化更早出现
前驱症状
- 不安、焦躁、感觉异常

肺部症状
- 呼吸困难急性发作、胸膜炎性胸痛、支气管痉挛、咳嗽或咯血
- 低氧血症和发绀
- CXR 可能最初是正常的，后期表现为 ARDS
- 呼吸停止

心血管症状
- 心律失常
- 严重低血压
- 肺动脉高压伴右心衰竭（早期，最初 30 min）
  - 右心劳损的 ECG 表现
- 左心衰竭和肺水肿（初次发作后）
- 心脏停搏（PEA、心搏停止、VF、VT）

神经系统症状
- 反射亢进、癫痫发作、昏迷

急性重度消耗性凝血功能障碍
- DIC
- 大出血

产科并发症
- 宫缩乏力

类似事件

过敏反应（参见事件 16，过敏反应和类过敏反应）
肺或静脉空气栓塞（参见事件 21，肺栓塞；事件 24，静脉空气栓塞）
子痫（参见事件 88，先兆子痫和子痫）
脓毒症（参见事件 13，脓毒症患者）
产科出血（参见事件 87，产科出血）
药物反应（参见事件 63，给药错误）
局麻药过量（参见事件 52，局麻药全身毒性反应）
全脊髓麻醉（参见事件 89，全脊髓麻醉）
心脏病（心肌梗死或心肌缺血、主动脉夹层、心肌病、艾森门格综合征）
癫痫发作（参见事件 57，癫痫发作；事件 88，先兆子痫和子痫）

处理

AFE 患者病情迅速恶化，产妇死亡率和胎儿窘迫的发生率都很高。治疗的关键步骤是早诊断，支持性治疗，立即复苏和胎儿娩出。

寻求帮助

　　临产、分娩团队和其他麻醉人员的帮助

如果患者已经心脏停搏，立即开始 CPR

　　可能需要进行即刻剖宫产（如果 4 min 后没有恢复自主循环），以 5 min 内分娩为目标（参见事件 82，产妇心脏停搏）

如果患者没有发生心脏停搏，即使产后也应保持子宫左倾

确保充足的氧合与通气

　　通过无重复吸入面罩给予纯氧

　　患者可能需要紧急气道处理

　　　　如果需要紧急气道处理，进行 RSI，同时行环状软骨加压

　　　　　　依托咪酯 0.2 ～ 0.3 mg/kg IV，或氯胺酮 0.5 ～ 1.0 mg/kg IV

　　　　　　琥珀胆碱 1 ～ 2 mg/kg IV

　　　　如果出现意识丧失、呼吸衰竭或严重心血管衰竭，则进行

　　　　气管插管
停用硫酸镁（如果正在输注）
　　如果怀疑 Mg^{2+} 中毒，给予 $CaCl_2$ 500 ～ 1000 mg IV
开始基础监测（如果还没有监测）
　　ECG、NIBP、SpO_2、RR、意识水平、体温、胎心监护
循环支持
　　确保充足的高于膈肌水平的静脉通路（2× 大口径静脉）
　　快速输注晶体液和（或）胶体液
　　应用血管活性药治疗低血压，根据需要增加剂量
　　　　去氧肾上腺素 50 ～ 200 μg IV
　　　　麻黄碱 5 ～ 10 mg IV
　　　　肾上腺素 10 ～ 100 μg IV
　　　　如果上述措施效果不佳，考虑血管收缩药持续输注（参见事件 9，低血压）
　　放置动脉导管，并考虑放置中心静脉导管用于血管活性药的输注
准备好大量输血并启动 MTP（如果有）
　　如果手术间还没有血液制品，安排人员去取
　　通知血库，需要紧急准备更多的血液和血液制品
　　　　如果无交叉配血的血制品，取未交叉配血血制品
　　求助安装快速输注设备
输注血液制品
　　使用液体加温仪
　　按 RBC：FFP ＝ 1：1 或 2：1 进行输血
　　　　输注 RBCs，维持血红蛋白＞ 7 g/dl
　　　　若 PT/aPTT 延长，输注额外的 FFP
　　　　若血小板＜ 50 000/μl，输注血小板
　　　　若纤维蛋白原＜ 200 mg/dl，输注冷沉淀
咨询血液科和重症监护团队
维持正常体温
经常进行实验室检查（ABG、CBC、PT/aPTT、纤维蛋白原、生化和 Ca^{2+}）

任何时候，如果患者没有脉搏，立即开始 CPR（C-A-B：按压、气道、通气）

遵循针对产妇修改的（ACLS）指南（参见事件 2，心脏停搏；事件 82，产妇心脏停搏）

并发症

电解质紊乱

大出血

ARDS

吸入性肺炎

脑出血

脑缺氧

心脏停搏或死亡

胎儿窘迫或死亡

推荐阅读

1. Kramer MS, Rouleau J, Liu S, et al. Health Study Group of the Canadian Perinatal Surveillance System: Amniotic fluid embolism: incidence, risk factors, and impact on perinatal outcome. Br J Obstet Gynaecol 2012;119:874-9.
2. Knight M, Tuffnell D, Brocklehurst P, Spark P, Kurinczuk JJ. On behalf of the UK Obstetric Surveillance System: incidence and risk factors for amniotic-fluid embolism. Obstet Gynecol 2010;115:910-7.
3. Clark SL. Amniotic fluid embolism. Clin Obstet Gynecol 2010;53:322-8.
4. Tuffnell D, Knight M, Plaat F. Amniotic fluid embolism: an update. Anaesthesia 2011;66:3-6.
5. Dedhia JD, Mushambi MC. Amniotic fluid embolism. Contin Educ Anaesth Crit Care Pain 2007;7:152-6.

82. 产妇心脏停搏

定义

产妇心脏停搏是指产妇缺乏有效的心脏机械活动。

原因

低血容量
低氧血症
PE、静脉空气栓塞或 AFE
毒性反应（例如：LAST）
麻醉并发症
宫缩乏力
妊娠期高血压疾病
胎盘异常（胎盘早剥或前置胎盘）
心脏疾病（心肌梗死或心肌缺血、主动脉夹层、心肌病、艾森门格综合征）
脓毒症
张力性气胸
心脏压塞

典型情况

麻醉相关
- 气管插管失败或困难气管插管
- 未及时发现的食管插管
- 全脊髓麻醉
- LAST

大出血
- 宫缩乏力
- 胎盘异常
  - 前置胎盘（胎盘位于子宫下段宫颈上方）
  - 胎盘粘连、胎盘植入或穿透性胎盘植入（胎盘附着于、进入或穿透子宫肌层）
  - 胎盘早剥（正常位置的胎盘在妊娠 20 周后过早剥离）

既往史

获得性或先天性心血管疾病（例如：围产期心肌病、合并二叶主动脉瓣的主动脉夹层、冠心病）

PE 病史

其他

妊娠期使用前列腺素

Mg^{2+}中毒

AFE

预防

制定心脏停搏产妇进行即刻剖宫产的方案（“产科蓝色代码”）

心脏停搏时立即进行剖宫产的训练和实践（条件允许时可使用模拟演练）

产妇或胎儿最开始出现不稳定征象时立即干预

人为子宫左倾

通过无重复吸入面罩给予纯氧

确保充足的静脉通路

评估和治疗可逆性原因（例如：低血压）

麻醉相关问题

评估气道并做好困难插管的准备

在追加局麻药前，确认硬膜外导管位置不在鞘内或血管内

与其他专科共同治疗存在的医疗问题

对于高危患者，考虑进行有创监测

对于产妇，谨慎给药

有药物过敏史的患者

使用保胎药的心脏病患者（β 肾上腺素受体激动药）

通过输注泵给予强效药物（例如：硫酸镁）

表现

对口头命令无应答

脉搏血氧计波形消失

意识丧失或癫痫样发作
颈动脉搏动不可触及（外周血管搏动触诊不可靠）
　　NIBP 测不出
听诊时心音消失
濒死或无呼吸
心律失常
　　VT、VF、PEA、心搏停止
　　　　PEA 的节律可能显示正常
$ETCO_2$ 显著下降
发绀
胃内容物反流和误吸
TEE 或 TTE 显示无心室收缩

类似事件

过敏反应（参见事件 16，过敏反应和类过敏反应）
PE、静脉空气栓塞或 AFE（参见事件 21，肺栓塞；事件 24，静脉气体栓塞和事件 81，羊水栓塞）
子痫（参见事件 88，先兆子痫和子痫）
脓毒症（参见事件 13，脓毒症患者）
产科出血（参见事件 87，产科出血）
药物反应（参见事件 63，给药错误）
局麻药过量（参见事件 52，局麻药全身毒性）
全脊髓麻醉（参见事件 89，全脊髓麻醉）
低血压（参见事件 9，低血压）
癫痫发作（参见事件 57，癫痫发作和事件 88，先兆子痫和子痫）
监测设备假象
　　ECG 假象（通常检查患者）
　　脉搏血氧计
　　NIBP 或有创血压

处理

治疗的关键步骤是早诊断，立即复苏和胎儿娩出。尝试将接受CPR的患者转移到手术室进行即刻剖宫产，会增加产妇和新生儿的风险。产妇心脏停搏时应就地进行剖宫产，以缓解主动脉腔静脉的压迫，增加产妇心输出量和实现更有效的胸外按压。

治疗患者，而不是监测

确认患者无反应且无颈动脉搏动

患者其他监测（如果有）可以证实患者没有循环（例如：脉搏血氧仪、$ETCO_2$、动脉导管波形）

呼叫代码

寻求临产、分娩团队和其他麻醉人员的帮助

在发生心脏停搏的地方准备进行即刻剖宫产，以 5 min 内分娩为目标

如果 4 min 后没有恢复自主循环，必须进行剖宫产

寻求急救车

在胸部应用除颤电极

对于可除颤心律，应立即除颤

立即开始 CPR（C-A-B：按压、气道、通气）

胸外按压

双手置于胸骨稍偏上处

按压频率至少 **100 次 / 分**，深度至少为 **2 英寸**（译者注：约 5 cm）

每 2 min 更换一次按压者

每次按压时让胸廓完全回弹

按压中断应少于 10 s

充分的按压应保证至少 10 mmHg $ETCO_2$ 和舒张压大于 20 mmHg（如果已放置动脉导管）。如没达到上述要求，必须改进 CPR 质量

气道 / 通气

在患者插管之前，用纯氧接储氧面罩通气，按压：通气比

率为 30：2

气管插管后，按 10 次 / 分给予通气，同时进行持续胸外按压

将任务分配给熟练的配合人员

确保充足的静脉通路

如果建立静脉通路困难，进行骨髓腔内置管

放置动脉导管

寻求 TEE 或 TTE 机器

停用所有正在使用的麻醉药（包括硬膜外输注）

遵循 BLS 和 ACLS 指南（参见事件 2，心脏停搏），**但有针对产妇的修改（见下文）**

使用认知辅助（ACLS 指南）帮助确定诊断和治疗

药物治疗、剂量和除颤应遵循标准的 ACLS 指南

针对产妇 ACLS 的修改

双手置于胸骨稍偏上处，同时进行胸外按压

立即气管插管并用纯氧通气

不推荐在心跳骤停期间常规使用环状软骨加压手法，如果使用后影响通气和（或）插管，应停用

人为子宫左倾，避免主动脉腔静脉受压

停止 $MgSO_4$ 的输注（如果正在输注）

如果怀疑 Mg^{2+}中毒，给予 $CaCl_2$ 500 ～ 1000 mg IV

除颤前去除胎心监护仪

如果有体内胎心监护仪，应在除颤前断电

如果产妇心脏停搏在 4 min 内复苏无效，应就地进行即刻剖宫产

在母体死后剖宫产期间和之后继续所有的产妇复苏措施（心肺复苏、体位、除颤、药物和液体）

在不中断胸外按压的情况下持续重新评估患者

自主循环恢复

ECG 和可触及脉搏或血压的恢复

脉搏血氧仪波形

考虑复苏后低温脑保护

并发症

胃内容物反流
肝撕裂伤
气胸或血胸
肋骨骨折
缺氧性脑损伤
多器官衰竭
产妇死亡
胎儿死亡

推荐阅读

1. Ramsay G, Paglia M, Bourjeily G. When the heart stops: a review of cardiac arrest in pregnancy. J Intensive Care Med 2012;28:204-14.
2. Jeejeebhoy FM, Zelop CM, Windrim R, et al. Management of cardiac arrest in pregnancy: a systematic review. Resuscitation 2011;82:801-9.
3. Hui D, Morrison LJ, Windrim R, et al. The American Heart Association 2010 guidelines for the management of cardiac arrest in pregnancy: consensus recommendations on implementation strategies. J Obstet Gynaecol Can 2011;33:858-63.
4. Neumar Robert W, Otto Charles W, Link Mark S, et al. Part 8: Adult Advanced Cardiovascular Life Support: 2010 American Heart Association guidelines for cardiopulmonary resuscitation and emergency cardiovascular care. Circulation 2010;122:S729-67.
5. Vanden Hoek TL, Morrison LJ, Shuster M, et al. Part 12: Cardiac Arrest in Special Situations: 2010 American Heart Association guidelines for cardiopulmonary resuscitation and emergency cardiovascular care. Circulation 2010;122:S829-61.
6. Lipman S, Daniels K, Cohen SE, Carvalho B. Labor room setting compared with the operating room for simulated perimortem cesarean delivery: a randomized controlled trial. Obstet Gynecol 2011;118:1090-4.

83. 产妇困难气道

定义

产妇困难气道包括困难面罩通气、困难 SGA 放置或困难气管插管。

原因

患者因素（针对妊娠状态）

气道水肿
与非妊娠状态相比，Mallampati 评分增加
乳房增大
反流风险增加
功能残气量下降
耗氧量增加
黏膜表面出血风险增加
困难气道的其他解剖学原因
完整的牙列
肥胖 / 短颈
医师因素
产妇气道管理经验不足
未能对迅速恶化的形势做出有效的反应
设备因素
缺乏困难气道插管设备使用经验
备用或替代的气道辅助工具及插管设备不足

典型情况

全麻下剖宫产术
存在椎管内麻醉的禁忌证
椎管内麻醉操作失败
没有充足的时间等待椎管内麻醉操作或椎管内麻醉药物起效
产妇拒绝接受椎管内麻醉
先天性和既往解剖异常
局麻药中毒需要气道处理
妊娠期非产科手术

预防

在麻醉（全身麻醉或椎管内麻醉）前进行全面的气道评估

对于已知或可预料的困难气道的患者，进行清醒纤维支气管镜引导气管插管
提醒产科团队，全身麻醉期间困难气道处理的可能性增加
考虑为有困难插管或即刻 / 急诊剖宫产风险的产妇，提前放置硬膜外导管并确保导管可用
全身麻醉诱导前优化产妇的体位
如果不能通气和（或）插管，准备困难插管并实施应急预案
　　视频辅助喉镜作为插管的首选工具
对困难气道 / 插管失败处理流程进行总结和练习

表现

有经验的麻醉医师两次尝试后仍未能插管成功
　　喉镜置入困难
　　　　张口度小或受限
　　　　琥珀胆碱引起的咬肌痉挛
　　声带显露困难
　　气管导管通过声带困难
麻醉诱导后不能成功面罩通气
不能成功放置 SGA

类似事件

麻醉机故障（例如：气囊 / 开关位置错误）
气道正常，但因插管经验不足而插管失败
功能性气道阻塞
　　喉痉挛（参见事件 97，喉痉挛）
　　支气管痉挛（参见事件 29，支气管痉挛）
　　胃胀气
　　支气管插管（参见事件 30，支气管插管）

处理

产科患者插管困难和失败的风险较高。

如果已知或可预料的困难气道，采用清醒纤维支气管镜插管可能是最安全的选择

准备好首选和备用气道工具

- 如果首选方案失败，有应急方案

全身麻醉诱导前

- 保持患者合适体位（例如：插管时采用“斜坡位”，尤其是肥胖患者）
- 保持子宫左倾
- 给予柠檬酸钠 0.3 M 口服，30 ml
- 给予雷尼替丁 50 mg IV；甲氧氯普胺 10 mg IV
- 使用纯氧进行麻醉呼吸回路预充氧
- 全麻诱导**前**进行患者的手术前准备工作和消毒铺单

如果诱导后发生未预料的困难插管

- 即刻寻求其他麻醉人员帮助（例如：麻醉高年资医师、麻醉技术人员）
- 寻求能够建立外科气道的外科医师的帮助，并准备好所需要的器械
- 寻求困难气道车或辅助用品（包括视频辅助喉镜）
  - 让其他人员帮助安装备用的气道设备
- 确保充足的氧合与通气（可能有困难）
  - 放置口咽通气道
  - 考虑双人袋瓣面罩通气技术
  - 实施持续环状软骨加压
  - 调整患者的头颈部体位
- 应由最有经验的医师进行第二次喉镜检查
  - 使用视频辅助喉镜
  - 恰当地使用带管芯的气管导管或插管探条
  - 如果环状软骨加压影响通气或插管，调整环状软骨压力
  - 使用更小型号的气管导管

如果第二次插管失败

放置 SGA（例如：LMA）以保持氧合与通气

如果 SGA 放置成功，根据临床情况来决定是否用这个气道继续麻醉并分娩胎儿或唤醒患者

用 $ETCO_2$ 确认通气是否成功

SGA 放置后保持环状软骨加压

分娩后，考虑是否尝试通过 SGA 进行气管插管（参见事件 3，困难气管插管）

如果 SGA 放置不成功，尝试面罩通气

如果面罩通气可行，但无法插管

唤醒患者，并对患者再次进行清醒纤维支气管镜插管的评估

如果插管时间过长，患者将面临更高的意识障碍风险

如果面罩通气失败，决定唤醒患者或建立外科气道

如果肌松药作用消退，唤醒患者

如果患者不能插管或通气

尽早转运并积极进行紧急环甲膜穿刺或其他紧急外科气道，**不要等到**氧饱和度急剧下降

权衡风险，考虑经气管喷射通气

如果已建立外科气道，考虑唤醒患者或继续进行剖宫产

气道处理失败可能导致产妇心脏停搏（参见事件 82，产妇心脏停搏）

并发症

低氧血症

胃内容物误吸

食管插管

气道损伤 / 出血 / 肿胀

牙齿损伤

脑缺氧

术中知晓

胎儿死亡

产妇死亡

推荐阅读

1. Berg CJ, Callaghan WM, Syverson C, Henderson Z. Pregnancy-related mortality in the United States, 1998 to 2005. Obstet Gynecol 2010;116:1302-9.
2. Hawkins JL, Chang J, Palmer SK, Gibbs CP, Callaghan WM. Anesthesia-related maternal mortality in the United States: 1979–2002. Obstet Gynecol 2011;117:69-74.
3. Quinn AC, Milne D, Columb M, Gorton H, Knight M. Failed tracheal intubation in obstetric anaesthesia: 2 yr national case–control study in the UK. Br J Anaesth 2013;110:74-80.
4. Rucklidge M, Hinton C. Difficult and failed intubation in obstetrics. Contin Educ Anaesth Crit Care Pain 2012;12:86-91.

84. 急诊剖宫产

定义

急诊剖宫产是指通过腹部切口进行紧急或即刻的胎儿手术分娩。

原因

产科医师评估后认为，产妇或胎儿存在并发症，需要通过剖宫产手术进行紧急或即刻分娩

典型情况

即刻剖宫产
- 严重胎儿窘迫
- 脐带脱垂
- 大出血
- 子宫破裂
- 产妇心脏停搏且对即刻的复苏无反应

紧急剖宫产
- 轻度胎儿窘迫（例如：胎儿状态不良，胎儿无法耐受阴道分娩）
- 分娩中胎位不正
- 引产或试产失败
- 产程进展延迟或停滞

异常胎盘
产钳或抬头吸引助产失败
既往子宫切开术病史（例如：既往剖宫产、子宫肌瘤切除术或其他子宫手术）

预防

识别高危产妇
保持子宫左倾，防止压迫主动脉腔静脉
分娩过程中进行严密的母胎监护
进行细致的椎管内麻醉准备
通过制订一份书面的即刻和紧急剖宫产计划来降低并发症发病率和死亡率
即刻和紧急剖宫产术的训练和实践（条件允许时可使用模拟演练）

表现

产妇或胎儿的急诊剖宫产指征

类似事件

无

处理

对于即刻剖宫产，产妇或胎儿的健康随时存在风险，首选全身麻醉。对于紧急剖宫产手术，如果时间允许且没有禁忌证，首选区域麻醉。

与产科团队沟通后确定最适合产妇的麻醉方法

宫内胎儿复苏

优化产妇体位
通过无重复吸入面罩给予纯氧

优化产妇血压

停止催产素输注

考虑给予子宫收缩抑制剂

对于即刻剖宫产或当椎管内麻醉禁忌时

全身麻醉

全身麻醉诱导前

寻求麻醉帮助

让患者处于恰当的体位（例如：如果肥胖，在“斜坡位”进行插管）

保持子宫左倾

检查胎儿心音

如果胎儿心率正常，急诊手术可能不是必须的，或者可能有时间进行区域麻醉

给予柠檬酸钠 0.3 M 口服，30 ml

给予雷尼替丁 50 mg IV；甲氧氯普胺 10 mg IV

为麻醉呼吸回路进行纯氧预充氧

全麻诱导**前**做好剖宫产前的准备和消毒铺单

即刻或紧急剖宫产，应尽快给予预防性抗生素

全身麻醉诱导

进行 RSI，同时环状软骨加压

丙泊酚 2 ～ 2.5 mg/kg IV

如果患者在诱导前发生低血压

依托咪酯 0.2 mg/kg IV 或氯胺酮 1 ～ 2 mg/kg IV

琥珀胆碱 1 ～ 2 mg/kg IV

进行气管插管，并使用 $ETCO_2$ 和听诊的方法确认气管导管位置

继续手术

分娩前全身麻醉的维持

用 $50\%O_2/50\%N_2O$ 和 0.5 ～ 1.0 MAC 的挥发性麻醉药给患者通气

胎儿娩出后全身麻醉的维持

用 30%O_2/70%N_2O 和 0.5 MAC 的挥发性麻醉药给患者通气

给予阿片类药物

芬太尼 100 ～ 250 μg IV

吗啡 5 ～ 15 mg IV

氢吗啡酮 0.5 ～ 2 mg IV

考虑咪达唑仑 1 ～ 2 mg IV 用于遗忘

在拔管前考虑双侧腹横筋膜阻滞

可能不需要使用非去极化肌松药

胎盘娩出后

给予催产素 1 ～ 2 U IV，然后持续输注 10 U/h（例如：以 250 ml/h 的速率输注 40 U/L 的催产素）

保证适当的子宫张力（必要时调整催产素输注速度）

继续静脉输液以维持循环容量

拔管

吸引口咽部

当患者完全清醒时，在坐位或侧卧位拔管，而不是仰卧位（因为误吸风险高）

通过无重复吸入面罩给予纯氧

对于紧急剖宫产［选择包括脊椎麻醉、腰硬联合麻醉（combined spinal-epidural anesthesia，CSE）、硬膜外麻醉］

在实施区域麻醉之前

羟乙基淀粉 500 ml IV

给予柠檬酸钠 0.3 M 口服，30 ml（如果没有禁食，否则不需要常规应用）

给予雷尼替丁 50 mg IV；甲氧氯普胺 10 mg IV

通过无重复吸入面罩给予纯氧，直到胎儿娩出（如果需要，可给予更长时间）

脊椎麻醉

重比重 0.75% 布比卡因（12 mg ＝ 1.6 ml），芬太尼 10 μg，吗啡 100 ～ 200 μg

如果产妇身高矮于 5 英尺（译者注：约 1.5 m），将布比卡因剂量减少到 10.5 mg

CSE

重比重 0.75% 布比卡因（12 mg = 1.6 ml），芬太尼 10 μg，吗啡 100 ～ 200 μg

如果产妇身高矮于 5 英尺（译者注：约 1.5 m），或在不完全的硬膜外分娩镇痛后进行 CSE，将布比卡因的剂量减少到 10.5 mg（1.4 ml），并如前所述，鞘内注射相同剂量的芬太尼和吗啡。如有需要，可使用硬膜外导管追加局麻药

硬膜外麻醉

经硬膜外导管给予局麻药

2% 利多卡因加肾上腺素（1∶200 000）和 $NaHCO_3$（每 10 ml 利多卡因加 8.4%$NaHCO_3$ 1 ml）

给予 2% 利多卡因，5 ml，可增加剂量（通常所需剂量为 15 ～ 20 ml，最大剂量为 7 mg/kg）

3% 氯普鲁卡因（常规剂量 15 ～ 25 ml，最大剂量 11 mg/kg）

氯普鲁卡因与利多卡因相比，持续时间短，阻滞强度低，但需逐渐递增给药

阻滞实施后

确保子宫左倾

每分钟测量 NIBP

应用血管收缩药治疗低血压

去氧肾上腺素 100 ～ 200 μg IV

麻黄碱 5 ～ 10 mg IV

手术开始前多次检查感觉平面和运动阻滞水平

如果区域麻醉效果不佳，改用全身麻醉

并发症

困难插管

插管失败

术中知晓
误吸
低氧血症
局麻药中毒
区域麻醉效果不佳
麻醉平面过高或全脊髓麻醉

推荐阅读

1. American College of Obstetricians and Gynecologists and American Society of Anesthesiologists. Optimal goals for anesthesia in obstetric care. ACOG Committee Opinion No. 433. Obstet Gynecol 2009;113:1197-9.
2. Martin JA, Hamilton BE, Ventura SJ, et al. Births: final data for 2010. National vital statistics reports; vol 61 no 1. Hyattsville, Md: National Center for Health Statistics; 2012.
3. Rollins M, Lucero J. Overview of anesthetic considerations for cesarean delivery. Br Med Bull 2012;101:105-25.
4. American College of Obstetricians and Gynecologists. Antimicrobial prophylaxis for cesarean delivery: timing of administration. ACOG Committee Opinion No. 465. Obstet Gynecol 2010;116:791-2.

85. 椎管内麻醉后低血压

定义

椎管内麻醉后低血压是指椎管内麻醉后动脉血压从基线下降 20% 或收缩压＜ 90 mmHg。

原因

产妇椎管内麻醉后发生交感神经阻滞
主动脉腔静脉受压

典型情况

脊椎麻醉
高感觉阻滞平面的椎管内麻醉
硬膜外麻醉快速给药（例如：未滴定）
低血容量的产妇进行椎管内麻醉

没有子宫左倾的仰卧位产妇

预防

始终保持子宫左倾
确保充足的静脉通路
预先给予 500 ml 胶体液或在剖宫产蛛网膜下腔麻醉同时进行补液
在剖宫产娩出胎儿前使用血管收缩药维持血压稳定
　　去氧肾上腺素 50 ～ 200 μg IV
　　麻黄碱 5 ～ 10 mg IV
用防血栓弹力袜预防低血压
分娩镇痛时分次给药

表现

恶心和（或）呕吐（继发于低血压，直到证实是其他原因）
产妇血压较基础水平下降
出汗
周围脉搏微弱或缺失
脉搏血氧计或 NIBP 没有读数
氧饱和度降低
心律失常
精神状态改变
胎心过缓或减速
器官低灌注
$ETCO_2$ 降低

类似事件

主动脉腔静脉受压
其他原因引起的低血压（参见事件 9，低血压）
出血（参见事件 1，急性出血；事件 87，产科出血）

AFE（参见事件 81，羊水栓塞）
PE（参见事件 21，肺栓塞）
静脉空气栓塞（参见事件 24，静脉空气栓塞）
全脊髓麻醉（参见事件 89，全脊髓麻醉）
过敏反应（参见事件 16，过敏反应和类过敏反应）
血压测量假象（参见事件 9，低血压）
　　NIBP 测量的运动假象（例如：颤抖）
　　NIBP 袖袋尺寸不正确
　　传感器高度假象

处理

在进行椎管内麻醉的所有场所，都应确保复苏设备和药物立即可用。

确保子宫左倾

确保充足的氧合与通气

　　用无重复吸入面罩给予清醒患者纯氧

扩充循环容量

　　静脉输液

　　　　羟乙基淀粉 500 ml IV（胶体液在预防低血压方面比晶体液更有效）

开始椎管内麻醉后经常对产妇进行监测

　　血压

　　　　剖宫产：胎儿娩出前间隔 1 min，如果心血管系统稳定，随后可以间隔 2 ～ 3 min

　　　　硬膜外分娩镇痛：最开始 20 min 间隔 2 min，随后间隔 15 min

　　经常评估感觉阻滞平面水平直到稳定

监测胎心

立即检查血压，如果

　　产妇主诉恶心或感到头晕

　　产妇对言语刺激没有反应

　　观察到胎心过缓或减速

持续胎儿窘迫需要进行即刻或紧急剖宫产（参见事件 84，急诊剖宫产）

如果患者低血压，恢复产妇血压接近基础水平，直到胎儿娩出

快速给予额外液体

给予血管收缩药

去氧肾上腺素 50 ～ 200 μg IV

麻黄碱 5 ～ 10 mg IV

如果患者是严重低血压且对药物无反应，给予肾上腺素 10 ～ 100 μg IV

重新评估静脉通路是否充足

评估低血压的其他原因（参见事件 9，低血压）

如果发生心脏停搏

寻求帮助并开始 CPR（参见事件 2，心脏停搏；事件 82，产妇心脏停搏）

并发症

低氧血症

通气不足

胃内容物误吸

器官低灌注

胎盘低灌注和胎儿酸中毒

急性肾衰竭

心脏停搏

推荐阅读

1. Carvalho B, Mercier FJ, Riley ET, Brummel C, Cohen SE. Hetastarch co-loading is as effective as pre-loading for the prevention of hypotension following spinal anesthesia for cesarean delivery. Int J Obstet Anesth 2009;18:150-5.
2. Ngan Kee WD, Khaw KS, Ng FF. Comparison of phenylephrine infusion regimens for maintaining maternal blood pressure during spinal anaesthesia for Caesarean section. Br J Anaesth 2004;92:469-74.
3. Loubert C. Fluid and vasopressor management for Cesarean delivery under spinal anesthesia: continuing professional development. Can J Anaesth 2012;59:604-19.
4. American Society of Anesthesiologists Task Force on Obstetric Anesthesia. Practice guidelines for obstetric anesthesia: an updated report by the American Society of Anesthesiologists Task Force on Obstetric Anesthesia. Anesthesiology 2007;106:843-63.

86. 镁中毒

定义

镁中毒出现在血清 Mg^{2+} 水平高于治疗浓度范围时。

病因

硫酸镁过量

未监测血清 Mg^{2+} 水平［尤其是在少尿和（或）肾损害患者］

典型情况

先兆子痫时预防癫痫发作

子痫时惊厥的预防和治疗

早产时胎儿神经保护

86

早产时抑制子宫收缩

肾功能不全或肾衰竭

预防

在硫酸镁给药前或给药后立即检查血清肌酐基础水平

　　减少肾损害患者的硫酸镁剂量

通过输注泵给予硫酸镁

在注射期间，每隔 4 ～ 6 h 监测血清 Mg^{2+} 水平

监测输注期间的血压、心率、氧饱和度、呼吸频率、意识水平、深部肌腱反射、尿量和胎心

表现

全身

　　温暖

　　潮红

恶心

肺部

通气不足

肺水肿

心血管

心悸

低血压

胸痛和胸闷

ECG 改变，比如心动过缓、PR 间期延长、QRS 间期延长、QT 间期延长、完全性心脏传导阻滞

神经功能

肌无力

复视

口齿不清

镇静状态

意识混乱

类似事件

呼吸抑制（参见事件 56，术后呼吸衰竭）

心血管衰竭（参见事件 82，产妇心脏停搏）

肾上腺皮质功能不全［参见事件 38，艾迪生病危象］

高钾血症（参见事件 40，高钾血症）

处理

停止并断开硫酸镁输注

评估患者

确保充足的氧合与通气

使用无重复吸入面罩给予纯氧

可能需要储氧面罩通气和（或）RSI

如果需要高级气道技术，**寻求帮助**

保持子宫左倾

在输注镁的过程中**谨慎使用液体**，防止发生肺水肿

用血管收缩药维持血压

连续监测 ECG

监测神经症状和体征，包括意识水平和深部肌腱反射

检查血清 Mg^{2+} 水平

1.7 ～ 2.4 mg/dl——正常血清浓度

5.0 ～ 9.0 mg/dl——治疗血清浓度

＞ 12 mg/dl——深部肌腱反射消失

15 ～ 20 mg/dl——呼吸停止

＞ 25 mg/dl——心脏停搏

补钙

葡萄糖酸钙 1000 mg IV，时间大于 3 min，必要时重复

10% 氯化钙 5 ml IV，可作为备选给药方案

促进 Mg^{2+} 排除

给予较小的液体单次注射量（250 ～ 500 ml）

呋塞米 20 mg IV

考虑血液滤过

如果 ECG 提示中毒

考虑输注胰岛素或葡萄糖

并发症

肺水肿

呼吸抑制 / 衰竭

非去极化肌松药的作用增强

低血压

心动过缓

低钙血症

高钾血症

心脏停搏

推荐阅读

1. McDonnell NJ, Muchatuta NA, Paech MJ. Acute magnesium toxicity in an obstetric patient undergoing general anaesthesia for caesarean delivery. Int J Obstet Anesth 2010;19:226-31.
2. Altman D, Carroli G, Duley L, et al. Magpie Trial Collaboration Group. Do women with pre-eclampsia, and their babies, benefit from magnesium sulphate? The Magpie Trial: a randomised placebo-controlled trial. Lancet 2002;359:1877-90.
3. Belfort M, Saade G, Foley M, Phelan J, Dildy G. Critical care obstetrics. 5th ed. West Sussex, UK: Wiley Blackwell; 2010, p. 443.

87. 产科出血

定义

产科出血是指经阴道分娩的围产期出血量大于 500 ml 或剖宫产出血量大于 1000 ml；这些出血可能会引起产妇的血流动力学紊乱，也可能不会。

病因

宫缩乏力
病理性胎盘
产科创伤
凝血功能障碍

典型情况

宫缩乏力（几乎占产后出血所有原因的 80%）
- 年龄 < 20 岁或 > 40 岁
- 剖宫产
- 经产妇
- 多胎妊娠
- 羊水过多
- 巨大儿

绒毛膜羊膜炎
妊娠期高血压疾病
产程延长
胎盘滞留
产前出血

异常胎盘
前置胎盘（胎盘位于子宫下段宫颈上方）
既往剖宫产或子宫手术史
多产或高龄产妇
胎盘粘连、胎盘植入或穿透性胎盘植入（胎盘附着于、进入或穿透子宫肌层）
其他子宫手术
多产或高龄产妇
妊娠期高血压疾病
吸烟
感染
胎盘早剥（正常位置的胎盘在妊娠 20 周后过早剥离）
妊娠期高血压疾病
胎膜早破
子宫增大
孕产次数增加
胎盘早剥病史
羊膜穿刺术
创伤
产妇使用可卡因

子宫破裂
既往剖宫产或子宫手术史
剖宫产术后经阴道分娩
功能不良性分娩
宫缩过强
孕产次增加

产时和产后使用子宫器械

子宫脱出

第三产程管理不当

急产

胎盘滞留

胎盘残留

瘢痕子宫

早产

引产

孕产次增加

分娩时子宫颈或阴道撕裂伤

器械助产

巨大儿

获得性或先天性凝血功能障碍

预防

制定 MTP

虽然不能预防产科出血，但可以降低并发症的发病率

早期识别有产科出血高危因素的产妇

早期治疗凝血功能障碍

表现

阴道或手术部位异常出血

心动过速

低血压（在年轻产妇可能是晚期征象）

胎心过缓或减速

急性贫血

凝血功能障碍或 DIC

穿刺部位渗出

凝血曲线异常

类似事件

过敏反应（参见事件 16，过敏反应和类过敏反应）
脓毒性休克（参见事件 13，脓毒症患者）
其他原因引起的低血压（参见事件 9，低血压）
　其他部位的隐性出血（例如：胃肠道出血）
产妇脱水
AFE（参见事件 81，羊水栓塞）

处理

产科出血的处理需要多学科的团队合作，包括产科、麻醉科、血液科、血库、重症监护科和 IR。

检查并确认产妇生命体征
告知产科医师并寻求帮助（参见事件 1，急性出血）
产后仍保持子宫左倾
　增大的子宫可压迫主动脉腔静脉
确保充足的氧合与通气
　使用无重复吸入面罩给予纯氧
　　如果患者意识丧失、呼吸衰竭或严重循环衰竭，进行气管插管
　　插管后纯氧通气
　患者可能需要紧急气道处理
　　如果患者需要紧急气道处理且意识清醒，则采用 RSI 和环状软骨加压，进行气管插管
　　　依托咪酯 0.2 ～ 0.3 mg/kg IV 或氯胺酮 0.5 ～ 1.0 mg/kg IV
　　　琥珀胆碱 1 ～ 2 mg/kg IV
明确和治疗出血原因

对于宫缩乏力

外科治疗

双手按摩子宫和（或）子宫填塞

压迫出血部位

Bakri 球囊

B-Lynch 缝合线

血管结扎（子宫或髂的血管）

子宫切除术

药物治疗

给予催产素 1 ～ 2 U bolus IV，然后以 10 U/h 的速度输注［例如：以 250 ml/h 的速度输注催产素 40 U/L，（如果需要，可使用更大剂量）——可能导致低血压、恶心、呕吐］

给予甲基麦角新碱肌内注射，0.2 mg（可能导致严重高血压、心悸、头痛）

给予欣母沛（卡前列素）肌内注射，0.25 mg（可能导致支气管痉挛、高血压、恶心、呕吐、腹泻、潮红）

米索前列醇含服，600 μg（可能导致发热、腹泻）

介入治疗

针对治疗方案和行子宫动脉栓塞术的可能性进行紧急会诊

循环支持

确保充足的静脉通路（两个大口径静脉）

快速输注晶体液和（或）胶体液

用血管收缩药治疗低血压，根据需要增加剂量

去氧肾上腺素 50 ～ 200 μg IV

麻黄碱 5 ～ 10 mg IV

肾上腺素 10 ～ 100 μg IV

放置动脉导管并考虑放置中心静脉导管，用于输注血管收缩药和监测容量状态

做好大量输血的准备并启动 MTP

通知血库紧急准备更多的血液和血液制品

寻求帮助以安装快速输液设备（和术野血液回收装置，如果有）

输注血液制品

使用液体加温仪

输注比率为 RBC：FFP ＝ 1：1 或 2：1

如果没有交叉配血，输注 O 型 RH 阴性血

输注 RBCs，维持血红蛋白＞ 7 g/dl

如果 PT/aPTT 延长，输注 FFP

如果血小板计数小于 50 000/μl，输注血小板

如果纤维蛋白原＜ 200 mg/dl，输注冷沉淀

必要时请血液科会诊

维持正常温度

经常进行实验室检查（ABG、CBC、PT/aPTT、纤维蛋白原、生化和 Ca^{2+}）

如果患者正在进行全身麻醉

谨慎使用挥发性麻醉药（MAC ＜ 0.5），因为其会降低子宫张力

给予静脉麻醉药（苯二氮䓬类和阿片类药物）

并发症

低血压

低氧血症

ARDS 或 TRALI

多器官衰竭

凝血功能障碍

低温

低钙血症

高钾血症

容量过负荷

感染

误吸

输血反应

推荐阅读

1. Bateman BT, Berman MF, Riley LE, Leffert LR. The epidemiology of postpartum hemorrhage in a large, nationwide sample of deliveries. Anesth Analg 2010;110:1368-73.
2. Pacheco LD, Saade GR, Gei AF, Hankins GD. Cutting-edge advances in the medical management of obstetrical hemorrhage. Am J Obstet Gynecol 2011;205:526-32.
3. Wise A, Clark V. Challenges of major obstetric haemorrhage. Best Pract Res Clin Obstet Gynaecol 2010;24:353-65.
4. Mayer DC, Smith KA. Antepartum and postpartum hemorrhage. In: Chestnut DH, Polley LS, Tsen LC, Wong CA, editors. Chestnut's obstetric anesthesia: principles and practice. 4th ed. Philadelphia: Mosby; 2009. p. 811-36.
5. Stafford I, Belfort MA, Dildy GA III. Etiology and management of hemorrhage. In: Belfort M, Saade G, Foley M, Phelan J, Dildy G, editors. Critical care obstetrics. 5th ed. West Sussex, UK: Wiley Blackwell; 2010. p. 308-26.

88. 先兆子痫和子痫

定义

先兆子痫是一种多系统疾病，其特征是妊娠 20 周后出现高血压、外周水肿、蛋白尿和伴有典型症状发作的其他器官受累。子痫是指先兆子痫的孕产妇新发的癫痫。

病因

未知

典型情况

主要发生于首次怀孕
先兆子痫病史
慢性高血压
多胎妊娠
糖尿病
肥胖
高龄产妇
非裔美国人
血管和结缔组织疾病

肾疾病
哮喘
葡萄胎
抗磷脂抗体综合征

预防

识别有先兆子痫风险的患者
　　小剂量阿司匹林对于预防再次妊娠时的先兆子痫有一定益处

表现

高血压，定义为血压＞ 140/90 mmHg
蛋白尿，24 小时尿蛋白＞ 300 mg/L
水肿
　　多数为颜面部和上肢水肿，不同于妊娠期水肿
HELLP 综合征
　　溶血、肝酶升高和血小板减少（重度先兆子痫的变体，以快速临床恶化为特征）
气道水肿
肺部
　　肺水肿，继发于肺毛细血管渗漏，可因胶体渗透压降低而恶化
　　ARDS
心血管
　　左心室功能可呈现高动力或功能降低
肾
　　肾小球滤过率降低
　　血肌酐升高
　　高尿酸血症
　　少尿
　　急性肾衰竭

CNS

反射亢进、阵挛、头痛、视力变化、嗜睡、CNS 应激、脑水肿、癫痫发作（子痫）、颅内出血

血液

血小板减少

HELLP 综合征

DIC

肝脏

上腹部疼痛

HELLP 综合征

肝包膜下出血

肝破裂

产科并发症

子宫血流受损

胎盘梗死

宫内生长迟缓

羊水过少

早产

胎盘早剥

胎儿窘迫

妊娠期高血压疾病的分类

妊娠高血压

无既往高血压或先兆子痫的其他症状和体征

先兆子痫

轻度先兆子痫

高血压，血压≥ 140/90 mmHg

蛋白尿，尿蛋白＞ 300 mg/24 h 或试纸 1 个“＋”

重度先兆子痫，以下标准出现一项或多项

高血压，血压≥ 160/110 mmHg

蛋白尿，尿蛋白＞ 5 g/24 h 或试纸 3 个“＋”
少尿，24 h 少于 500 ml
颅脑或视觉障碍
肺水肿或发绀
上腹或右上腹疼痛
肝功能异常
血小板减少
宫内生长迟缓
慢性高血压
既往高血压但无先兆子痫的征象
慢性高血压合并先兆子痫 / 子痫
既往高血压，同时有先兆子痫或子痫的征象

类似事件

原发性高血压（参见事件 8，高血压）
既往先天性或获得性心脏病
既往肾疾病（参见事件 48，少尿）
其他原因引起的癫痫发作（参见事件 57，癫痫发作）
凝血功能障碍或其他原因引起的 DIC
既往肺部疾病
产妇急腹症
胎盘早剥相关的疼痛

处理

这些患者胎儿窘迫风险更高，可能需要即刻或紧急剖腹产。早期对患者气道、心脏、肺和凝血状态进行评估，为可能的麻醉干预做准备。先兆子痫的症状通常在分娩后 48 h 内缓解。

控制高血压

药物治疗

分娩前的血压控制很重要，通过谨慎滴定药物，使血压降至 140 ～ 160/90 ～ 100 mmHg

拉贝洛尔 20 mg IV，如果需要，10 min 后增加剂量至 40 mg，如果仍需要，10 min 后再给予 80 mg

肼屈嗪 5 ～ 10 mg IV，如果血压持续升高，20 min 后重复给药 10 mg

拉贝洛尔 IV

尼卡地平 IV

危急情况

硝普钠 0.2 ～ 2 mg/（kg · min）静脉输注（需要有创血压监测）

区域麻醉

硬膜外镇痛会减少儿茶酚胺释放，从而减少疼痛引起的高血压反应

放置硬膜外导管前检查血小板计数和肝功能。如果血小板计数＜ 100 000/μl 或肝酶升高，则在置管前应检查凝血功能

癫痫发作的预防和（或）治疗

给予硫酸镁静脉注射，4 ～ 6 g 负荷剂量，时间超过 20 min，然后持续输注 1 ～ 2 g/h。分娩开始时开始输注，直至产后 24 h

监测 Mg^{2+}中毒的征象（参见事件 86，镁中毒）

髌腱反射减弱

如果癫痫发作

给予硫酸镁 2 g IV，作为第二次负荷剂量，时间超过 3 ～ 5 min

如果癫痫发作持续，给予咪达唑仑 1 ～ 2 mg IV，或氯硝西泮 1 ～ 4 mg IV

丙泊酚 20 ～ 40 mg IV，也可终止癫痫发作（参见事件 57，癫痫发作）

确保充足的氧合与通气

患者可能需要气管插管

严格液体平衡

在持续输注硫酸镁期间，限制液体入量为 1 ml/（kg · h）

留置导尿管监测每小时尿量

与产科和重症监护团队协作，通过容量负荷、利尿剂和 CVP 监测谨慎维持尿量

如果观察到肺水肿或氧饱和度降低的征象，立即评估液体平衡的情况

推荐使用 CVP 监测和（或）PA 导管指导进一步容量管理

胎儿评估

无负荷试验

生理评估

超声评估胎儿体重和羊水量

多普勒胎儿血流监测

重度先兆子痫是分娩的指征

阴道分娩是先兆子痫妇女首选的分娩方式；然而临床情况可能需要剖宫产

分娩镇痛或剖宫产宜采用椎管内麻醉

如果是全身麻醉，考虑有创动脉监测

除常规诱导药物外，还应补充其他药物以抑制喉镜置入造成的高血压反应

艾司洛尔 1 ～ 2 mg/kg IV

利多卡因 1 mg/kg IV

瑞芬太尼 0.5 ～ 1 μg/kg IV

这些药物也可用于拔管，以减少高血压反应

对于子痫患者

治疗癫痫发作（见上文）

确保充足的氧合与通气

新生儿应迅速分娩

如果癫痫发作后出现持续胎心过缓，应立即行剖宫产

并发症

胎儿窘迫
血小板减少
DIC
严重出血
多系统器官衰竭
Mg^{2+}中毒（例如：非去极化肌松药的增强作用）
肝包膜下血肿
喉头水肿
困难插管
低氧血症
误吸
颅内出血
脑水肿
产妇死亡
胎儿死亡

推荐阅读

1. Polley LS. Hypertensive disorders. In: Chestnut DH, Polley LS, Tsen LC, Wong CA, editors. Chestnut's obstetric anesthesia: principles and practice. 4th ed. Philadelphia: Mosby; 2009. p. 975-1007.
2. Ramanathan J, Gill RS, Sibai B. Hypertensive disorders of pregnancy. In: Suresh MS, Segal BS, Preston RL, Fernando R, Mason CL, editors. Shnider and Levinson's anesthesia for obstetrics. 5th ed. Baltimore: Lippincott Williams & Wilkins; 2013. p. 437-61.
3. Dildy G, Belfort M. Complications of pre-eclampsia. In: Belfort M, Saade G, Foley M, Phelan J, Dildy G, editors. Critical care obstetrics. 5th ed. West Sussex, UK: Wiley Blackwell; 2010. p. 438-65.
4. American College of Obstetricians and Gynecologists. Emergent therapy for acute-onset, severe hypertension with preeclampsia or eclampsia. ACOG Committee Opinion No. 514. Obstet Gynecol 2011;118:1465-8.
5. Engelhardt T, MacLennan FM. Fluid management in pre-eclampsia. Int J Obstet Anesth 1999;8:253-9.
6. Dennis AT. Management of pre-eclampsia: issues for anaesthetists. Anaesthesia 2012;67:1009-20.
7. Altman D, Carroli G, Duley L, et al., for the Magpie Trial Collaboration Group. Do women with pre-eclampsia, and their babies, benefit from magnesium sulphate? The Magpie Trial: a randomised placebo-controlled trial. Lancet 2002;359:1877-90.

89. 全脊髓麻醉

定义

全脊髓麻醉是由局麻药阻滞所有脊神经引起的，可能包括脑干。

病因

与非妊娠妇女相比，产妇对局麻药更敏感

硬膜外麻醉

- 硬膜外麻醉时不小心穿破硬膜
- 硬膜外导管置入鞘内或移位进入鞘内

脊椎麻醉

- 大剂量给药
- 重比重脊椎麻醉后过度头低脚高位
- 对于身材矮小产妇，未减少用药量
- 分娩镇痛后进行脊椎麻醉（正常剂量）
- 初次脊椎麻醉失败后再次给予全量局麻药

CSE 麻醉

- 硬膜外单次给药量过多

典型情况

硬膜外置管困难导致意外和（或）未发现的鞘内导管置入

身材矮小的产妇（< 5 英尺）（译者注：约 1.5 m）

硬膜外麻醉后鞘内注射局麻药

预防

椎管内麻醉中使用适当剂量的局麻药

对于身材矮小的产妇行 CSE 并减少给药量，而不采用单次蛛网膜下腔麻醉

患者体位摆放恰当

小剂量多次经硬膜外导管或 CSE 麻醉给药，并评估患者是否有鞘内 / 血管内注药的症状和体征

表现

全脊髓麻醉的症状和体征可以迅速发展。

低血压

恶心 / 呕吐

心动过缓

严重心血管衰竭

运动和感觉功能迅速丧失

说话困难

呼吸困难

呼吸停止

气道反射丧失

意识丧失

患者瞳孔可能出现固定和散大

类似事件

其他原因引起的低血压（参见事件 9，低血压）

心脏停搏（参见事件 82，产妇心脏停搏）

癫痫发作（参见事件 57，癫痫发作；事件 88，先兆子痫和子痫）

局麻药中毒（参见事件 52，局麻药全身毒性反应，事件 85，椎管内麻醉后低血压）

血管迷走反应发作

药物错误（参见事件 63，给药错误）

处理

在进行椎管内麻醉的所有场所，复苏设备和药物都应立即可用。

寻求帮助

需要临产、分娩团队和其他麻醉医师的帮助。如果患者心脏停搏，需要以 5 min 内分娩为目标，进行即刻剖宫产（参见事件 82，产妇心脏停搏）

停止硬膜外单次给药 / 输注

确保子宫左倾

安抚患者，因为其可能会变得非常焦虑

确保充足的氧合与通气

使用无重复吸入面罩给予纯氧

如果患者出现意识丧失、呼吸衰竭或严重心血管衰竭，进行气管插管

插管后使用纯氧通气

患者可能需要紧急气道处理

如果需要紧急气道处理且患者意识清醒，采用 RSI 和环状软骨加压，并进行气管插管

依托咪酯 0.2 ～ 0.3 mg/kg IV 或氯胺酮 0.5 ～ 1.0 mg/kg IV

琥珀胆碱 1 ～ 2 mg/kg IV

持续监测产妇生命体征

给予液体冲击治疗，并加快静脉输液速度

给予血管收缩药，必要时增加剂量

麻黄碱 5 ～ 10 mg IV

去氧肾上腺素 50 ～ 200 μg IV

肾上腺素 10 ～ 100 μg IV，如果没有反应，考虑持续输注

治疗心动过缓

给予格隆溴铵 0.4 mg IV 或阿托品 0.4 ～ 1 mg IV

心动过缓很严重时，可能需要肾上腺素 10 ～ 100 μg IV

如果无法通过静脉输液和血管收缩药稳定产妇的生命体征，考虑通过剖宫产来帮助维持产妇的生命体征平稳（即缓解主动脉腔静脉压迫，并增加静脉回流）

评估胎儿

　　如果没有危及胎儿，不考虑立即分娩

　　如果发现危及胎儿，则需要进行即刻剖宫产

给患者进行通气，直到局麻药的作用消失（通常 1 ～ 2 h）

给予静脉镇静药物，防止知晓

如果发生心脏停搏，开始 CPR（参见事件 82，产妇心脏停搏）

并发症

低氧血症

颅脑或心肌缺血或损伤

胃内容物误吸

术中知晓

胎儿死亡

产妇死亡

推荐阅读

1. Carvalho B. Failed epidural top-up for cesarean delivery for failure to progress in labor: the case against single-shot spinal anesthesia. Int J Obstet Anesth 2012;21:357-9.
2. Pan PH, Bogard TD, Owen MD. Incidence and characteristics of failures in obstetric neuraxial analgesia and anesthesia: a retrospective analysis of 19,259 deliveries. Int J Obstet Anesth 2004;13:227-33.
3. Wong CA. Epidural and spinal analgesia/anesthesia for labor and vaginal delivery. In: Chestnut DH, Polley LS, Tsen LC, Wong CA, editors. Chestnut's obstetric anesthesia: principles and practice. 4th ed. Philadelphia: Mosby; 2009. p. 462-3.

第 13 章
儿科事件

CALVIN KUAN 和 ERIN WHITE PUKENAS
孟园园　张海静　译　严思益　高元朝　张欢　校

90. 儿科患者急性出血

定义

儿科患者急性出血是指显性或隐性的大量血液的急性丢失。

显性

　　是指可以在手术野、纱垫上或者吸引器内看到的出血

隐性

　　无明显外在出血征象（例如：腹膜后出血、手术铺单下的出血）

原因

因手术、创伤或疾病引起的大血管（动脉或静脉）出血

　　在儿科，大量出血是指出血量大于 2 ～ 3 ml/（kg · min）或 3 h 出血超过 50% 的血容量

潜在的凝血功能障碍或治疗性抗凝

静脉、中心静脉通路或动脉通路连接不紧密，导致可能的隐性出血

典型情况

重大创伤

手术操作

　　血管、心脏、胸部或大型腹部手术

　　大型整形外科手术

　　分娩或剖宫产过程中损伤胎儿

　　介入手术或心导管相关的操作

　　当手术野被手术铺单遮盖或者远离麻醉专业人员的时候，更容易出现隐性出血
获得性或者医源性的凝血功能障碍
隐性出血（例如：消化道、长骨骨折或腹膜后间隙）
急性出血可能是先前损伤或侵入性操作延迟出现的并发症

预防

早期识别和纠正凝血功能障碍
识别、预防和治疗其他潜在出血部位（例如：胃肠道溃疡、急性创伤所致的骨折）
对于儿童，在手术开始前就应估计是否需要大量输血，并建立充足的静脉通路
建立 MTP

表现

显性
　　术野可见血液
　　纱垫、手术铺单或者地面上可见血液
　　吸引器声音变大
　　吸引罐中有血液积蓄
　　外科医师询问或者担心出血、容量状况或输血
　　生命体征改变（血压下降、心率加快）
隐性
　　生命体征的变化
　　　　心率加快（或如果严重出血，心率减慢）
　　　　血压下降
　　　　CVP 下降
　　　　低灌注导致脉搏血氧仪数值变化
　　体格检查（如可行）

如果自主呼吸，呼吸频率增加
外周灌注不足或毛细血管充盈时间长
脉弱
软组织、腹部或大腿（即腹膜后出血或长骨骨折）肿胀
神经功能检查变化，囟门隆起，双侧瞳孔不等大（即颅内出血）
经皮脑氧饱和度监测指数降低
TEE 或 TTE 可见心室充盈不足
尿量减少
液体需求量高于预期
液体冲击治疗或血管收缩药对血压没有作用或作用时间短暂
实验室检查
不明原因的血细胞比容减少
ABG 可见加重的代谢性酸中毒

类似事件

低血压（参见事件 96，儿科患者低血压）
麻醉药或血管扩张药过量（参见事件 72，挥发性麻醉药过量）
任何能引起休克的原因（参见事件 91，儿科患者过敏反应；事件 13，脓毒症患者）
心力衰竭
心脏压塞（参见事件 18，心脏压塞）
肺动脉高压
PE（参见事件 21，肺栓塞）
心律失常
出血、非显性丢失（例如：尿、蒸发）或第三间隙导致的进行性容量不足
外科填塞、气腹或牵拉造成上腔静脉受压，而导致静脉回流阻塞
张力性气胸（参见事件 35，气胸）

处理

儿科的特殊注意事项

建立静脉通路可能具有挑战性，尤其是对年幼的婴儿

婴儿一般使用小号静脉导管（22 和 24 G），并且幼儿可能无法承受大量输液

在手术开始前预测输血需求，并开放充足的静脉通路

可能需要 CVP 通路或静脉切开，特别是如果预期需要快速输液

确保没有气泡进入患者体内

这可能导致反常空气栓子进入心脏或大脑

所有静脉输液管路必须仔细排气

应特别注意加压快速输注设备

高钾血症

儿童高钾血症的发病率比成人高得多

幼儿可发生心律失常和心脏停搏，特别是患有先天性心脏病的幼儿

库存血和辐照血中的钾含量可能极高

为尽可能减少输红细胞导致的高钾血症，可采取以下策略

使用新鲜 RBCs

使用洗涤 RBCs

如果可能，减慢输注 RBCs 的速度

经常监测血清 K^+水平和动脉血气，如果 K^+升高到 4.5 mmol/L 以上就开始处理

利尿剂、Ca^{2+}、$NaHCO_3$、聚磺苯乙烯、透析

酸中毒可导致细胞外 K^+浓度升高

低钙血症

继发于含柠檬酸–磷酸–葡萄糖–腺苷（CPDA）的血液制品的输注

与 RBCs 相比，FFP 中的 CPDA 含量更高

避免低温

低温会加重凝血功能障碍和血小板功能障碍

对血液制品加温

术前

在没有中心静脉或动脉通路的儿童中可能很难采集配血所需血样，因此应在手术前采集血样，确定血型，并进行配血（特别是如果需要两份血样）

与血库沟通潜在的严重出血可能和对血液制品的需求

对于存在特定抗体的患者，可能需更多的时间来配血

根据儿童的年龄，确定可接受心率和血压的数值

根据患者的体重和血细胞比容，确定血容量和允许的出血量

术中

将问题告知外科医师

开始治疗

提供纯氧

考虑减少挥发性麻醉药

给予不含葡萄糖的等渗液体（例如：盐水、林格液、5% 白蛋白或血液）**10 ～ 20 ml/kg bolus IV**，观察心率和血压反应必要时重复此步骤以维持足够的前负荷

给予血管收缩药（例如：麻黄碱、肾上腺素、去氧肾上腺素）**bolus IV**，小心滴定至起效

给予血管收缩药并同时静脉补液，可暂时缓解低血压的情况

仅用血管收缩药治疗低血容量性休克，而不补充容量，会增加严重终末器官损伤的风险

其他一些监测数据可能有助于指导容量治疗

考虑动脉置管，用于监测 ABG 和血压

考虑 TEE 或 TTE 检查，用于监测心功能和心室充盈情况

考虑放置 CVP 导管

如果患者对最初的治疗没有反应，或者需要进行大量的液体复苏

寻求帮助

- 将目前的情况和复苏计划告知所有团队成员

麻醉专业人员的角色

- 主麻医师应负责领导和协调团队成员
- 如果有必要，开放额外的静脉通路
  - 如果建立静脉通路有困难，应尽早考虑骨髓腔内置管
- 如果有的话，放置动脉导管
- 监测患者的血流动力学参数和麻醉深度
- 使用快速输注设备或加压输血
- 帮助进行血气和其他实验室检查

外科医师的角色

- 确认并控制出血点
- 外科医师可能必须暂停手术
  - 以允许麻醉医师对患者进行外周静脉、中心静脉或动脉置管
  - 以允许足够的时间进行补液
  - 以进行必要的操作（例如：进行困难 CVP 置管或切开静脉，以建立静脉通路）

护士的角色

- 寻求更多的护理方面的帮助和专业技术的支持
  - 护士长可以帮助协调资源
- 安排叫血和取血
- 帮助核查和输注血液或血液制品
- 确保快速输注设备可以使用
- 如果需要，安装术野血液回收装置
- 如果有的话，考虑启动 MTP

检查静脉通路和穿刺部位

- 检查所有外周静脉和中心静脉通路的接头是否松动和漏液
- 相较于静脉滴注，在加压输液时，应经常检查静脉穿刺部位的软组织渗液

对于大量输血或血液制品

如果有的话，启动 MTP

将目前情况和预期需求通知血库，因为他们可能需要从其他地方调血

血液制品输注的优先次序

同种血型（或血型兼容），且进行了配血的血制品

同种血型（或血型兼容），但未进行配血的血制品（例如：患者血型已确定，但没有足够的时间完成配血）

未进行配血，O 型，Rh 阴性血（O- 阴 RBCs）

如果患者已经接受了＞1 倍血容量的紧急血（O- 阴 RBC），则继续输注 O- 阴 RBC。在输注患者同种血型的血制品之前，必须进行抗体检测

通过加温输液仪输注血液制品以避免低体温

洗涤 PRBCs、血小板、FFP 和冷沉淀通常都是室温，但也需要加温

大量输血期间的凝血功能障碍主要是由于凝血因子和（或）血小板的稀释，但也可能是由于纤维蛋白溶解或 DIC

血液和血液制品管理

血小板

监测血小板数目，并考虑在出血量达 1 ～ 1.5 倍血容量后输注血小板

每更换一轮血容量，应补充 10 ～ 15 ml/kg 的血小板

低温也会引起血小板功能障碍，即使血小板计数正常

因子

在输完 1 倍血容量的 RBCs 后开始输注 FFP

RBCs 和 FFP 的比例应为 2∶1（RBC：FFP）

监测实验室指标和血流动力学以指导治疗

血细胞比容

血小板

PT/aPTT

Ca^{2+}

K^{+}

ECG 变化可能提示电解质异常
心率和血压
CVP
TEE/TTE

并发症

心律失常
凝血功能障碍 /DIC
酸中毒
碱中毒
低钙血症
高血糖
高钾血症
高钠血症
低体温
输血相关感染
输血反应 /ABO 不相容
输血相关移植物抗宿主疾病
ARDS/TRALI
容量超负荷和高血压
心脏停搏

推荐阅读

1. Chidester SJ, Williams N, Wang W, Groner JI. A pediatric massive transfusion protocol. J Trauma Acute Care Surg 2012;73:1273-7.
2. Cote CJ, Lerman J, Todres ID. A practice of anesthesia for infants and children. 4th ed. Philadelphia: Saunders; 2009, p. 313-4.
3. Davis PJ, Cladis FP, Motoyama EK, et al. Smith's anesthesia for infants and children. 8th ed. Philadelphia: Mosby; 2011, p. 1232-5.
4. Fuhrman BP, et al. Pediatric critical care. 4th ed. Philadelphia: Saunders; 2011, p. 338-63.

91. 儿科患者过敏反应

定义

儿科患者过敏反应是指已致敏的儿科患者暴露于过敏原而导致的由IgE介导的反应。

原因

给予或暴露于之前已致敏的药物，并产生抗原特异性IgE

典型情况

患者对某特定药物有明确的过敏反应或敏感，或对某种非药物过敏原有特异性反应或变态反应的病史

暴露于可引发过敏反应的物质后

- 神经肌肉阻滞剂
- 乳胶
- 抗生素
- 阿片类药物
- 鱼精蛋白
- 氨基酯类局麻药
- 血液及血液制品
- 含碘造影剂
- 氯己定溶液
- 镇静催眠药
- 胶体液（例如：右旋糖酐、羟乙基淀粉）

患者经常接触乳胶

- 患者需要接受多次重建手术（例如：脊柱裂患者行脊髓脊膜膨出修补术、先天性泌尿生殖系统畸形的患者）

预防

避免使用已记载有过敏史的药物
在医疗中，尽可能减少乳胶产品的使用
　　如果有乳胶过敏史，则创建一个无乳胶的环境
　　　　避免接触或操作乳胶装置
　　　　使用非乳胶的手术手套
　　　　使用注射器 / 三通或单向阀注射药物
　　　　不要将针插入带有天然橡胶塞的含多次给药剂量的药瓶
　　　　　　把药瓶的顶盖完全去掉
　　　　　　如果可能，使用玻璃安瓿的同样药物
　　　　使用玻璃注射器代替有橡胶密封塞的塑料注射器（塑料注射器也可能使用非乳胶塞密封，请查看注射器厂家的说明）
获得既往过敏反应、特异性反应、哮喘或明确乳胶接触的详细病史
尽可能避免输注血液或血液制品
如果必须对已知的有发生过敏反应风险的患者使用该药物，则应进行预防
　　糖皮质激素、H_1 受体拮抗剂
给予药物试验剂量
如果必须要确定是否发生了严重过敏反应，请变态反应科医师会诊

表现

过敏反应可能会急性发作并导致灾难性后果。严重低血压、气道峰压升高和低氧血症是最常见的初始征象，但可能不会同时出现。
心血管
　　严重低血压
　　心动过速
　　心动过缓可能是最初症状
　　心律失常
　　心脏停搏

呼吸

　　低氧血症

　　肺顺应性降低

　　严重支气管痉挛

皮肤——可能被手术铺单遮盖

　　潮红、荨麻疹、瘙痒

黏膜肿胀、血管神经性水肿、头颈部肿胀

类似事件

药物导致组胺直接释放（例如：吗啡）

麻醉药过量或药物错误（参见事件 72，挥发性麻醉药过量；事件 63，给药错误）

皮肤过敏（快速荨麻疹反应）

支气管痉挛（参见事件 29，支气管痉挛）

其他原因引起的低血压（参见事件 9，低血压）

其他原因引起的肺水肿（参见事件 20，肺水肿）

肥大细胞增多症、类癌综合征、遗传性血管性水肿的皮肤表现

输血反应（参见事件 50，输血反应）

心脏压塞（参见事件 18，心脏压塞）

喘鸣（参见事件 97，喉痉挛）

PE（参见事件 21，肺栓塞）

血管迷走神经性反应

脓毒性休克（参见事件 13，脓毒性休克患者）

胃内容物误吸（参见事件 28，胃内容物误吸）

气胸（参见事件 35，气胸）

食管插管

处理

停止使用任何可能的抗原（例如：停止使用抗生素）

　　保留血液制品以供分析

识别所有乳胶制品，并与患者脱离接触

告知外科医师并寻求帮助

检查外科医师是否在体腔内注射或灌注了某种物质

如果情况严重或初步治疗没有反应，考虑中止手术

过敏反应可以是分阶段的，即使初步治疗有效，仍然可能再次出现

确保充足的氧合与通气

给予纯氧

如果尚未气管插管，则进行气管插管

气道可迅速水肿，这会使插管更加困难或无法插管

应用肾上腺素（过敏反应的药物选择）和静脉补液治疗过敏反应

肾上腺素的剂量和给药途径（用药计算）至关重要

对于有严重低血压或休克并且有**确切的**静脉 / 骨髓腔内输液通路的患者，给予肾上腺素 0.5 ～ 1 μg/kg，根据需要可迅速增至 10 μg/kg；最大剂量为 1000 μg

对于早期无严重低血压、休克或心脏停搏的患者，或**还未建立**外周静脉 / 骨髓腔输液通路的患者，给予肾上腺素肌内注射，10 μg/kg，每 5 ～ 10 min 1 次；最大剂量为每次 300 μg

考虑儿童建立静脉通路的困难，肌内注射是从事儿科急诊的部分麻醉专业人员和临床医师的首选

对于心血管衰竭或心脏停搏，给予肾上腺素 10 μg/kg IV（参见事件 94，儿科患者心脏停搏）

考虑输注肾上腺素 20 ～ 200 ng/（kg · min），并根据需要增加剂量以维持血压

快速扩充循环血容量

给予 NS 或 LR 10 ～ 30 ml/kg

紧急的液体需要量可能会很大

如果发生严重低血压，应减少或停止麻醉药的使用

如果发生支气管痉挛

给予支气管扩张剂

吸入 β 受体激动药（例如：沙丁胺醇 MDI）

如果患者血压正常，可给予挥发性麻醉药扩张支气管

给予 H_1 和 H_2 组胺受体拮抗剂

苯海拉明 1 mg/kg IV，最多 50 mg

法莫替丁 0.25 mg/kg IV，或雷尼替丁 1 mg/kg IV

给予糖皮质激素

甲泼尼龙 1 ～ 2 mg/kg IV，或地塞米松 0.2 mg/kg IV

如果没有其他原因，考虑乳胶过敏

确保所有与患者接触的乳胶制品都已被从手术野中移除

考虑放置动脉导管和导尿管，以帮助指导血管收缩药的使用和液体管理

在 2 h 内获取血样，检测肥大细胞胰酶水平，以确诊过敏反应

安排转入 ICU，以继续术后治疗

考虑在患者出院后，转诊给变态反应科医师

并发症

低氧血症

无法插管、通气或氧合

血管收缩药导致的高血压和心动过速

ARDS

肾衰竭

心脏停搏

DIC

死亡

推荐阅读

1. Ebo DG, Fisher MM, Hagendorens MM, et al. Anaphylaxis during anesthesia: diagnostic approach. Allergy 2007;62:471-87.
2. Hepner DL, Castells MC. Anaphylaxis during the perioperative period. Anesth Analg 2003;97:1381-95.
3. Karila C, Burnet-Langot D, Labbez F, et al. Anaphylaxis during anesthesia: results of a 12-year survey at a French Pediatric Center. Allergy 2005;60:828-34.
4. Lieberman PL, Nicklas RA, Oppenheimer J, et al. The diagnosis and management of anaphylaxis practice parameter: 2010 update. J Allergy Clin Immunol 2010;126:477-522.

92. 异物吸入

定义

异物吸入进入呼吸道。

原因

儿童将异物放入口腔内
牙齿脱落进入气道
手术后留在气道内的材料

典型情况

发生于 7 个月至 4 岁的儿童，高发年龄为 1 ～ 2 岁
- 异物吸入是 1 岁以下儿童死亡的主要原因
- 食物是婴幼儿时期最常见的异物
- 牙列不全和吞咽协调功能不成熟会增加风险
- 在年龄较大的儿童中的常见异物是非有机材料，如纽扣电池、珠子、别针、大头针、硬币和玩具零件

手术后

预防

倡议家庭提高安全意识，将食物和小物件放置在幼儿够不到的地方
进行喉镜检查时小心操作
考虑喉镜检查前拔除松动的乳牙
在拔管前，再次检查所有放置在气道内的材料均已取出

表现

咳嗽
呼吸困难

发绀
呼吸音减弱
呼吸急促
喘鸣
哮鸣
咯血
声音嘶哑
发热
失声
反复肺炎
体格检查可能正常
影像学可见异物、空气潴留、渗出或肺不张
　　右主支气管是异物最常嵌入的部位
　　在 CXR 上，有机物质可能显影不佳
　　高分辨率螺旋 CT 扫描可以明确异物以远的疾病严重程度

类似事件

与异物吸入无关的反复发作的肺炎
食管内异物
喉痉挛（参见事件 97，喉痉挛）
哮吼（译者注：小儿罹患的一种喉部和气管炎症，伴有病毒感染和呼吸困难）
过敏反应（参见事件 16，过敏反应和类过敏反应）

处理

从目击者获取症状发作的病史
检查氧饱和度
　　确保充足的氧合与通气
　　　　在异物被紧急去除前，可能无法实现
确定异物吸入的诊断

进行气道和胸部体格检查
- 检查上气道解剖
- 检查呼吸音和异常杂音（例如：支气管痉挛）的均匀性和对称性

进行 CXR 检查，寻找异物和确定位置
- 空气滞留
- 肺不张
- 肺炎
- 阻塞远端的气道塌陷
- 过度膨胀

异物吸入患者的麻醉诱导

与团队提前讨论外科入路和通气方法
- 除耳鼻喉科医师外，还应根据异物位置和阻塞严重程度，考虑请心胸外科和普外科医师会诊

开放静脉通路

当异物活动引起严重的低氧血症时，可造成心血管衰竭
- **考虑可能需要使用 ECMO 或 CPB**
  - 因安装需要时间，需提前计划

麻醉诱导前预充氧

完全性气道阻塞随时可能发生，应立即使用硬支气管镜去除异物，或者将异物移至不影响通气的其他位置

使用七氟烷和纯氧进行吸入诱导
- 根据异物的位置和手术方法，选择控制通气或自主呼吸
- 根据临床情况，静脉诱导也是可接受的选择

麻醉诱导后，气管镜检查者使用可通气的支气管镜置入气道取出异物
- 当通过支气管镜置入可伸缩镜头后，通气阻力可能会增加
- 当定位并取出异物时，可能需要间断性通气

促进异物顺利通过喉部
- 保持足够的麻醉深度，避免患者体动或呛咳
- 当需要频繁断开呼吸回路时，使用全凭静脉麻醉维持麻醉深度

考虑在取出异物之前使用小剂量短效肌松药

如果支气管镜无法取出异物，且存在通气不足，则需要进行紧急开胸术和支气管切开术

异物取出后检查气管支气管树

内镜检查后，进行气管插管，或者让患者苏醒并保持自主呼吸

应采用清醒拔管的通用指征

允许有自主呼吸的儿童在到达 PACU 前完全苏醒

并发症

低氧血症

高碳酸血症

喉痉挛

肺炎

化学性肺炎

细菌感染

低血压

大量咯血

严重支气管痉挛

气胸

气道破裂

纵隔气肿

推荐阅读

1. Rimell FL, Thome Jr. A, Stool S, et al. Characteristics of objects that cause choking in children. JAMA 1995;274:1763-6.
2. Ciftci AO, Bingol-Kologlu M, Senocak ME, et al. Bronchoscopy for evaluation of foreign body aspiration in children. J Pediatr Surg 2003;38:1170-6.
3. Even L, Heno N, Talmon Y, et al. Diagnostic evaluation of foreign body aspiration in children: a prospective study. J Pediatr Surg 2005;40:1122-7.
4. Farrell PT. Rigid bronchoscopy for foreign body removal: anaesthesia and ventilation. Pediatr Anesth 2004;14:84-9.
5. Litman RS, Ponnuri J, Trogan I. Anesthesia for tracheal or bronchial foreign body removal in children: an analysis of ninety-four cases. Anesth Analg 2000;91:1389-91.
6. Metrangelo S, Monetti C, Meneghini L, et al. Eight years' experience with foreign-body aspiration in children: what is really important for a timely diagnosis? J Pediatr Surg 1999;34:1229-31.
7. Zur K, Litman RS. Pediatric airway foreign body retrieval: surgical and anesthetic perspectives. Pediatr Anesth 2009;19:109-17.

93. 儿科患者心动过缓

定义

儿科患者心动过缓指心率低于年龄校正的正常值。

原因

低氧血症是导致儿科患者心动过缓 / 心脏停搏的常见原因
窦房结自律性降低
- 迷走张力增加
- 药物相关
  - 琥珀胆碱
  - 地高辛
  - 阿片类药物
  - 胆碱酯酶抑制药
  - 麻醉药
- 低体温
- 高血压反射反应
  - 使用去氧肾上腺素
  - CNS 占位
  - CNS 疾病（例如：自主反射障碍）
- 先天性心脏病或心导管手术的并发症
  - 窦房结或传导通路损伤

获得性心脏病
- 心肌病（例如：扩张型或肥厚型）
- 炎症性（例如：风湿热、病毒感染后）
- 缺血性（例如：川崎病）
- 右心房内血栓或肿瘤

先天性心脏病
- 某些类型先天性心脏病（例如：内脏异位综合征）与心动过缓有关

典型情况

任何病因引起的急性严重心动过缓都可能是小儿心脏停搏的先兆。心动过缓最常见的原因是呼吸窘迫或呼吸衰竭。

术前发现

- 无症状患者孤立的发现心动过缓
- 潜在疾病的症状
  - 起搏器故障
  - 先天性或获得性心脏病
  - OSA
  - 药物不良反应
  - 早产
  - 颅内压增加

术中发现

- 引起心动过缓的药物
  - 琥珀胆碱
  - 挥发性麻醉药
  - 阿片类药物（例如：瑞芬太尼）
  - α_2受体激动药（例如：可乐定、右美托咪定）
  - 胆碱酯酶抑制药（例如：新斯的明）
  - 心血管药物（例如：艾司洛尔或去氧肾上腺素）
- 迷走神经刺激增强
  - 机械性 / 医源性
    - 喉镜检查
    - 气管插管过深或触及隆突
    - 鼻咽或口咽吸引或置管
    - 眼内压增加或眼球牵拉
    - 气管内吸引
    - 牵拉腹膜
    - 膀胱插管
    - 胸内压增加或 Valsalva 动作

93

正常生理反应
- 睡眠
- 屏气
- 咳嗽
- 作呕 / 呕吐

病理性
- 胃食管反流疾病（gastroesophageal reflux disease，GERD）
- 颅内压增高
- 严重 OSA
- 早产儿呼吸暂停或心动过缓

持续输注的正性肌力药物中断（例如：管路断开或扭结）

预防

维持充足的氧合与通气
确保合适的气管导管深度
对于有心动过缓风险的儿童预防性给予抗胆碱药物
- 格隆溴铵 10 ～ 20 μg/kg IV 或肌内注射
- 阿托品 10 ～ 20 μg/kg IV 或肌内注射

尽早治疗心动过缓
避免迷走神经过度刺激
- 眼外压迫、腹膜牵拉、长时间尝试喉镜检查

表现

心率减慢
- ECG
- 脉搏血氧仪
- 动脉导管
- 外周动脉搏动
- 交界性或室性逸搏

低血压

清醒、非麻醉状态患者

　　头晕

　　晕厥

　　精神状态改变

　　嗜睡 / 疲劳

　　恶心 / 呕吐

婴儿和尚未有语言表达能力的儿童

　　精神状态改变

　　烦躁不安

　　喂食困难

类似事件

监护仪假象

　　ECG 导线断开或故障

　　监护仪无法计数 QRS 波或脉搏

　　血氧仪探头未正确放置或发生故障

心脏传导阻滞

　　二度传导阻滞伴间歇性漏搏

　　三度完全性心脏传导阻滞伴心室逸搏

起搏器故障

　　导线断裂

　　导线连接断开

　　设置不当（例如：输出过低，敏感度过高）

伴有低灌注的 AF 或房扑

处理

确认心动过缓并评估患者的血流动力学状态

　　ECG、脉搏血氧仪、动脉导管

　　检查外周脉搏

　　检查血压

检查 $ETCO_2$ 波形，作为心输出量充足的证据

确保充足的氧合与通气

心动过缓是小婴儿低氧血症的常见征兆

吸入纯氧（某些先天性心脏病除外）

检查气管导管的位置

考虑降低麻醉深度

减少或关闭挥发性麻醉药、丙泊酚和其他静脉麻醉药

检查手术野，查找手术因素

提醒外科医师停止诱发刺激

排除颅内高压，其可能是可治疗的病因

如果心动过缓为轻-中度，但稳定（例如：HR 低但无下降；或有轻度-中度的症状，比如血压适度下降且 $ETCO_2$ 无变化）

确保充足的静脉 / 骨髓腔内通路

阿托品静脉 / 骨髓腔内注射或气管内给药

静脉 / 骨髓腔内注射剂量：20 μg/kg，没有最小剂量，最大剂量为 0.5 mg

气管内剂量：40 ～ 60 μg/kg

格隆溴铵 10 ～ 20 μg/kg IV，最大剂量为 0.4 mg

麻黄碱 0.1 ～ 0.3 mg/kg IV

不作为幼儿的常规用药

考虑异丙肾上腺素 0.1 ～ 1 μg/（kg · min）静脉输注

可能导致血管扩张，伴有冠状动脉和脑灌注不足

对患者状态的恶化要有预见和计划

考虑使用急救车并放置小儿除颤 / 起搏电极片

动态评估 ECG 或血流动力学状态的变化

做好 CPR 准备

如果问题持续，考虑中止手术

如果心动过缓不稳定（例如：心率下降，或伴有严重症状，例如：低血压、意识丧失或 $ETCO_2$ 下降）（参见事件 94，儿科患者心脏停搏）

给予**肾上腺素静脉、骨髓腔内或气管内**（皮下 / 肌内注射不适

用于治疗心动过缓）

静脉 / 骨髓腔内剂量：10 μg/kg，最大剂量为 1 mg

气管内剂量：100 μg/kg，最大剂量为 2.5 mg

寻求帮助并告知外科医师

开始 CPR

呼叫手术室或医院的代码

寻求急救车和除颤仪

放置小儿除颤 / 起搏电极片

考虑对患者进行起搏

经皮起搏器

某些患者术后会使用同步起搏器导线

寻找并治疗可能的原因

考虑 ECMO

并发症

交界性或室性逸搏

心动过缓药物治疗导致的快速型心律失常或高血压

异常的起搏器触发

胸外按压导致气胸

早产儿颅内出血

继发于肾上腺素单次剂量给药或急性高血压

心脏停搏

推荐阅读

1. Cote CJ, Lerman J, Todres ID. A practice of anesthesia for infants and children. 4th ed. Philadelphia: Saunders; 2009, p. 313-4.
2. Davis PJ, Cladis FP, Motoyama EK. Smith's anesthesia for infants and children. 8th ed. Philadelphia: Mosby; 2011 p. 1232-5.
3. Donoghue A, Berg RA, Hazinski MF, et al. Cardiopulmonary resuscitation for bradycardia with poor perfusion versus pulseless cardiac arrest. Pediatrics 2009;124:1541-8.
4. Fleming S, Thompson M, Stevens R, et al. Normal ranges of heart rate and respiratory rate in children from birth to 18 years of age: a systematic review of observational studies. Lancet 2011;377:1011-8.
5. Jones P, Dauger S, Peters MJ. Bradycardia during critical care intubation: mechanisms, significance and atropine. Arch Dis Child 2012;97:139-44.
6. Kleinman ME, Chameides L, Schexnayder SM, et al. Pediatric advanced life support: 2010 American Heart Association guidelines for cardiopulmonary resuscitation and emergency cardiovascular care. Circulation 2010;122: S876-908.

94. 儿科患者心脏停搏

定义

心脏停搏是指心脏缺乏有效的机械活动。

原因

儿童心脏停搏的原因与成人不同，因为其冠状动脉疾病很罕见。先天性或获得性心脏病占所有儿科心脏停搏的三分之一。

低氧血症
- 低 FiO_2
  - 相对不足（不能满足患者的需要量）
  - 绝对不足（将 O_2 输送至呼吸回路出现故障）
- 肺泡通气不足
- 肺通气 / 血流比失调
- 解剖分流
- 代谢需氧量增加
- 低心输出量

循环休克
- 脓毒症
- 酸中毒

肺栓塞或静脉空气栓塞

迷走神经张力增加（例如：牵拉眼外肌）

毒素（例如：LAST）

低血容量

电解质异常

低体温

典型情况

心脏停搏的风险与年龄成反比，儿童比成人更易发生（1 个月以下的儿童风险最高）。

氧合或通气不足

　　过度镇静

　　困难气道处理失败

　　意外拔管

　　感染（例如：肺炎或脓毒症）

　　神经系统疾病（例如：癫痫发作）

　　正在接受机械通气支持的患者

　　已经心脏停搏或正在接受正性肌力药物支持的患者

心律失常

肺动脉高压危象

急性心肌抑制

　　麻醉药

　　低氧血症（例如：发绀或痉挛小发作引起）

　　低血容量

　　　　出血

　　　　补液不充分

　　电解质异常

　　　　高钾血症

　　　　低钙血症

　　　　低镁血症

　　冠状动脉血栓栓塞或气栓

　　冠状动脉灌注不足

　　单心室患者全身与肺循环不平衡

外科

　　外科手术的牵拉或压迫引起的迷走神经反应

医源性原因

　　正性肌力药物输注意外中断

　　R on T 现象伴非同步电复律

　　中心静脉置管相关心律失常或心脏压塞

其他

- 创伤（接近一半的儿科死亡与机动车相关）
- 过敏反应
- LAST
- MH
- 急诊科会诊（例如：异物吸入、中毒）

既往严重的或全身性的疾病

- 先天性或获得性心脏病
  - 单心室畸形，尤其是在 SVC 吻合或 Glenn 手术前
  - 主动脉狭窄
  - 心肌病
  - 严重发绀性病变
  - 致命性心律失常病史
- 肺动脉高压
- 多器官功能衰竭
- 代谢性疾病或代谢紊乱（即糖尿病酮症酸中毒）

急诊手术

未进行全面术前评估的手术

预防

与外科医师、内科团队和家属讨论计划的手术或医疗计划的风险和获益。

确保充足的氧合与通气

需要儿科患者治疗经验丰富的临床医师进行复杂儿科患者的围术期管理

- 掌握儿科患者与年龄相对应的生命体征的正常值
- 恰当使用监测
- 早期识别即将发生的呼吸心脏停搏
- 小心使用药物（例如：局麻药和全麻药）

对伴有未治疗的或复杂的先天性心脏病的儿科患者，考虑请心脏科医师会诊

理解先天性心脏病的复杂病理生理和解剖结构，以及外科修复的必要性

单心室解剖（例如：发育不良的左心综合征或三尖瓣闭锁）

腔肺吻合术后，或 Glenn 或 Fontan 术后的患者

肺动脉高压

心肌病

临床表现

患者无力且无反应

脉搏血氧仪波形消失

无脉搏搏动（颈动脉、股动脉、肱动脉）

NIBP 测不出

有创动脉血压无搏动

听诊时无心音

呼吸暂停

$ETCO_2$ 显著下降

皮肤灌注不足，发绀

胃内容物反流并可能误吸

心律失常（VT、VF、心搏停止）

PEA（PEA 的节律可能显示正常）

TEE 或 TTE 显示无心室收缩

类似事件

低血压（参见事件 96，儿科患者低血压）

过敏反应（参见事件 91，儿科患者过敏反应；事件 16，过敏和类过敏反应）

肺栓塞或静脉空气栓塞（参见事件 21，肺栓塞；事件 24，静脉气体栓塞）

脓毒症（参见事件 13，脓毒症患者）

急性出血（参见事件 1，急性出血；事件 90，儿科患者急性出血）

药物反应（参见事件 63，给药错误）
局麻药过量（参见事件 52，局麻药全身毒性反应）
全脊髓麻醉（参见事件 89，全脊髓麻醉）
癫痫发作（参见事件 57，癫痫发作）
监测设备假象
  ECG
  脉搏血氧仪
  血压测量系统（NIBP 或有创）
起搏器故障或设置不当
  起搏器使监护仪出现电活动，而无实际心输出量
对于存在分流依赖性肺血流（Blalock-Taussig 分流、中央分流或主肺动脉窗）的儿童，分流的闭塞可能会导致 $ETCO_2$ 严重降低、严重的低氧血症和心脏停搏。

处理

治疗患者，而不是监护
确认没有脉搏，或者是患者因心动过缓导致的灌注不良
  检查脉搏，在儿童实施可能有困难
  检查脉搏的时间不要超过 10 s
    新生儿检查脐动脉或股动脉
    婴儿检查肱动脉或股动脉
    大龄儿童检查颈动脉或股动脉
      外科医师可能更容易触及脉搏
    检查脉搏血氧仪和 $ETCO_2$ 波形
    检查 NIBP 和 ECG 监护仪、导联
    听诊心音
    检查动脉导管波形
立即将心脏停搏通知外科医师和其他手术室人员
  寻求帮助
  呼叫医院或手术室“代码”

寻求急救车和除颤仪

将小儿除颤电极贴在胸部

立即开始 CPR（C-A-B：按压、气道、通气）

关闭所有麻醉药

在高流量下纯氧通气以冲洗回路内的挥发性麻醉药并确认洗出

如果已插管，则将呼吸参数设置为年龄相对应的呼吸频率和潮气量，避免过度通气

开始 BLS/PALS

指派一个人开始胸外按压

按压速度至少应为 100 次 / 分，深度应为胸廓前后直径的 1/3 至 1/2；完全释放以使胸廓完全回弹

新生儿或婴儿：两拇指环绕手法（将拇指放在胸骨下部，并用力挤按胸腔）

儿童：用一只手或两只手的掌跟压迫胸骨下半部，避免压迫肋骨或剑突

对于年龄较大的儿童或成人 CPR，两个或两个以上按压者是最佳选择

尽量避免按压中断，缩短中断时间（少于 10 s）

监测进行胸外按压人员的疲劳程度（每 2 min 更换）

充分的按压应至少使 $ETCO_2$ 达到 10 ～ 15 mmHg。**如果 $ETCO_2$ 小于 10 mmHg，则必须提高 CPR 质量**

气道

高流量纯氧面罩通气

气管插管**不应该**延迟 VF 或无脉动性 VT 儿童的除颤

尽快气管插管

如果无法插管，考虑 SGA

通气

新生儿：按压与通气比应为 3∶1，每分钟按压 90 次，通气 30 次，共约 120 次

如果通气不足是导致心脏停搏的主要原因，则应采用 3∶1 的按压通气比进行新生儿复苏

如果认为心脏停搏主要是心脏的原因，考虑使用较高的按压：通气比（例如：15∶2）

婴儿和儿童：对于没有气管插管的婴儿和儿童，若仅有一名救助者，按压通气比为 30∶2，若有两名救助者，按压通气比为 15∶2

气管插管后，通气频率为 8 ～ 10 次 /min，胸外按压无中断

建立高级气道后，进行机械通气以避免占用人力资源

避免过度通气

使用认知辅助（新生儿复苏和小儿高级生命支持流程图）帮助确定诊断和治疗

任务分配给熟练的急救人员，但要确保 C-A-B 继续

确保充足的静脉通路

确保静脉通路通畅

考虑尽早放置骨髓腔内导管

如果难以开放外周静脉通路，考虑中心静脉置管或静脉切开

考虑有创动脉置管，以进行监测和血气检查

诊断和治疗心律失常

确定患者是可电击心律（VT 或 VF），还是不可电击的心律（PEA 或心搏停止）

在 CPR 很短的间隔期间分析心律

CPR 可能导致 ECG 表现为可电击心律

VT/VF（可电击路径）

除颤之间继续进行高质量的 CPR

以 2 J/kg 进行第一次电击

继续 5 个循环的 CPR（约 2 min）并快速复查心律

若仍为可电击心律，以 4 J/kg 进行第二次电击

给予肾上腺素静脉注射或骨髓腔内注射，10 μg/kg，并立即开始 5 个循环的 CPR

每 3 ～ 5 min 重复肾上腺素剂量

如果无法建立静脉或骨髓腔内通路，考虑气管内给药

气管内肾上腺素剂量：100 μg/kg

婴儿的药物和冲洗液总量不应超过 5 ml

若持续为可电击心律，每 2 min 除颤一次（4 J/kg）

考虑胺碘酮静脉注射或骨髓腔内注射，5 mg/kg，或利多卡因静脉注射或骨髓腔内注射，1 mg/kg

尖端扭转型室性心动过速

治疗，同前述 VT/VF 的治疗

给予硫酸镁静脉注射或骨髓腔内注射，25 ～ 50 mg/kg

寻找 VT/VF 的可治疗病因

高血钾症（参见事件 40，高血钾症）

停止输注含钾溶液（林格液和 PRBCs）

给予 10%$CaCl_2$ 10 mg/kg IV

给予 50% 葡萄糖 0.25 ～ 1 g/kg IV；普通胰岛素 0.1 U/kg IV

$NaHCO_3$ 1 ～ 2 mEq/kg IV

如果高钾血症导致的心脏停搏复苏成功，考虑使用呋塞米或透析治疗

局麻药毒性反应（参见事件 52，局麻药全身毒性反应）

给予 20% 脂肪乳剂（Intralipid）IV，1.5 ml/kg bolus，时间大于 1 min，然后以 0.25 ml/（kg · min）的速度持续输注

每 2 ～ 5 min 重复给予脂肪乳剂单次剂量，直至循环稳定

在首个 30 min 内的最大剂量为 10 ml/kg

如果可电击心律转变为不可电击心律——PEA/ 心搏停止

PEA/ 心搏停止（非电击路径）

继续高质量 CPR

肾上腺素静脉注射或骨髓腔内注射，10 μg/kg，每 3 ～ 5 min 可重复给药

寻找 PEA/ 心搏停止的可治疗病因

低血容量（参见事件 90，儿科患者急性出血；事件 96，儿科患者低血压）

给予补液，排除隐匿性出血，给大量出血或严重贫血患者输血

排除大血管受压引起的前负荷减少

手术牵拉或气腹

考虑使用 TEE 或 TTE 协助诊断，判断治疗反应

低氧血症（参见事件 10，低氧血症）

纯氧通气

听诊呼吸音

吸引气管导管

再次确认出现 $ETCO_2$

张力性气胸（参见事件 35，气胸）

听诊为单侧呼吸音

观察到颈静脉扩张或气管偏移

在锁骨中线第 2 肋间隙，进行紧急穿刺减压

减压后进行胸腔引流

毒性反应（包括输液）

确认静脉和挥发性麻醉药均已停止输注

检查所有输液并确认无误

停止输注不需要的药物

如果使用了大剂量局麻药，则按局麻药中毒处理（参见事件 52，局麻药全身毒性反应）

毒理学筛查

心脏压塞

使用 TEE 或 TTE 排除心包积液

如果存在，进行紧急心包穿刺

电解质和酸 / 碱平衡紊乱

即刻进行实验室检查（动脉血气、酸碱代谢）

评估酸中毒、高钾血症、低钾血症、低血糖、低钙血症

治疗高钾血症，如前文所述

静脉气体栓塞（参见事件 24，静脉气体栓塞）

急性低血压伴 $ETCO_2$ 下降

使用生理盐水盖住手术区域

抽吸中心静脉导管，如果已放置

PE（参见事件 21，肺栓塞）

肺动脉高压

使用 TTE 或 TEE 评估右心室功能

高热

除外 MH（参见事件 45，恶性高热）

低体温（参见事件 44，低体温）

在不中断胸外按压的情况下，持续评估患者

检查自主循环是否恢复

ECG 电活动的恢复

相应的脉搏或血压的恢复

脉搏血氧仪

考虑复苏后低温，以保护脑功能

超声心动图可用于评估心脏功能并排除可纠正的病因

其他治疗

开胸心脏按摩

开胸电除颤

自动体外电除颤

起搏

经皮起搏

经静脉起搏

心外膜起搏

如果有条件，考虑进行体外心肺复苏（extracorporeal cardiopulmonary resuscitation，ECPR）/ECMO

呼叫 ECMO 代码或请 ICU 针对 ECMO/ECPR 进行会诊

确定病因是否可逆，是否需要心脏移植

只有医院已经建立了快速实施 ECMO/ECPR 方案，才有可能成功

并发症

胸外按压导致肋骨骨折和气胸

心脏除颤导致皮肤烧伤

治疗心脏停搏导致低血压或高血压

死亡

推荐阅读

1. Cote CJ, Lerman J, Todres ID. A practice of anesthesia for infants and children. 4th ed. Philadelphia: Saunders; 2009, p. 313-4.
2. Davis PJ, Cladis FP, Motoyama EK. Smith's anesthesia for infants and children. 8th ed. Philadelphia: Mosby; 2011, p. 1232-5.
3. Fuhrman BP, Zimmerman JJ, Carcillo JA, et al. Pediatric critical care. 4th ed. Philadelphia: Saunders; 2011, p. 338–63.
4. Kleinman ME, Chameides L, Schexnayder SM, et al. Pediatric advanced life support: 2010 American Heart Association guidelines for cardiopulmonary resuscitation and emergency cardiovascular care. Circulation 2010;122:S876-908.
5. Morray JP. Cardiac arrest in anesthetized children: recent advances and challenges for the future. Pediatr Anesth 2011;21:722-9.
6. Nadkarni VM, Larkin GL, Peberdy MA, et al. First documented rhythm and clinical outcome from in-hospital cardiac arrest among children and adults. JAMA 2006;295:50-7.

95. 儿科患者困难气道处理

定义

儿科患者困难气道处理包括困难面罩通气、困难 SGA 置入或困难气管插管。

原因

患者因素（针对小儿）

　　氧耗增加导致饱和度快速下降

　　功能残气量降低

　　呼吸系统疾病病史（例如：打鼾、反复发作哮吼、睡眠呼吸暂停）

困难气道的可能解剖学原因（针对小儿）

　　相对于口咽腔，舌体大

扁桃体肥大
声门下狭窄
感染（例如：咽后脓肿）
异物吸入
创伤
颅面部异常（例如：Pierre-Robin 综合征、Treacher-Collins 综合征）

医师因素
对儿科患者气道管理经验不足
对突发的恶性情况，缺乏有效的应变能力

设备因素
设备使用不熟练
备用或替换的气道工具或插管设备不足

典型情况

与成人相比，儿童插管困难的发生率更低，并且与年龄成反比（新生儿和学步儿童的发生率为 0.57%，学龄前儿童的发生率为 0.12%，学龄儿童为 0.05%）。

与先天性综合征无关的正常解剖学变异
张口度小，限制视线或喉镜置入
喉头更靠前或靠后，直接喉镜不能直视
咽喉或气管狭窄，气管导管无法通过

极度早产或胎龄小

肥胖

扁桃体或腺样体肥大

先天性畸形或疾病
颅面骨综合征
肌肉骨骼综合征
黏多糖病

获得性疾病
头、面、颈部创伤

- 烧伤（尤其是吸入性损伤）
- 存在气道异物
- 感染
- 肿瘤
- 头颈部放疗后
- 气管切开术或气管重建史
- 过敏反应
- 液体超负荷
- 气压伤
- SVC 综合征

MMR

术后状况

- 俯卧位或头低脚高位导致气道水肿
- 头颈部外科手术
- 大量体液转移和第三间隙

预防

仔细评估气道解剖结构，这对于年幼且不合作的儿童可能会比较困难

- 对于年龄较大的儿童和青少年，可使用 Mallampati 或 Samsoon and Young 分级评估气道，但对于年龄较小的儿童可能不可靠

准备好与年龄相配的多种型号的气道设备

在插管前对患者进行预充氧

如果担心面罩通气或 SGA 置入可能存在困难（例如：下呼吸道阻塞或张口受限），则后续工作需要小心进行

- 应急方案应包括纤维支气管镜引导插管、外科气道、CPB 或 ECMO 备用

限制使用直接喉镜尝试气管插管的次数

让最有经验的临床医师进行气管插管

避免造成气道损伤，其会导致气道水肿和（或）出血

- 体型较小的患者发生气道狭窄，可能导致通气不足

创建困难气道车，准备好需要的材料和设备
进行困难气道 / 插管失败的训练和实践（条件允许时可使用模拟演练）

表现

可预料或已知困难儿科气道或气管插管
- 存在困难气道或气管插管的病史
- 气道检查提示 Samsoon and Young Ⅲ或Ⅳ级气道
- 患者存在困难插管的解剖特征
- 与困难气管插管相关的先天性综合征

未预料的困难儿科气道或气管插管
- 经验丰富的麻醉专业人员气管插管失败
  - 喉镜置入困难
    - 张口小或张口受限
    - 琥珀胆碱给药后发生 MMR
  - 声带显露困难
  - 气管导管通过声带困难

麻醉诱导后面罩通气失败
SGA 置入和通气失败
多次尝试气管插管失败

类似事件

麻醉机故障（例如：球囊 / 呼吸机开关位置错误）
正常气道，但由于气管插管者经验不足而导致插管失败
功能性气道梗阻
- 喉痉挛（参见事件 97，喉痉挛）
- 喉软骨软化
- 支气管痉挛（参见事件 29，支气管痉挛）
- 胸壁强直
- 胃胀气

胃内容物误吸（参见事件 28，胃内容物误吸）
支气管插管（参见事件 30，支气管插管）

处理

儿科患者的特殊注意事项
与成人相比，可供建立安全气道的时间更少
儿童氧消耗显著高于成人
通气不足或呼吸暂停期间，低氧血症会更快出现[尤其是对于年幼和（或）衰弱的儿童]
静脉通路开放困难或无法开放
对于可预料或已知的困难气道，考虑在麻醉诱导前开放静脉通路
诱导时需要有经验的人员帮助开放静脉通路
考虑使用骨髓腔内通路或中心静脉置管
气道管理选择
经口或鼻清醒插管是新生儿最安全的选择
大多数儿童无法配合清醒插管
需要一定的麻醉深度（从镇静到全身麻醉）
对于年龄较小的儿童（例如：＜5 岁），不建议紧急建立外科气道（环甲膜切开、气管切开）或经气管喷射通气，因为解剖定位困难，耗时长，成功率低，且并发症发生率高

对于可预料或已知困难气道的儿童

考虑转运到拥有处理儿童困难气道和使用儿科 ECMO 经验丰富的专科医师（儿科麻醉医师和儿科耳鼻喉外科医师）的三级儿科医院进行治疗。在对可能的气道风险处理做好准备之前，不要进行麻醉。

术前或麻醉诱导前评估

仔细评估气道解剖
张口度
舌体相对口咽的大小

颈部活动度（屈和伸）
下颌骨的大小和形状
甲颏距
需特别注意畸形或不对称的面部特征
体格检查
反常的胸部呼吸运动
喘鸣
哮鸣
发绀
从父母获取病史，重点是呼吸道症状
打鼾
阻塞性呼吸模式
进食或睡眠时出现发绀
过去曾发生气道处理的问题
查阅以前的麻醉记录单，了解既往气道处理的历史
评估基础心肺状态

术前或麻醉诱导前准备

做到慎之又慎
制订基本方案和应急方案
与团队讨论方案
需要有经验的辅助人员帮助
可考虑全麻气管插管，但要认识到，如果出现严重并发症，紧急气道处理会存在困难
获取困难气道车（如果有）
准备好所需要的所有设备、药物和资源
多个型号的喉镜片
多个型号的气管导管
考虑使用有套囊的气管导管（*vs.* 无套囊气管导管），可以避免大量漏气
合适大小的 SGAs
合适大小的视频辅助喉镜

合适大小的纤维支气管镜
抢救药物
环甲膜切开套件（仅适用于年龄较大的儿童）
需要可熟练使用硬支气管镜和建立紧急外科气道的外科医师在场
考虑 CPB 或 ECMO 备用
需要在诱导前安装好，因为其需要花费较多的时间和资源

诱导

预充氧
诱导过程中保证充足的氧合
对于存在未治疗的发绀性心脏病的儿童，增加吸入氧浓度可能是禁忌
如果可能，维持自主呼吸

对于未预料困难气道的儿童

如果没有专业人员在场，即刻寻求帮助（例如：麻醉专业人员、麻醉技术人员）
寻求困难气道车
一旦参与帮助的人员到场，让其安装气道设备并开放静脉 / 骨髓腔内通路，或者如果参与帮助的人员更有经验，可考虑让其接手气道管理

评估氧合与通气是否充足
放置口腔或鼻咽通气道
考虑双人应用袋瓣面罩通气

如果可以面罩通气，决定是否放置 SGA 或进行气管插管
放置 SGA
使用适合年龄和身体大小的 SGA 作为主要的气道设备或气管插管的引导
如果可能，使患儿恢复自主呼吸并唤醒；转为清醒气管插管
气管插管
优化患者的插管体位

限制没有经验的麻醉人员尝试插管的次数

应由经验最丰富的专业人员进行随后的喉镜检查

考虑使用视频辅助喉镜插管

使用管芯或探条

如果难以将气管导管通过声门，使用更小型号的气管导管

如果无法进行面罩通气或插管

尝试放置 SGA

如果放置成功，考虑唤醒患者，或使用 SGA 继续手术，或尝试通过 SGA 进行气管插管

如果 SGA 放置失败，尽早进行紧急环甲膜切开术、气管造口术或紧急 CPB 或 ECMO

这些选择都需要花费时间和资源，应提前安装好

一般注意事项

成人技术和设备通常可用于＞ 40 kg 或＞ 10 ～ 12 岁的儿童

文献报道，很多不同的技术都可以保证困难儿科气道处理的安全，但并非适用于所有年龄或情况

临床医师应使用熟练和特长的技术

并发症

气道创伤

多次喉镜检查导致气道水肿

支气管插管

低氧血症

高碳酸血症

胃内容物反流误吸

牙齿损伤

颈椎过伸或损伤

外科气道或气管切开术的并发症

心脏停搏

死亡

推荐阅读

1. Updated report by the American Society of Anesthesiologists Task Force on Management of the Difficult Airway. Practice guidelines for management of the difficult airway. Anesthesiology 2013;118:251-70.
2. Cote CJ, Lerman J, Todres ID. The pediatric airway in a practice of anesthesia for infants and children. 4th ed. Philadelphia: Saunders; 2009.
3. Engelhard T, Weiss M. A child with a difficult airway: what do I do next? Curr Opin Anesthesiol 2012;25:326-32.
4. Gregory GA, Riazi J. Classification and assessment of the difficult pediatric airway. Anesthesiol Clin North America 1998;16:729-41.
5. Heinrich S, Birkholz T, Ihmsen H, et al. Incidence and predictors of difficult laryngoscopy in 11219 pediatric anesthesia procedures. Pediatr Anesth 2012;22:729-36.
6. Holzman RS. Airway management. In: Davis PJ, Cladis FP, Motoyama EK, editors. Smith's anesthesia for infants and children. 8th ed. Philadelpha: Mosby; 2011.
7. Weiss M, Engelhardt T. Proposal for the management of the unexpected & difficult pediatric airway. Paediatr Anaesth 2010;20:454-64.

96. 儿科患者低血压

定义

儿科患者低血压是指收缩压低于年龄校正的正常血压范围的第 5 百分位数。

- 足月新生儿（0 ～ 28 天）＜ 60 mmHg
- 婴儿（1 ～ 12 个月）＜ 70 mmHg
- 1 ～ 10 岁的儿童＜ 70 mmHg ＋（2× 年龄）
- 10 岁以上儿童＜ 90 mmHg

原因

前负荷降低
- 低血容量（例如：出血，包括隐匿性出血）
- 血管舒张
- 静脉回流受损
- 胸内压升高（例如：气胸）
- 心脏压塞
- PE

收缩力降低

负性肌力药物（例如：麻醉药）
心律失常
先天性心脏病
心肌病
低氧血症
心力衰竭
后负荷骤然增加

SVR 降低

药物引起的血管舒张（例如：麻醉药、ACEI）
休克（例如：脓毒症、过敏反应）
内分泌异常（例如：低血糖、肾上腺危象、甲状腺功能低下）

心律失常

心动过速或心律不齐（心室充盈减少）
心动过缓

典型情况

麻醉诱导后和手术切皮前

常见于青少年进行静脉诱导或静吸复合诱导后

低血容量

手术期间持续出血所导致的液体补充不足
手术造成的大量液体再分布或隐性出血
既往存在低血容量（例如：创伤、烧伤、呕吐）

既往存在低血压

椎管内麻醉

BMI 高的儿童，尤其是非仰卧体位

先天性心脏病

长时间禁食水状态

气腹

心律失常时

预防

低血压是小儿心血管疾病的晚期表现，症状可能被麻醉所掩盖。在出现低血压时，可能已经丢失多达 35% 的血容量。

术前仔细评估心血管状况，检查

- 患者病史和体液状况（例如：呕吐、腹泻）
- 毛细血管充盈度
- 外周脉搏和 HR 加快
- 尿量
- 皮肤肿胀和花斑
- 中心充盈压（当可以监测时）

避免过长时间禁食水

在诱导前，确保充足的血管内容量并纠正电解质异常

对于存在心脏结构病变和心律失常的患者，术前进行 ECG 和（或）TEE/TTE 检查

优化先天性心脏病患者的术前医疗状况

避免使用大剂量麻醉药

如果药物存在引起低血压的副作用（例如：万古霉素），则应缓慢静脉输注

区域麻醉时使用合适剂量的局麻药

监测手术操作，并仔细追踪出血

表现

收缩压低于正常年龄血压范围的第 5 百分位数

- NIBP 数值降低或持续测不出
- 动脉导管波形抑制或幅度降低

心动过速

脉搏血氧仪数值降低或无法测出

$ETCO_2$ 降低

毛细血管充盈延迟

外周脉搏减弱或消失
尿量减少
皮肤弹性和温度降低
皮肤花斑
意识水平改变
心律失常，包括代偿性窦性心动过速

类似事件

假象
　　运动假象（外科医师倚靠在袖带上）
　　血压袖带尺寸不合适
　　传感器故障或放置位置不恰当
留置导管的动脉发生痉挛
血压测量的肢体灌注减少（例如：主动脉缩窄）

处理

快速排除可造成严重低血压且常被忽略的致命因素：出血、麻醉药过量、气胸、过敏反应、先天性心脏病和外科原因。

确保充足的氧合与通气
　　检查氧饱和度
　　听诊呼吸音（参见事件 35，气胸；事件 91，儿科患者过敏反应；事件 29，支气管痉挛）
　　检查气道压力（参见事件 7，高吸气峰压）
　　如果氧饱和度降低或严重低血压，则增加 FiO_2

确认患者发生低血压
　　重复一次 NIBP 测量
　　　　合适的血压袖带宽度应为上臂长度的三分之二
　　冲洗动脉管道（如果有）
　　触诊外周脉搏（肱动脉）并检查二氧化碳波形
　　如脉搏无搏动，开始 CPR（参见事件 94，儿科患者心脏停搏）

寻求帮助并获取急救车 / 除颤仪

如果脉搏有力且其他生命体征稳定，则考虑为假象或一过性变化

重复 NIBP 测量，确保没有人倚靠在袖带上

在其他部位进行测量（例如：下肢）

手动测量血压

将动脉传感器重新调零

检查传感器在正确高度

确保传感器连接在了监护仪上的正确监测电缆上

检查动脉管路上打开或松动的三通或接头

停用麻醉药和血管扩张药

告知团队并让外科医师检查手术野、纱布和吸引器罐

如果需要建立额外的血管通路并立即进行液体复苏，则寻求帮助

要求外科医师暂停手术以协助诊断，并留出时间治疗低血压

检查牵开器是否压迫静脉

检查是否存在持续出血或隐性出血

讨论是否需要其他外科专家帮助或是否应终止手术

明确低血压的原因和治疗

前负荷减少

通过给予单次剂量的液体扩充循环容量（LR 或 NS 20 ml/kg IV）

考虑输注胶体液或血液

将患者置于头低脚高位

如果预计继续进行容量补充，则可再开放一个大口径静脉通路

如果外周静脉通路开放困难或失败，可考虑放置骨髓腔内导管

收缩力降低

考虑输注正性肌力药物（例如：多巴胺、肾上腺素）

检查 ECG 是否有心律不齐或缺血

考虑 TEE/TTE 评估心肌功能

后负荷降低

开始血管收缩药治疗（去氧肾上腺素、去甲肾上腺素）
如果怀疑发生过敏反应，给予肾上腺素和液体复苏（参见事件 91，儿科患者过敏反应）
考虑给予皮质类固醇（氢化可的松静脉注射）以治疗 Addisonian 危象（参见事件 38，艾迪生病危象）

考虑放置动脉导管和导尿管

进行 ABG 和实验室检查，包括：CBC、电解质、Ca^{2+}、乳酸、血型、交叉配血（参见事件 13，脓毒症患者；事件 46，代谢性酸中毒）

考虑进行 CVP 监测

并发症

过量输液导致 CHF 或肺水肿
对于假象或一过性变化的治疗所引起的高血压
脑缺血
急性肾衰竭
心脏停搏

推荐阅读

1. Kleinman M, Chameides L, Schexnayder S, et al. Pediatric advanced life support. 2010 guidelines for cardiopulmonary resuscitation and emergency cardiovascular care. Circulation 2010;122:S876-908.
2. Nafiu OO, Kheterpal S, Morris M, et al. Incidence and risk factors for preincision hypotension in a noncardiac pediatric surgical population. Paediatr Anaesth 2009;19:232-9.
3. Nafiu OO, Voepel-Lewis T, Morris M, et al. How do pediatric anesthesiologists define intraoperative hypotension? Paediatr Anaesth 2009;19:1048-53.
4. Nafiu OO, Maclean S, Blum J, et al. High BMI in children as a risk factor for intraoperative hypotension. Eur J Anaesthesiol 2010;27:1065-8.

97. 喉痉挛

定义

喉痉挛是指由于喉部肌肉的作用而引起的声门和喉部入口阻塞。

原因

喉痉挛是长期的喉咳嗽反射所致
- 被机械刺激（例如：喉或咽部操作）或化学刺激（例如：胃内容物）所触发
- 咽喉部感觉病理改变（例如：GERD、URI 和神经系统疾病）和其他生理因素（例如：年龄）可加重喉痉挛

典型情况

麻醉诱导或苏醒的兴奋期
相对于手术刺激的浅麻醉期间
当气道中存在机械性刺激物时
- 血液或分泌物
- 气道工具
- 经口 / 鼻吸引管

涉及气道的手术过程中
合并 GERD 的患者
近 2 周内发生 URI 的患者
经验不足的人员进行麻醉管理期间

预防

识别喉痉挛的危险因素
- 低龄（＜5 岁）
- 男性
- 近期 URI（在手术当天或在手术前 2 周内有症状）
- 急诊手术
- 气道手术
- 过去一年中发生了 3 次以上运动中喘鸣
- 湿疹病史
- 夜间干咳

　　哮喘或特异反应性的家族病史

　　二手烟暴露史

推迟择期手术至 URI 后 2 ～ 3 周

由经验丰富的小儿麻醉专家进行麻醉监管

如果可能，选择通过静脉通路进行麻醉诱导

如果可行，通过面罩通气进行麻醉（例如：需要全身麻醉的短小手术）

在进行喉部操作或手术刺激之前，确保足够的麻醉深度

使用肌松药进行气管插管

麻醉维持期间保证足够的麻醉深度

在患者处于深麻醉或完全清醒时拔除气管插管

气管拔管前后应清除气道的所有分泌物

考虑在黏膜表面或静脉应用利多卡因

表现

突然发作

吸气凹陷（胸骨上窝、肋间隙）

胸腹运动矛盾

无法发声

有吸气努力，但无气流

无法面罩通气

喘鸣（如果声带未完全闭合）

低氧血症

呼吸急促

心动过速

咽部分泌物增加

不能插管或气管导管不能进入气道

$ETCO_2$ 消失

正压通气时高 PIP

心动过缓

发绀

心脏停搏

类似事件

其他原因导致的胸外呼吸道阻塞
气管异物（参见事件 92，异物吸入）
感染性喉炎
声门下血管瘤
声门型喉蹼
声带功能异常或肿瘤
喉部创伤性操作导致环杓关节脱位
咽部水肿或脓肿
血管神经性水肿
气胸或纵隔气肿（参见事件 35，气胸）

处理

寻求帮助

使用麻醉呼吸回路或袋瓣面罩，进行 5 ～ 10 cmH$_2$O CPAP 纯氧通气

尽最大努力开放气道

- 托下颌，仰头，口咽或鼻咽通气道
- CPAP 可能会通过降低阻塞段的压力梯度和支撑咽喉部肌肉解除喉痉挛

消除刺激

- 吸引口咽部分泌物

加深麻醉，并准备好给予肌松药

仔细监测氧合

如果喉痉挛不能缓解

- 给予阿托品 20 μg/kg IV 和琥珀胆碱 0.5 ～ 2 mg/kg IV
- 或丙泊酚 1 mg/kg IV（小于 3 岁患者的数据有限）
- 或罗库溴铵 0.9 ～ 1.2 mg/kg IV（如果琥珀胆碱有禁忌）
- 如果没有静脉通路，给予罗库溴铵 1.5 ～ 4 mg/kg 肌内注射或

1.5 ～ 1 mg/kg 骨髓腔内注射

继续通过 CPAP 提供正压通气

维持呼吸道通畅

肌松作用消除后，考虑自主呼吸

如果无法维持氧合，则准备实施更有创的气道策略

气管插管 / 再次气管插管（参见事件 95，儿科患者困难气道处理）

环甲膜切开术

气管切开术

如果儿童出现严重心动过缓，或对治疗无反应，则开始 CPR（参见事件 93，儿科患者心动过缓；事件 94，儿科患者心脏停搏）

并发症

低氧血症

高碳酸血症

心动过缓

心律失常

负压性肺水肿

心脏停搏

推荐阅读

1. Alalami AA, Ayoub CM, Baraka AS. Laryngospasm: review of different prevention and treatment modalities. Paediatr Anaesth 2008;18:281-8.
2. Alalami AA, Zestos MM, Baraka AS. Pediatric laryngospasm: prevention and treatment. Curr Opin Anaesth 2009;22:388-95.
3. Burgoyne LL, Anghelescu DL. Intervention steps for treating laryngospasm in pediatric patients. Paediatr Anaesth 2008;18:297-302.
4. Flick RP, Wilder RT, Pieper SF, et al. Risk factors for laryngospasm in children during general anesthesia. Paediatr Anaesth 2008;18:289-96.
5. Hamilton ND, Hegarty M, Calder A, Erb TO, von Ungern-Sternberg BS. Does topical lidocaine before tracheal intubation attenuate airway responses in children? An observational audit. Paediatr Anaesth 2012;22:345-50.
6. Mc Donnell C. Interventions guided by analysis of quality indicators decrease the frequency of laryngospasm during pediatric anesthesia. Paediatr Anaesth 2013;23:579-87.
7. Orestes MI, Lander L, Verghese S, Shah RK. Incidence of laryngospasm and bronchospasm in pediatric adenotonsillectomy. Laryngoscope 2012;122:425-8.
8. Orliaguet GA, Gall O, Savoldelli GL, Couloigner V. Case scenario: perianesthetic management of laryngospasm in children. Anesthesiology 2012;116:458-71.
9. von Ungern-Sternberg BS, Boda K, Chambers NA, et al. Risk assessment for respiratory complications in paediatric anaesthesia: a prospective cohort study. Lancet 2010;376:773-83.

98. 咬肌强直

定义

咬肌强直（masseter muscle rigidity，MMR）是指应用琥珀胆碱后发生的咬肌挛缩，程度范围从轻度（张口受限）到重度（“钢铁下颌”）。

原因

病因尚不确定
- 神经肌肉接头对琥珀胆碱的异常或夸大的反应
  - 包括咬肌深层的刺激

典型情况

麻醉诱导期间给予琥珀胆碱后
- 在儿童使用挥发性麻醉药时发生率最高
- 在使用静脉诱导药时发生率较低

因手术室外建立进行紧急气道，而使用琥珀胆碱后

预防

避免在使用挥发性麻醉药时，使用琥珀胆碱
有 MMR 病史的患者，避免使用琥珀胆碱和挥发性麻醉药
考虑使用琥珀胆碱替代品进行 RSI
使用正确剂量的琥珀胆碱，并等待足够的时间使其产生肌肉松弛，然后再进行喉镜检查

常见表现

主观上张口困难
- 其程度范围可从咬肌阻力轻度增加到明显的手足抽搐

其他骨骼肌通常会松弛

如果在 MMR 发生的情况下出现全身僵直，则可能将发生 MH

补充琥珀胆碱不会导致咬肌松弛

MMR 会持续存在，直至周围肌肉开始恢复神经肌肉功能

咬肌张力增加持续时间可能会长达 30 min

因为其他气道肌肉可保持松弛状态，通常可以通气

急性发作后可能会出现长达 36 h 的肌肉疼痛和肌无力

所有发生严重 MMR 的患者都会在随后 24 h 内发生横纹肌溶解

CK 升高，并出现肌红蛋白血症和肌红蛋白尿

类似事件

先天性或获得性解剖异常导致张口受限

半侧颜面短小综合征，颞下颌关节疾病，既往外科手术造成挛缩

肌强直综合征

浅麻醉

麻醉诱导和给予琥珀胆碱期间，咬肌肌张力正常增加

MH（参见事件 45，恶性高热）

神经肌肉阻滞不充分

未等到琥珀胆碱完全起效

处理

如果出现全身僵直或 MH 征象，则将发生 MH 的紧急情况上报，并立即给予丹曲林（参见事件 45，恶性高热）。

通过袋瓣面罩维持正压通气，直到咬肌松弛

即使张口受限，正压通气一般也不会有问题

只要可行，就进行气管插管

考虑给予插管剂量的非去极化肌松药以进行插管

如果无法进行通气和插管，准备建立外科气道（参见事件 95，儿科患者困难气道处理）

将 MMR 的情况告知外科团队并讨论手术计划

考虑继续手术，如果

MMR 是轻度 / 短暂的（用力可使患儿张口）

没有出现全身僵直

患者血流动力学稳定

考虑终止手术，如果

重度 MMR（无法张口）

出现外周肌肉僵直

终止手术

开始出现代谢率升高的表现

立即开始 MH 的治疗

如果是急诊手术

更换为非触发性麻醉药

考虑给予丹曲林

考虑动脉置管

评估静脉通路是否充足

仔细观察患者 MH 的征象

骨骼肌强直

CO_2 产生和 O_2 消耗增加

代谢性酸中毒和高钾血症（检查血气）

心动过速或心律失常

体温升高

肌红蛋白尿

所有发生严重 MMR 的患者都会发展为横纹肌溶解症，应在医院观察 24 h

每 6 h 送血样到实验室检验 CK 并判断肌红蛋白血症的出现，直到出现下降趋势

观察尿液颜色

检验肌红蛋白尿

监测 MH 的征象

考虑静脉补液以促进利尿

评估患者是否为未诊断的肌肉疾病

建议家长向专家咨询 MH 易感性

并发症

无法气管插管
面罩维持通气困难
低氧血症

推荐阅读

1. Brandom BW. Malignant hyperthermia. In: Motoyama EK, Davis PJ, editors. Smith's anesthesia for infants and children. 6th ed. St. Louis: Mosby; 2006. p. 1018.
2. Dexter F, Epstein RH, Wachtel RE, Rosenberg H. Estimate of the relative risk of succinylcholine for triggering malignant hyperthermia. Anesth Analg 2013;116:118-22.
3. Glahn KP, Ellis FR, Halsall PJ, et al. Recognizing and managing a malignant hyperthermia crisis: guidelines from the European Malignant Hyperthermia Group. Br J Anaesth 2010;105:417-20.
4. Rawicz M, Brandom BW, Wolf A. The place of suxamethonium in pediatric anesthesia. Paediatr Anaesth 2009;19:561-70.

99. 儿科患者窦性心动过速

定义

儿科患者窦性心动过速指心率快于年龄校正的正常值（参见下页表格）。

原因

任何原因导致的窦房结自律性增强

典型情况

无症状患者的孤立性发现
焦虑或疼痛的反应

手术中麻醉深度不足
为维持足够的心输出量和氧供的代偿机制
- 低血容量
- 贫血
- 低氧血症
- 休克状态

其他生理反应
- 感染 / 败血症
- 高碳酸血症
- 发热
- 低血糖
- 电解质紊乱
- 内分泌疾病（例如：甲状腺功能亢进、嗜铬细胞瘤）
- 中枢神经系统疾病（例如：癫痫发作）

药物副作用
- 氯胺酮
- β_2受体激动药
- 抗胆碱药物
- 正性肌力药物
- 拟交感神经药物（例如：咖啡因、非处方感冒药）

医源性
- 中心导管留置期间
- 心脏手术期间或手术后（例如：右心房的手术操作）
- 起搏器故障
- 膀胱膨胀（例如：导尿管堵塞）
- 气管导管位于隆嵴处

获得性心脏病
- 充血性心力衰竭、心肌病或心肌炎
- 心脏肿瘤

年龄校正的小儿呼吸频率和心率 *		
年龄段	呼吸频率	心率
	中位数（1 ~ 99 百分位数）	中位数（1 ~ 99 百分位数）
0 ~ 3 个月	43（25 ~ 66）	143（107 ~ 181）； 足月新生儿：127（90 ~ 164）
3 ~ 6 个月	41（24 ~ 64）	140（104 ~ 175）
6 ~ 9 个月	39（23 ~ 61）	134（98 ~ 168）
9 ~ 12 个月	37（22 ~ 58）	128（93 ~ 161）
12 ~ 18 个月	35（21 ~ 53）	123（88 ~ 156）
18 ~ 24 个月	31（19 ~ 46）	116（82 ~ 149）
2 ~ 3 岁	28（18 ~ 38）	110（76 ~ 142）
3 ~ 4 岁	25（17 ~ 33）	104（70 ~ 136）
4 ~ 6 岁	23（17 ~ 29）	98（65 ~ 131）
6 ~ 8 岁	21（16 ~ 27）	91（59 ~ 123）
8 ~ 12 岁	19（14 ~ 25）	84（52 ~ 115）
12 ~ 15 岁	18（12 ~ 23）	78（47 ~ 108）
15 ~ 18 岁	16（11 ~ 22）	73（43 ~ 104）

Data from Fleming S，Thompson M，Stevens R，et al. Normal ranges of heart rate and respiratory rate in children from birth to 18 years of age：a systematic review of observational studies. Lancet 2011；377：1011.

* 所提供的呼吸频率和心率是基于静息状态的清醒、健康的婴儿和儿童的测量结果。在确定某一患者生命体征是否正常时，除实际生命体征数据，还应考虑许多临床因素。在某些特殊的婴儿或儿童中，年龄校正的正常范围内的心率和呼吸频率仍可能是潜在疾病引起的异常表现

预防

维持充足的氧合与通气
确保足够的麻醉深度
确认气管导管的位置正确
尽量减少应用可能增加心率的药物
维持适当的容量状态

维持适当的血细胞比容
确认适当的血糖水平
维持正常体温

表现

心动过速
- 年龄较大的儿童可能会陈述心跳快，或“心脏跳出胸腔的感觉”
- 胸痛或不适
- 头晕
- 晕厥
- 精神状态改变
- 呼吸急促
- 低灌注
- 疲劳 / 嗜睡
- 恶心 / 呕吐

婴儿和无语言表达能力的儿童
- 易激惹
- 喂食困难

长时间心动过速的心脏表现
- 心脏舒张期充盈受损
- 心室前负荷降低
- 心输出量降低

监测
- ECG 显示心率增快
- 低血压
- 脉搏血氧仪显示灌注不良
- $ETCO_2$ 波形幅度降低

类似事件

监护仪假象

ECG“重复计数”

电刀干扰

起搏器故障或不恰当设置

其他快速型心律失常

移植后心脏失神经支配状态

先天性心脏病

Wolff-Parkinson-White 综合征

其他传导系统疾病

处理

没有基础心脏病的儿童很少发生病理性快速型心律失常。窦性心动过速在临床中更为常见，本节着重于儿科患者窦性心动过速的评估和治疗。

确定心率对于患者年龄而言是否过高

使用年龄校正的正常值图表

婴儿心率＞170 次 / 分，儿童心率＞140 次 / 分，需要进一步检查

心率＞200 次 / 分，窦性心动过速的可能性不大

评估临床情况（例如：发生高热或输注正性肌力药物）

确认心率并评估患者的血流动力学状态

检查心率的监测（例如：ECG、脉搏血氧仪、动脉导管）

检查血压

检查外周脉搏

检查 $ETCO_2$ 波形，以得到心输出量足够的证据

TEE 或 TTE 检查心脏功能和充盈情况

确保充足的氧合与通气

考虑增加 FiO_2

获取 12 导联 ECG 或打印心律图

检查在每个 QRS 波群和 QRS 波形出现之前，P 波是否存在以及 P 波方向，判断节律是否为窦性

评估临床情况以确定心动过速是否是代偿反应

　　治疗窦性心动过速的潜在原因

确保足够的麻醉深度

　　确认正在给患者应用麻醉药（吸入和静脉）

　　　　确保静脉通路通畅

　　确认患者在麻醉深度不足时没有肌肉松弛

检查所有输液和药物输注（参见事件 63，给药错误）

检查患者体温

检查手术野，确定是否为手术操作原因

　　考虑隐匿性出血的可能性

　　寻找手术刺激的增加程度

评估患者的容量状态

　　评估液体治疗的反应性，头低脚高位或抬高下肢

　　CVP

　　TEE 或 TTE 评估心室充盈

　　肝大小

儿科患者心动过速的药物治疗

　　很多药物都可以抑制心肌功能并降低心输出量

　　　　β 受体阻滞药和钙通道阻滞药为负性肌力药物，可抑制心肌

　　　　　　儿科患者的心输出量依赖于心率

　　　　建议在使用这些药物治疗之前，请专家会诊

对患者病情的恶化要有预见并制订方案

　　考虑获取急救车并贴好小儿除颤电极片

　　如果还没有做，获取 12 导联 ECG

　　寻求儿科心脏病医师会诊

　　动态评估 ECG 或血流动力学状态变化

　　准备开始 CPR

　　如果问题持续，考虑中止手术

如果患者血流动力学不稳定或脉搏消失（参见事件 94，儿科患者心脏停搏）

　　寻求更多帮助并告知外科医师

开始 CPR
呼叫手术室或医院代码
寻求急救车和除颤仪
　　将小儿除颤电极片贴在患者身上
如果为可电击心律，则进行同步电复律或除颤

并发症

低血压
血容量过多
心脏停搏

推荐阅读

1. Cote CJ, Lerman J, Todres ID. A practice of anesthesia for infants and children. 4th ed. Philadelphia: Saunders; 2009 p. 313-4.
2. Davis PJ, Cladis FP, Motoyama EK. Smith's anesthesia for infants and children. 8th ed. Philadelphia: Mosby; 2011 p. 1232-5.
3. Fleming S, Thompson M, Stevens R, et al. Normal ranges of heart rate and respiratory rate in children from birth to 18 years of age: a systematic review of observational studies. Lancet 2011;377:1011-8.
4. Fuhrman BP, Zimmerman JJ, Carcillo JA, et al. Pediatric critical care. 4th ed. Philadelphia: Saunders; 2011, p. 338-63.
5. Kleinman ME, Chameides L, Schexnayder SM, et al. Pediatric advanced life support: 2010 American Heart Association guidelines for cardiopulmonary resuscitation and emergency cardiovascular care. Circulation 2010;122:S876-908.
6. Park MK. Pediatric cardiology for practitioners. 5th ed. Philadelphia: Mosby; 2008, p. 417-8.